吃出自愈力

EAT

TO

BEAT

DISEASE

THE NEW SCIENCE OF HOW
YOUR BODY CAN HEAL ITSELF

[美]威廉·李(William W. Li, MD) 著　路旦俊 蔡志强 译

CTS 湖南科学技术出版社　博集天卷
CS-BOOKY

谨以此书献给我的家人和导师，

以及那些激励过我的病人，

是他们让那些今时今日需要帮助的人离健康的未来更近。

分子医学和分子营养学终于走到了一起！现在我们可以结合健康和疾病的两个最强有力的决定因素——我们所服用的药物和所吃的食物，来让人类的卫生保健方式真正得到改变。作为一名临床医学科学家，李博士的职业生涯成果斐然，在阐明基因、分子和细胞机制如何影响我们的健康方面取得了惊人的进展。这些知识让研究人员和临床医生得以推出针对性的强效药物，预防、消除或控制疾病，并开创了"精准医疗"的新时代。医学科学早就认识到，除了药物，饮食在调节我们的健康方面也发挥着重要的作用，但我们不知道它是如何起作用的，也不知道它为什么会起作用。在《吃出自愈力》一书中，李博士对我们日常饮食中所含的分子营养素及其与预防疾病和恢复健康之间的关系，进行了科学、严谨且全面的阐述，从而为精准分子营养素提供了依据。这是一个真正具有历史意义的纲要。

这本书有着非同寻常的深度，它阐明了多种食物中独特的微量营养素，以及其与人体细胞和组织之间的特殊相互作用。几十年来，我们对"健康食品"以及"日食一苹果，医生远离我"这种实用的格言只是一知半解。而在本书中，李博士不仅告诉我们为什么苹果有益健康，更重要的是，他还会告诉我们哪种苹果是最好的！

　　这本书的文笔非常出色，它首先解释了在发生入侵性感染及基因控制崩溃（可引发癌症及简单的衰老过程）时，维持人体健康和完整性的一些关键机制是如何发挥作用的。这些主要机制包括血管生成、再生、微生物组、DNA 保护和免疫。然后，李博士向我们详细阐述了哪些分子营养素能最有效地支持这些机制，以及它们在哪些特定食物中含量丰富。这相当于开出了一个精确的饮食处方，而这一处方给我们带来的最大的乐趣或者惊喜就在于，里面的食物都是我们喜欢吃的东西！

　　在阐述各种食物的微量营养素与人体机能的相互作用时，李博士引用了大量的文献资料，数据也都来自科学实验和进展良好的临床研究试验。除了营养处方，本书的后半部分还提供了非常实用的饮食建议。李博士不仅介绍了他独创的 5×5×5 计划，让你吃自己最喜欢的食物对抗疾病，还传授了实用的方法，帮你轻松地将这种健康饮食纳入自己的生活方式。

　　总而言之，无论是对专业人士还是对普通大众而言，《吃出自愈力》是我所知道的利用食物提高健康水平的最佳指南。它科学又全面，把思维逻辑与处方经验联系起来，最重要的是它非常实用！不仅能改变你的饮食方式，更能改变卫生保健的模式。

安德鲁·C.冯·埃申巴赫博士

美国癌症研究所前所长，美国食品药品管理局前局长

2019 年《吃出自愈力》第一次出版时，这个世界已经为迎接新的健康方式做好了准备。癌症、心血管疾病和糖尿病等非传染性疾病已经成为现代社会最具挑战性的健康问题。制药公司和医疗保健系统在提出解决方案方面速度太慢，价格太高，有效性太低。食物并未在健康工具箱中占有一席之地。而利用营养来激活身体自己的健康防御系统已被证明是对抗随着我们年龄增长而产生的慢性疾病的完美对策。

接着，在 2020 年年初，新型冠状病毒肺炎疫情暴发，整个世界被按下了暂停键。人类文明受到了前所未有的健康威胁，保护自己脆弱的身体免受外来入侵成为我们最关注的事。

在这种疫情蔓延的情况下，《吃出自愈力》比以往任何时候都更有意义。我在书中提到的食物可以增强你的免疫系统，从而提高你抵御像新型冠状病毒这样的威胁的能力——这正是地球上所有人的共同目标。有了我在书中分享的信息，大家将有能力抗击新型冠状病毒和许多其他疾病。此外，我在本书的平装版中新增了 25 个增强免疫力的特别食谱，都是在疫情期间开发出来的，我知道大家一定会喜欢。

　　为了帮助我们重新掌握生活，疫苗和药物将为我们铺路，但食物却是大家从现在起每天都可以拥有的药物。

威廉·李博士

2020 年 7 月

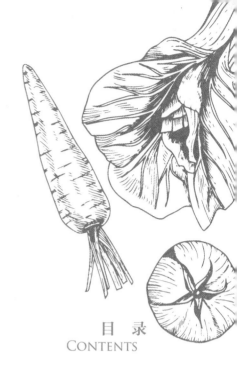

目　录
CONTENTS

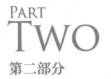
PART
TWO
第二部分

用饮食抵抗疾病
以食为药的证据

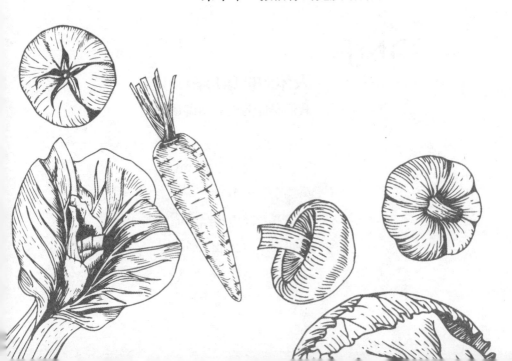

PART
THREE
第三部分 | 计划、选择与行动
让食物发挥作用

　　我们无疑正处在一个与疾病做斗争的转折点。我们每个人都有巨大的机会来掌控自己的生活，利用食物来改变我们的健康状况。我们用发现和开发药物的系统和方法检测食物后得到了科学证据，你可以据此来决定吃什么和喝什么。当我们像研究药物一样研究食物时，得到的数据清楚地表明，食物可以以特定和有益的方式影响我们的健康。

　　首先，简单介绍一下我自己。我是一名医生，一名内科专家，也是一名研究型科学家。在大学里，我研究的是生物化学（现在称为分子细胞生物学），我职业生涯的前半段都沉浸在生物技术的世界中。在过去的25年里，我一直领导着血管生成基金会（Angiogenesis Foundation）。这是我于1994年与他人共同创立的一个非营利性组织，这个基金会肩负着一个独特的使命：通过关注许多疾病的一个"共同特征"来改善全球健康状况。这便是血管生成，即我们的身体用来生成新血管的过程。

　　作为一名科学家，寻找疾病的共同特征一直是我的兴趣和热情所在。大多数医学研究致力于探索疾病的个性，寻找使每种疾病区别于其他疾病的原因，从而找到治疗方法。我的做法完全相反。通过寻找多种疾病的共同线索，并探寻这些线索是否可能带来新的治疗方法，我发现它们有可能不只是为一种疾病，而是同时为多种疾病带来突破。

在我职业生涯的早期，我选择研究血管生成。血管对健康至关重要，因为它们给我们身体的每个细胞带来氧气和营养。我的导师朱达·福尔克曼（Judah Folkman）是哈佛大学的一位杰出的外科医生兼科学家，他最先提出了这样一个想法：以供应癌症的异常血管为靶点可能是治疗癌症的一种全新的方式。血管生成出错不仅是癌症中出现的问题，也是 70 多种不同疾病的共同特征，包括世界上的其他头号杀手：心脏病、中风、糖尿病、阿尔茨海默病和肥胖症等。1993 年，我有了一个灵感：也许控制血管发育这一个方法就可以解决所有这些严重疾病呢？

在过去 25 年里，血管生成基金会集结了一大批优秀的同事和支持者，一直在推进这项工作。我们进行合作研究，并提倡新的采用这种共同特征方法的治疗手段。我们的合作对象包括来自北美、欧洲、亚洲、澳大利亚和拉丁美洲的 300 多名最优秀的科学家和临床医生，100 多家创新型生物技术、医疗器械、诊断和成像公司，以及来自美国国立卫生研究院（NIH）、美国食品药品管理局（FDA）和世界各地重要医学协会的有远见的领导人。

我们非常成功。通过协调各方的努力，一个新的医学领域——血管生成疗法——已经诞生。一些创新性的治疗方法可以阻止血管在病变组织中生长，如在癌症或致盲性疾病（比如新生血管性年龄相关性黄斑变性和糖尿病视网膜病变）的情况中。其他一些改变了医疗实践的治疗方法还包括激发新的血管来治愈重要的组织，比如在糖尿病溃疡和下肢静脉溃疡的情况中。今天，我们已经有了超过 32 种美国食品药品管理局批准的基于血管生成的药物、医疗器械和组织产品。

这些治疗方法曾经只是模糊的想法，现在已经成为肿瘤、眼科和伤口护理的重要的新标准，帮助患者延长生命，提高生活质量。我们甚至与兽医合作，开发了新的治疗方法，帮助挽救了宠物狗、海豚、岩礁鱼类、猛禽、一头犀牛，甚至一头北极熊的生命。能参与这些进展我深感自豪，鉴于目前还有 1500 多个正在进行中的血管生成临床试验，将来肯定还会有更多的进展。

—— 〰 ——

但是，尽管取得了这些骄人的成绩，我们仍然必须面对这样一个严峻的事实：新疾病的发病率正在飙升。全世界的人们面临的最大的健康威胁是非传染性疾病，包括癌症、心脏病、中风、糖尿病、肥胖症和神经退行性疾病。在我们的生活中，我们每个人都认识患有或死于其中一种疾病的人。据世界卫生组织统计，2015 年有 1770 万人死于心血管疾病，880 万人死于癌症，180 万人死于糖尿病。

即使有了治疗上的重大突破和美国食品药品管理局的批准，单靠治疗手段也不能可持续地解决非传染性疾病，部分原因在于新药的价格过于高昂。开发一种新的生物技术药物可能要花费 20 多亿美元。使用一些获得美国食品药品管理局批准的最新药物，其费用令人咋舌，在某些情况下，从每年 20 万美元到每年 90 多万美元不等。由于几乎没有人负担得起这样的价格，所以最先进的治疗方法并不能惠及每一个需要它们的人，而日益增长的老龄化人口正越发疾病缠身。

单靠药物治疗无法使我们保持健康。所以问题就变成了：我们如何才能更好地预防疾病，而不让事态发展到必须治疗？一个现代的答案是：食物。每个医生都知道不良的饮食习惯与可预防的疾病有关，而在医学界，食物正成为一个越来越重要的话题。一些前卫的医学院甚至在课程表里增加了烹饪课。食物很容易获得，而且饮食干预也不依赖昂贵的药物治疗。

没有多少医生知道如何与病人讨论健康饮食。这并不是个别医生的错，而是他们接受的营养学教育太少所带来的副产品。哈佛大学陈曾熙公共卫生学院的教授戴维·艾森伯格表示，在美国，只有 1/5 的医学院要求学生上营养学课程。医学院平均只提供 19 小时的营养学课程，而且对已经从业的医生而言，几乎没有营养学方面的继续教育课程。

让这个问题雪上加霜的是：食品和健康传统上被当作各自独立的领域来展开研究。食品技术人员研究可食用物质的化学和物理特性。生命科学研究人员研究包括人类在内的活的有机体。流行病学家研究真实世界的人群。每个领域都提出了重要的观点和想法，但它们很少合力来回答一些实际问题，比如哪些食物和饮料可能对人体的健康有益，应该摄取多大的量，以及特定食物中的哪些成分会产生这种效果。

这一切对你来说意味着，尽管你的医生拥有高超的医术和宝贵的医学知识，但他可能并不擅长给你对抗疾病的饮食建议。

我在行医过程中亲身经历过这种事情。在一家退伍军人医院照顾老年病人时，我经常很好奇他们的身上发生了什么。这些病人大多数是男性，曾经是完美的健康样本，被训练成为国家而战的勇士。但几十年后，当我看到他们的时候，即便算不上肥胖，他们往往也超重，而且患有糖尿病、可怕的心脏病和肺病，并常常患有癌症。

作为他们的医生，我会告诉他们可怕的诊断结果。他们会问我：有多糟？有什么治疗方法？我还能活多久？我会给他们最好的估计结果。然后，他们在离开我的办公室时，几乎都会转过身来问我："嘿，医生，我能吃点什么来抵抗疾病？"

我对这个问题没有答案，因为我没有接受过这方面的教育或训练来应对它。我突然觉得自己的这种表现是错误的，于是我开始了寻找答案的旅程，正是这些答案让我写出了这本书。

—— ⫶⫶ ——

要想了解食物对健康的益处，我们首先需要了解健康的定义。对大多数人而言，健康就是没有疾病，但健康远不止于此。事实上，我们需要对健康的定义进行一次重大的升级。

很明显，我们的健康是一种活跃的状态，受到身体内一系列出色的防御系统的保护，而这些系统从我们出生到生命的最后一天都在全速运行，让我们的细胞和器官得以顺畅运转。这些保护我们的健康防御系统是我们体内固有的，其中一些非常强大，甚至可以逆转癌症等疾病。它们虽然作为独立的防御系统发挥作用，但也相互支持和相互作用。这些防御系统的正常运转是健康的共同特征。通过重新调整我们预防疾病的方法，并聚焦于这些共同特征，我们可以采取统一的方法，在疾病进驻之前就将其拦截。这可以和我们 20 年前找到的通过共同特征来治疗疾病的方法一样强大。

5 个防御系统构成你健康的关键支柱，每个系统都受到饮食的影响。一旦你知道吃什么可以支持某一种防御系统，就知道如何利用饮食来保持健康和战胜疾病。

我在教其他医生和学生关于饮食和健康的知识时用了这样一个比喻：身体就像一座中世纪的堡垒，不仅受到石墙的保护，还受到许多其他巧妙的内置防御措施的保护。的确，城堡里的一些防御工事，如碎石坡、狼井和屠口，直到敌人试图入侵时才会显现出来。大家可以把自己的身体想象成一座城堡，把健康防御系统想象成这座城堡中的隐蔽防御工事。由于这些防御系统从内部治愈身体，人们现在可以系统地研究如何提升你的健康水平。

这 5 个防御系统是血管生成、再生、微生物组、DNA 保护和免疫。

血管生成

6 万英里[1]的血管流经我们的身体，为我们所有的细胞和器官带来氧气和营养。血管生成是这些血管形成的过程，像大豆、绿茶、咖啡、番茄、红葡萄酒、啤酒，甚至硬质干酪这样的食物都能影响血管生成防御系统。

再生

在分布在我们骨髓、肺、肝脏和几乎所有器官的 75 万多个干细胞的推动下，我们的身体每天都在自我再生。这些干细胞在我们的一生中维持、修复并再生我们的身体。一些食物（如黑巧克力、红茶和啤酒）可以动员它们，帮助我们再生。其他食物，如紫土豆，可以彻底杀死激发癌细胞生长的干细胞。

微生物组

近 40 万亿细菌栖息在我们的身体里，其中大多数保护着我们的健康。这些细菌不仅能从我们吞下并输送到肠道的食物中产生对健康有益的代谢物，还能控制我们的免疫系统，影响血管生成，甚至帮助产生影响我们大脑和社会功能的激素。我们可以通过吃泡菜、酸菜、切达干酪和酸面包等食物来促进微生物组的作用。

DNA 保护

我们的 DNA 是我们的基因蓝图，但它也被设计成了一个防御系统。它具有惊人的修复机制，可以保护我们免受太阳辐射、家用化学品、压力、睡眠不足和饮食不良等带来的伤害。不仅某些食物能促使 DNA 自我修复，

[1] 1 英里约合 1.61 千米。——如无特别说明，本书注释均为编者注

还有一些食物能开启有益基因，关闭有害基因，而其他食物则能延长我们的端粒。端粒可以保护 DNA，延缓衰老。

免疫

我们的免疫系统以精密的方式保护我们的健康，远比我们之前想象的要复杂。它受我们肠道的影响，并且可以被操纵来成功地攻击和消灭癌症，即使是老年人也能做到。最近的发现彻底改变了我们对免疫系统的认识。黑莓、核桃和石榴等食物可以激活免疫系统，而有些食物可以抑制免疫系统的活动，帮助减轻自身免疫病的症状。

——

本书的目的是让你在选择每天吃什么时，拥有相关的知识和工具来做出更好的决定，并通过吃自己真正喜欢的食物来延长寿命。如果你没有疾病，身体健康，而且想保持这种状态，那么本书就是为你而写的。如果你开始觉得自己正在变老，想要预防衰老和慢性疾病，那么本书也是为你而写的。如果你是数百万患有心脏病、糖尿病、自身免疫病或其他慢性疾病的人当中的一员，那么本书更是为你而写的。如果你正在积极地与某种可怕的疾病做斗争，比如癌症，或者你由于家族病史很可能某天会罹患癌症，那么本书正是为你而写的。

我想说明一点，本书并不是在呈现"完整饮食"。如果你正采用某种饮食计划来减肥、应对麸质不耐受、控制血糖、减缓阿尔茨海默病或者逆转心脏病的发展，那么你需要知道我的目的不是取代这些专门的饮食，而是为你提供关于食物的科学证据和建议。你可能想把这些食物纳入你的计划，这样的选择能让计划变得更好。我还提供了一些美味的食谱来帮助你做到这一点。

　　每个人都害怕疾病。如果你的目标是保持健康，尤其是当你正在与疾病做斗争时，你需要基于科学和事实的可靠信息，以及可以立即采取的行动来改善你的状况。我在书中提出的食物方面的建议并不是要取代良好的医疗保健。我不是那种反对西方生物医学，认为食物是神奇的解决方案的医生。恰恰相反，我的内科专业以及我在这方面积累的经验都引导我在诊断和治疗过程中审慎地使用循证医学，包括外科手术和前沿药物。

　　大多数医生的工具箱里都缺少指导个人如何利用食物抵抗疾病的能力，不管这个人是健康还是患病。你知道有多少人曾经问过医生他们应该吃什么来帮助自己，结果要么得到一个茫然的眼神，要么得到一个轻率的回答——"想吃什么就吃什么"？本书提供了一套截然不同、行之有效的答案。

　　《吃出自愈力》分为三个部分。在第一部分，我将分享健康防御系统强大功能背后的迷人故事，它们是如何被发现的，它们是如何工作的，以及我们该如何利用它们的治愈力量。更令人兴奋的是，科学家们目前用来研究食品的工具和方法与用来研究药物疗法的工具和方法相同。在第二部分，我将揭晓那些能激活健康防御系统的食物，其中还有一些惊喜。我会告诉你对200多种促进健康的食品进行的惊人研究，其中一些结果会让你目瞪口呆。在第三部分，我将为你提供一些简单实用的方法来让这些食物融入你的生活。我设计了一个灵活的工具，叫作5×5×5计划，你每天很容易就可以通过选择自己喜欢的食物来促进健康。

　　为了从本书中得到最大的收获，我建议你先从头到尾读一遍，这样就能对如何吃东西来抵抗疾病有一个全面的了解。你将了解健康防御、食物，以及为什么和如何吃它们。

　　接下来，回到我列出的许多图表中，它们总结了不同的食物（和饮料），以及它们如何对你的健康产生正面影响。留意那些你知道自己喜欢的食物，以及那些你还不知道但可能愿意尝试的食物。你应该总是吃自己喜欢和感兴趣的食物。

当你准备好之后，回到第三部分，但是现在要拿出笔和纸。根据第十一章的描述，制作个性化的首选食物清单，并完成附录 A 中的 5×5×5 每日工作表。然后付诸行动，利用你的工作表来选择每天吃什么，从而对抗疾病。

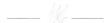

对任何一种疾病或整体健康和寿命来说，没有所谓"灵丹妙药"。我们生活中的任何单一因素都无法预防疾病。但我的研究表明，我们有更好的方法。这种方法可以增强我们自己的防御系统，这样身体就会自行痊愈。这些发现告诉我们，我们从根本上低估了我们改变和恢复自身健康的能力。

如果你的目标是延长未来的健康寿命，那么你的食物选择可以增加你的健康储蓄。通过加强防御系统，保持它们的良好状态，你会更有机会战胜疾病，不仅能延长生命的长度，还能提高生活的质量。

你一生中每天在食物上所做的决定为你提供了完美的机会，让你能在享受生活的同时还保持健康。就像我们在晚上睡觉前要锁上房门，或者在离开家之前要检查炉灶是否关了一样，运用饮食来有意识地采取预防措施也只是常识而已。配以有规律的运动、高质量的睡眠、压力管理和强大的社会联结，你的饮食可以帮助你实现全部的健康潜力。

我们生活在一个有着巨大而令人兴奋的科学进步的时代，所以健康对大部分人而言应该触手可及。然而，即使有更多的高科技治疗方法被发明出来，仍有数百万人苦于和死于可避免的慢性疾病。在日益增长的卫生保健费用和日益有害且失衡的环境之下，更好的健康成为一个影响我们所有人的平等问题。卫生保健的巨大成本持续上升，造成了一种不稳定的局面，整个现代医学体系正处于崩溃的边缘。全面降低医疗费用的唯一途径是减少患病人数。

我们每个人都需要尽自己的一份力量，而让世界变得更健康的最好方法就是从你为自己和你关心的人所做的选择开始。放弃健康就是没有疾病这一想法，开始通过每日饮食来击退疾病。祝你健康，祝你有个好胃口。

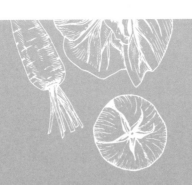

人体的健康屏障
我们身体的天然防御系统

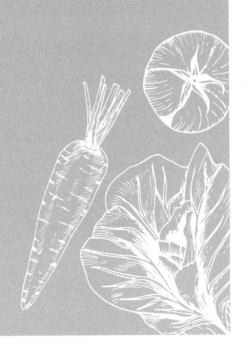

真正治愈疾病的是我们体内的自然之力。

——希波克拉底

健康不仅仅是没有疾病。健康是一种活跃的状态。你的身体有五个健康防御系统：血管生成、再生、微生物组、DNA保护和免疫。这些系统负责维持我们的健康，抵御日常生活中我们每天都要面对的危害。当疾病侵入我们的身体并造成损害时，它们会治愈我们。当你了解这些系统如何像堡垒一样保护你的身体，你就能利用它们的治愈力量活得更长久、更健康。

每个健康防御系统都有关于其研究和发现的迷人故事。每个防御系统都得到一组由器官、细胞、蛋白质等演奏者精心编排的交响乐般的支持。每个防御系统都能预防多种，而非一种疾病。从你在母亲的子宫里安家到你呼出最后一口气，这五个系统一直共同工作，让你保持健康。在接下来的五章中，和我一起来了解这些系统以及它们所能提供的益处吧。

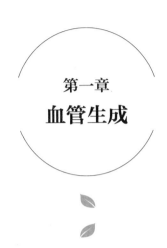

第一章
血管生成

我们的体内都有癌症在生长。我们每一个人，也包括你。

有些人生前从未被诊断出患有癌症，但是这些人死后人们对他们进行解剖时发现，40 岁至 50 岁之间的女性当中，有近 40% 的人的乳房内有微小的肿瘤；50 岁至 60 岁的男性当中，有约 50% 的人的前列腺内有微小肿瘤；70 岁以上的人当中，几乎所有人的甲状腺内都有微小肿瘤。[1] 当健康的细胞在细胞分裂过程中发生错误，或者细胞的 DNA 因环境暴露而发生变异时，就会形成这样的肿瘤。每天在你体内分裂的细胞会出现多达一万处的 DNA 错误，这使癌症的形成变得常见且不可避免。[2] 然而，这些微小的肿瘤是完全无害的，它们中的大多数永远不会危及人们的生命。它们开始时很小，比圆珠笔的笔尖还小，而且只要不扩大、不侵入器官，就不会扩散并带来死亡。

你的身体有一个非凡的防御系统，通过让微小的肿瘤无法得到它们生长所需的血液供应和营养物质来使它们保持较小的体积，而且你还可以通过食物来优化这个防御系统。超过 100 种食物可以增强身体饿死癌症的能

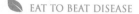
力，并让这些肿瘤变得小而无害，其中包括大豆、番茄、黑覆盆子、石榴，甚至一些令人意外的食物，如甘草、啤酒和奶酪。你的防御武器可以在食杂店、农贸市场和你的花园里找到。

让我们的身体以这种方式拦截癌症的防御系统被称为血管生成。血管生成是我们的身体用来生长和维持血管健康的过程。在正常情况下，血管是生命的支持者，为我们所有的器官输送氧气和重要的营养物质。可当异常血管生长时，它们会滋养微小的肿瘤。一个健康的血管生成系统可以控制血管生长的时间与位置，还可以阻止肿瘤的特殊血液供应，让它们无法获得扩张所需的氧气。身体失去控制血管的能力时就会发生各种各样的疾病，包括癌症。

只要血管生成系统正常运作，血管就会在正确的时间、正确的地点生长——既不太多，也不太少，而是适量地生长。在循环系统中保持这种完美的平衡，正是血管生成保护健康的核心，方法就是让我们处于一种被称作体内平衡的状态。体内平衡的定义是保持身体正常功能的稳定，同时适应不断变化的情况。血管生成起着至关重要的作用，它能建立和维持整个循环系统，并使其适应我们生活中的各种情况。

由于这种强大的健康防御系统可以自然地切断肿瘤的血液供应，所以癌症不一定就是一种疾病。[3] 在本书的第二部分，我将和大家分享血管生成最新的科学成果，它正在形成我们对食物的理解：哪些食物可以帮助血管生成系统维持体内平衡，以及我们如何通过吃来饿死癌症、长出血管给心脏供血、避免致命疾病，从而活得更长久、更健康。但为了充分了解食物如何影响血管生成和你的健康，让我们先来看看血管每天都是如何为你工作的。

血管生成在工作

你的体内有 6 万多英里长的血管，它们的工作就是输送氧气和营养物质来维持细胞的存活。这些生命的血管滋养我们健康的器官，保护我们免受疾病之苦。如果将你体内所有的血管首尾相连，它们将环绕地球两圈。值得注意的是，从你的心脏泵出一滴血到这滴血在体内循环后再回到心脏只需要 60 秒。

最小的血管叫作毛细血管。它们比一根头发还要细，你的体内有 190 亿根。毛细血管与所有其他细胞都有着独特的关系，因为它们是血液供给系统连接细胞的最后一环。由于它们处在这条线的末端，人体内几乎每一个细胞都位于离毛细血管 200 微米的范围内。[4] 真的是非常近的距离，只比人类的头发宽一点点。每个器官都有自己独特的毛细血管密度和模式，这取决于该器官的功能和它需要的血流量。例如，你的肌肉需要大量的氧气，所以它们需要的血液供应量是起着结构支撑作用的骨骼的 4 倍。其他需要大量血流量的器官是大脑、心脏、肾脏和肝脏。所有这些器官都有惊人的毛细血管密度，每立方毫米有 3000 根血管，是骨头中的 30 倍。

在显微镜下，毛细血管看起来像艺术品，被雕刻成适合它们生长于其中的器官的形状。给你的皮肤提供营养的毛细血管看上去像一排排的魔术贴，一圈又一圈的血管为你提供血液，给你带来温暖，并让你的身体着色。毛细血管像电话线一样，从脊髓到指尖，沿着你的神经给神经元送去氧气和营养，让你的感官保持敏锐。在结肠里，毛细血管形成了一个美丽的蜂窝状几何图案，这样它们就可以在结肠内满是消化后的物质时随着结肠一起伸展，同时提供最大的表面积，以将液体重新吸收进血液中。

血管生成对维持生命至关重要，甚至在受孕之前就已经开始在生殖系统中出现。当精子与卵子相遇时，子宫已经准备好了子宫内膜，这是一层新的血管，准备好接受和滋养受精卵。如果没有怀孕，这种内膜每个月都会在月经期间脱落。如果受精卵被植入，血管就会成为胎儿发育的第一条补给线。植入后约 8 天，一个新的多血管器官——胎盘就会被创造出来，把母亲的血液带给胎儿。[5] 在接下来的 9 个月里，一场血管生成的交响乐在胎儿体内奏响，从零开始形成一个完整的循环系统，然后充满正在发育中的躯体的每个器官。在妊娠末期，当身体准备分娩时，胎盘释放出一种天然的抗血管生成因子，称为可溶性 Flt-1，它能减缓血管的形成速度。这种开启、减少和关闭的能力是血管生成这个健康防御系统的一个标志，不仅能在怀孕期间孕育生命，还能在生命存续期间保护我们的健康。

血管生成防御是保护所有具备循环系统的动物的一种方法，包括人类在内。无论何时，只要你被深深地割了一下，不管是因为手术还是受了外伤，你肯定会注意到受伤的地方在几秒钟内就开始发生变化，这个过程一直持续到伤口愈合。如果你擦伤了膝盖，严重到流血的地步，然后伤口结了痂，痂又脱落得太早，你就会看到这个过程在你眼前展开。痂下的组织鲜红、发亮。在那块红色的区域，成千上万的新血管在伤口中生长，使受伤的组织恢复健康。

当你看到这个过程时，你正在见证血管生成。刚一出血，受伤的组织就会启动血管生成系统。引发这一过程的原因是缺氧，也就是由于受伤，正常的血液流动中断，从而引起氧气水平降低。缺氧是一个信号，驱动生成更多的血管以吸收更多的氧气。缺氧使受伤的细胞开始释放一种叫作生长因子的蛋白质信号，其作用是刺激血管生成。炎症在愈合初期是非常重要的。被称为巨噬细胞和中性粒细胞的炎症细胞爬进伤口，清除伤口上的细菌和杂物，释放自己的血管生成生长因子，增强血管生成反应。

从这里开始，几个事件在细胞水平上展开，目标是生成血管。多亏了血管中一种叫作内皮细胞的特殊细胞，救援队正在等待接收那些指示内皮细胞进行部署的生长因子信号。大约有一万亿个内皮细胞排列在你的循环系统中，是你体内最丰富的细胞类型之一。把每个内皮细胞想象成一个连接到点火开关上的汽车引擎。现在，想象从受伤部位释放出来的生长因子是汽车钥匙。生长因子与内皮细胞表面的特定受体相匹配，就像汽车钥匙与点火开关相匹配一样。当正确的钥匙插进了正确的点火钥匙孔，引擎就会启动，内皮细胞开始向蛋白质生长因子的来源迁移，并开始分裂，构成管状结构，继而形成新的血管。但是内皮细胞首先需要离开静脉。它们释放酶来消化细胞外套筒状的血管壁，在血管壁上形成小孔。从此刻起，被激活的内皮细胞从这些孔中发芽，并跟随从受伤区域被送来的生长因子的梯度，朝着那个方向构建新的血管。随着血管芽不断变长，它们会纵向卷起形成导管，这些导管最终在顶端连接，形成毛细血管环。随着越来越多的毛细血管环在愈合区形成，一个新的愈合循环就诞生了。

新形成的血管太脆弱，无法支撑血液流动，因此，它们需要另一种类型的细胞——周细胞，来帮助它们成熟。周细胞有两种作用。首先，它们将自己裹在内皮管周围，就像人的脚踝上套一只圆筒短袜那样，以加强结构的稳定性。其次，周细胞减缓血管生成的速度，避免出现血管过度老化的情况。[6]周细胞是变形器。一旦固定在新的血管上，它们就会伸出触手状的手臂来拥抱周围的内皮细胞。单个周细胞一次可以接触多达 20 个细胞，并释放出一种化学信号，从而关闭围绕血管生成开展的疯狂的活动。[7]

一旦新血管发芽并稳定下来，血液流动就开始了。大量的新氧气调小了控制生长因子信号的开关，减缓了血管生成的引擎，直到它们最终慢慢停止。同时，该区域释放出天然的血管生成抑制剂，进一步抑制新生血管的生长。当新生血管牢牢地就位后，血管里的内皮细胞就会大量分泌出一种叫作"存活因子"的蛋白质，这种蛋白质可以帮助新生血管周边区域的细胞愈合。如果构造得当，这些具有防御性的新血管可以使用一生，让皮肤和其他器官得以存活。

血管生成系统能时刻感知何时何地需要更多的血管来保持器官健康和正常运转。血管就像一位建筑大师，能够在你锻炼后从你的肌肉中检测出

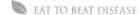
你身体的需要：需要更多的血流量来塑造肌肉。另一方面，该系统也时刻关注应该清理掉某些血管的情况。一个健康的血管生成系统一天 24 小时的工作就是要实现血管恰到好处的平衡与整合，既不太少，也不太多。

它就像一个调光开关。有需要的时候，强度可以提高，以生成更多的血管。需要调暗时，你体内抑制血管生成的内源（人体内部自然发生）抑制剂就会抑制这个过程。刺激及对抗这些需要的因素无处不在，包括我们的肌肉、血液、心脏、大脑、母乳，甚至精液中。

你的身体对血管生成的控制需要达到完美才能优化你的健康。然而，在人的一生中，有许多因素会破坏这种防御系统，导致血管生成过多，从而滋养病变组织；或者导致血管生成不足，从而造成组织损失和死亡。在第二部分中，你将学习那些有助于增强你的血管生成防御系统，从而帮助你的身体抵抗疾病的食物。但还是让我们先回到你体内生长的微小肿瘤，看看防御系统是如何崩溃的，以及崩溃所带来的可怕后果，这样你就能明白为什么健康饮食如此重要。微小肿瘤不会生长的主要原因是你身体里有天然的血管生成抑制剂。这些对抗措施通过切断肿瘤的血液供应来控制肿瘤。早在 1974 年，哈佛医学院的研究人员就发现，只要没有血管生长来滋养肿瘤，癌细胞就会处于休眠状态，不会产生危害。你的免疫系统——之后我会在第五章详细介绍——最终会发现并摧毁它们。然而，随着时间的推移，一些微小的癌巢会释放大量与伤口愈合有关的生长因子信号，摧毁防御系统，克服各种抗血管生成的机制。在实验室的实验中，一旦新血管在小簇癌细胞中发芽，肿瘤就会成倍增长。在血管生成开始后的两周内，肿瘤的体积能膨胀到原来的 1.6 万倍。[8] 当肿瘤操控了血管生成防御系统以促进自身循环时，原本无害的癌症很快就会成为一种潜在的致命癌症。更糟的是，给癌瘤提供营养的这些血管也充当了恶性细胞进入血液的出口通道。这被称为转移，是癌症最危险的一面。癌症患者很少死于他们的原发肿瘤，这些肿瘤通常可以通过手术切除，真正致命的正是如铅弹一样布满全身且转移了的肿瘤。

帮助身体预防不必要的血管生成可以产生强大的抗癌效果，其目标是增强血管生成防御，帮助体内固有的机制将血管控制在正常的平衡区域内。这意味着癌细胞将会失去得到营养的优势，从而无法生长。第一个受益于抗血管生成治疗的病人是一个 12 岁的男孩汤姆·布里格斯，他住在科罗拉多州丹佛市，被诊断为患有一种叫作肺毛细血管瘤的疾病，也就是说肿瘤在他的肺部生长。随着肿瘤的增大，他的呼吸变得困难，影响了他进行自己最喜欢的运动的能力，比如棒球，有时甚至影响了他晚上的睡眠。在万般无奈的情况下，他接受了一种名为 α–干扰素的药物，他的医生知道这种药物可以阻止血管生成。在一年的时间里，他肺部的肿瘤慢慢变小，直到消失，汤姆恢复了正常的生活。汤姆的病例非常引人注目，《新英格兰医学杂志》将其作为"第一例人类病例"进行了报道，让人们得以窥见肿瘤治疗的未来。[9]

许多生物技术公司从 20 世纪 90 年代开始研发治疗肿瘤血管生成的靶向药物。抗血管生成疗法初见成效的领域是结直肠癌，治疗靶向肿瘤血管的药物阿瓦斯汀提高了患者的生存率。通过使用阿瓦斯汀和其他十几种抑制血管生成的药物，人体自身的血管生成机制会得到增强，许多其他癌症也因此得到治疗。这些癌症包括肾癌、肺癌、脑癌、甲状腺癌、肝癌、宫颈癌、卵巢癌和乳腺癌，以及多发性骨髓瘤。2004 年，美国食品药品管理局局长马克·麦克莱伦宣布："血管生成抑制剂现在可以被视为癌症治疗的第四种疗法（另外三种疗法为手术、化疗和放疗）。"[10]

过度的血管生成会引发除癌症之外的许多其他疾病，比如视力丧失。健康的眼睛能够看到事物，因为光线可以通过晶莹剔透的液体进入视网膜，并被大脑记录下来，而不受血管的干扰。眼睛的血管生成受到严格控制，视网膜血管里的内皮细胞在人的一生中通常只分裂两次。但是在年龄相关性黄斑变性——全球 65 岁及以上人群失明的主要原因——和糖尿病相关性视力丧失这两种情况下，血管生成会造成异常的血管缠结，从而导致液体渗漏和出血。不必要的血管生成所造成的这一灾难性后果会破坏视力。幸运的是，这些疾病现在可以使用美国食品药品管理局批准的生物药物进行治疗，眼科医生将这些药物注射到病人的眼睛里，以中断破坏性的血管生成，阻止渗漏并保护视力。有些病人甚至能重见光明。我有一个病人因为黄斑变性而法定失明[1]，不能开车或打高尔夫球，而这些向来是她最喜欢的消遣方式。在接受治疗后，她可以再次安全地开车，回到高尔夫球场练习挥杆。

在类风湿关节炎和骨关节炎中，关节处的炎症导致新生血管释放破坏酶。这些酶会破坏软骨，造成严重的关节疼痛。银屑病是一种损伤皮肤的疾病，皮肤下异常的血管生成有助于凸起的红色斑块的生长，并伴随着肿胀、刺激性瘙痒和疼痛。

阿尔茨海默病已被发现与过度和异常的血管生成有关。2003 年，我和精神病学家安东尼·瓦纽奇博士在《柳叶刀》上发表的一篇论文提出，大脑血管的异常导致了阿尔茨海默病。[11] 我们今天知道，阿尔茨海默病患者大脑中的血管是不正常的，实际上并没有增加血流量，而是释放出杀死脑细胞的神经毒素。

甚至肥胖症也与血管生成有密切的联系。虽然肥胖症是一种多因素的疾病，但过量饮食和错误饮食会产生大量刺激血管生成的生长因子在血液中循环。[12] 就像肿瘤一样，大量的脂肪也需要人体生长出新的血管来滋养脂肪细胞。[13] 对于所有这些健康问题以及许多其他疾病，令人兴奋的新型血管生成靶向药物治疗在实验室和临床试验中表现出了光明的前景。

---

[1] 一般定义为视觉敏锐度小于 20/200（一个人需要在 20 英尺处才能看到正常人在 200 英尺处就能看到的物体，其中，1 英尺合 30.48 厘米）或更低。

修剪掉过多的血管固然重要，但同样重要的是保持身体发展出足够的循环系统的能力，以保护那些需要增加或恢复血液供应的器官。随着年龄的增长，我们的循环功能经常会自然衰退，因此需要诱导和促进上述能力，以滋养组织和器官并维持其健康。一旦这种能力受损，人体将无法给出防御性的血管生成反应，而这会带来可怕的后果。

其中一个后果就是神经病。当你的神经功能受到损害时，你就会得神经病。这会导致麻木或疼痛，程度从轻微到严重。你的周围神经是贯穿全身的电线，从你的大脑向你的肌肉传递指令，告诉它们收缩和放松。神经还将你皮肤和肌肉的感觉传回大脑。这些电缆有它们自己的小型循环系统，被称为神经滋养血管，使血液持续流向神经。当神经滋养血管萎缩时，神经开始死亡，症状的范围从刺痛，难以忍受的疼痛到手、腿和脚完全麻木。

糖尿病患者神经的血液供应也可能受损，尤其是在血糖控制不好的时候。糖尿病还会减缓血管生成，而这会损害神经。研究人员一直在研究利用新方法，即用治疗性血管生成来增加神经的血流量。在实验室中，研究人员将用于生成血管内皮生长因子（VEGF）的基因注射到患有糖尿病的动物的肌肉中，发现它们可以增加流向神经的血流量，使神经的功能恢复到接近正常水平。[14] 周围神经病的另一个常见病因是癌症化疗，化疗不仅杀死癌细胞，还对神经有很高的毒性，会摧毁它们的微循环系统。在实验室中，使用血管内皮生长因子进行基因治疗可以完全保护神经及其血液供应，防止功能丧失。[15]

当你的血管生成防御系统严重受损时，许多其他疾病会侵入你的生活。慢性伤口便是另一个例子。正常的伤口不到一周就会愈合，而慢性伤口愈合得很慢，甚至根本无法愈合。这些伤口会被感染，产生坏疽，并经常导致截肢。仅在美国就有 800 多万人受到影响，尤其是患有糖尿病、动脉粥样硬化和下肢静脉瓣膜功能不全的人，或那些卧床、坐轮椅的人。这是一种无声且致命的流行病，死亡率高于乳腺癌和结肠癌。[16] 如果你有一个慢性伤口，你的医生的主要目标之一应该是快速启动血管生成，以增加血流量并加快愈合。这可以通过各种医疗设备和其他方法来实现，包括饮食。我们将在第六章讨论刺激血管生成的食物。

　　你的心脏和大脑也依赖于血管生成防御系统来应对任何对自身循环的威胁。迅速恢复这些器官的血流量实际上是一个生死攸关的问题。当这些器官的血管发生阻塞，也就是动脉粥样硬化时，你的防御系统就会启动，长出新的血管，帮助在阻塞的血管周围形成一条天然的旁路。这种天然旁路被称为侧副血管，是在冠状血管或颈动脉逐渐变窄，阻塞缓慢发生时形成的。如果患有冠心病或颈动脉疾病的人的血管生成防御系统发挥作用，那么他们可以多活几年或几十年。即使是在突发性血管阻塞的情况下，如心脏病发作或发生缺血性中风[1]，如果病人存活下来，其血管生成防御系统也会发挥作用，形成天然的旁路。

　　如果病人患有阻碍血管生成的疾病，如糖尿病或高胆固醇血症，或者病人是吸烟者或老年人，那么这种防御就会进行得很缓慢。刺激心脏或大脑生成血管的临床试验表明，使用新疗法来加速这一过程是可能的，但这些疗法仍处于试验阶段，还需要数年才能用于治疗患者。在第二部分中，我将告诉你一些可以在家里食用，用来帮助心血管疾病患者生成血管并恢复健康的食物。

🍃 食物与血管生成

　　显然，一个运转正常的血管生成防御系统可以保护我们抵抗许多疾

---

[1] 短时间内，脏器血流量减少而引起的脏器功能异常。

病。你的健康取决于循环系统的正常平衡，器官中没有过多或过少的血管。当这种平衡被打破时，你的身体就需要帮助。生物制药和医疗设备公司中的研究人员正争分夺秒地研发拯救生命、肢体和视力的治疗手段，但创建一种新的疗法可能需要十年或更长时间，成本超过 10 亿美元，而且即使研制成功，也会由于价格昂贵或者过于稀缺而导致并非每一个需要的人都能得到。更重要的是，这些药物和设备是用于疾病治疗，而不是预防的。

你的饮食可以用来预防疾病，也可以帮助治疗。来自世界各地的研究表明，特定的食物和饮料，包括许多我们熟悉和喜欢的，可以增强你的血管生成防御能力。甚至你烹饪和组合食物的方式也会影响血管生成。这给我们带来了一个全新的视角，让我们思考吃什么以及怎么吃。如果你想更好地预防那些受血管生成影响的疾病，正确的饮食会为你打开新的大门。如果你目前正在同某种依赖血管生成的疾病做斗争，那么选择正确的食物可以帮助你控制甚至战胜这种疾病。

越来越多的证据都证明了这种方法的威力。在亚洲，饮食中包含大量大豆、蔬菜和茶的人患乳腺癌和其他癌症的风险明显较低。在日本，100岁以上的老人有 69,000 多人。[17] 中国百岁老人的数量也在不断增加。我的叔祖父住在离上海不远的常熟，就在种植绿茶的虞山脚下的一个城镇上，健康地活到了 104 岁。希腊伊卡里亚岛和撒丁岛中部那些充满活力的百岁老人毕生所吃的都是地中海饮食，这种饮食虽然不是严格的素食结构，却富含促进血管生成、增强防御能力的成分。血管生成是关键的健康防御系统之一，只有明白了这一点，你才能揭开持久健康的新秘密，它就在你体内，而且不受医疗系统的限制。

血管生成防御被破坏的情况

过度的血管生成	血管生成不足
年龄相关性黄斑变性	脱发
阿尔茨海默病	糖尿病足溃疡
脑癌	勃起功能障碍
乳腺癌	缺血性心脏病
宫颈癌	心力衰竭
结直肠癌	神经病
糖尿病相关性视力丧失	周围动脉疾病
子宫内膜异位症	周围神经病
肾癌	压疮
白血病	下肢静脉溃疡
肝癌	
肺癌	
淋巴瘤	
多发性骨髓瘤	
肥胖症	
卵巢癌	
前列腺癌	
银屑病	
类风湿关节炎	
甲状腺癌	

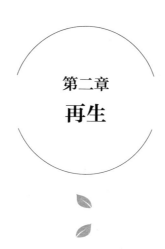

第二章
再生

如果说血管生成通过生成新的血管来滋养不同器官并以此作为健康防御的话，那么是什么使这些器官生长并维持其功能的呢？答案是：干细胞。干细胞对你的健康至关重要，如果它们突然停止工作，你会在一周内死去。从你被孕育的那一刻起，干细胞就在身体生长和健康保持方面发挥着关键作用。我们实际上是由干细胞构成的。在你父亲的精子与你母亲的卵子相遇大约 5 天之后，你的生命开始于子宫内一个由 50 到 100 个胚胎干细胞组成的小球。这些干细胞的非凡之处在于它们具有多能性，也就是说它们可以在体内形成任何细胞或组织，从肌肉到神经、皮肤、大脑，再到眼球。当胚胎在 12 周内长成胎儿时，你所有的基本器官都由干细胞发育而成，这些干细胞会转化为更特化的细胞来执行每个器官的功能。很快，随着身体的形成，特化的器官细胞的数量开始超过非特化的干细胞。

胎儿体内的干细胞不仅能构建有机体，还能提供健康防御，甚至也为母亲提供防御。纽约西奈山医学院的科学家进行了一项具有里程碑意义的室内实验，研究了孕鼠的心脏病发作，而心脏病发作的严重程度足以破坏心脏主泵区的 50%。对人类来说，这种程度的损伤即使不会造成迅速死亡，也足以导致心力衰竭。[1] 心脏病发作几周后，研究人员发现在存活下来的老鼠中，来自胎儿的干细胞已经从子宫转移到母亲的血液中。值得注意的是，胎儿的干细胞通过血液聚集在母亲心脏的受损区域，并开始再生和修复。在心脏病发作一个月后，迁移到母亲心脏中的胎儿干细胞有 50% 变成了她的成熟的心肌细胞，能够自发搏动。这是第一批显示胎儿干细胞可以帮助保护母亲健康的研究之一。

　　到出生时，发育中的人体身上的大多数细胞已经转化为最终的器官的形式，只剩下一小部分干细胞。分娩后，一些干细胞被留在脐带和胎盘中。人们可以将脐带中的干细胞以脐带血的形式收集起来，送往干细胞库，在那里将它们冷冻起来，以备将来使用。这些干细胞可能会在未来某一天对你的孩子，甚至对你和你的家庭成员有用，因为它们能协助再生或治愈受损的器官。这是一桩一次性交易，我强烈建议收集和储存脐带血。

　　尽管干细胞的数量很少，但它们仍然在成人生活中扮演着重要的角色。随着我们年龄的增长，它们会在"幕后"悄悄地再生我们的大部分器官。这个过程以其自己的节奏进行，每个器官的再生时间都不一样[2]：

- 你的小肠每 2 ～ 4 天再生一次。
- 你的肺和胃，每 8 天。
- 你的皮肤，每 2 周。
- 你的红细胞，每 4 个月。
- 你的脂肪细胞，每 8 年。
- 你的骨骼，每 10 年。

再生的速度也随着年龄的增长而变化。在你 25 岁时，你的心脏每年大约有 1% 的细胞得到更新，但是随着年龄的增长，这个速度会放慢。当你 75 岁时，每年只有 0.45% 的心肌细胞得到更新。[3]

你的免疫细胞每 7 天就会再生一次，所以如果你的干细胞消失了，你可能很快就会死于感染。即便你熬过了感染，你也会死于出血，因为负责凝血的血小板每 10 天左右就会被替换一次。就算你能挺过这一关，你的皮肤也会在 6 周内脱落。然后你的肺会萎缩，你会窒息。我们的干细胞保护着我们的健康，是我们的生命线之一。

🌿 干细胞的治愈能力

我们对人体干细胞的了解可以追溯到原子弹爆炸。1945 年，广岛和长崎的核毁灭估计造成了 20 万人死亡，结束了第二次世界大战。医生观察到，一些在最初的爆炸中幸存下来的人后来没挨过第二波死亡，因为辐射摧毁了他们身体更新骨髓细胞的能力。随着各国政府为未来的核战争做准备，科学家们继续寻找可用于治疗幸存者，并保护他们免受致命的放射性沉降物伤害的干细胞。加拿大的两位研究人员詹姆斯·蒂尔和欧内斯特·麦卡洛在 1961 年指出，干细胞存在于骨髓和脾脏中，并且可以再生血细胞。蒂尔和麦卡洛发现，如果及时注射，这些干细胞可以拯救暴露在致命剂量辐射下的实验动物。[4]

蒂尔和麦卡洛的工作引领了骨髓移植的发展，这种拯救生命的办法目前已在世界各地实施，以挽救正在接受最严酷的化疗和最高剂量辐射的癌症患者。虽然化疗和放疗确实会杀死癌细胞，但它们也会破坏骨髓中健康的干细胞。没有干细胞，癌症患者的免疫系统就会崩溃，他们可能死于严重的感染。然而，通过将捐赠者骨髓中的干细胞移植到癌症患者体内，医生可以将患者从必然的死亡中拯救出来。供体的干细胞进入病人的骨髓后便会自行移植，然后重建免疫系统。这种使用供体干细胞的骨髓移植技术被认为是医学上的突破。它的先驱 E. 唐纳尔·托马斯与肾脏移植先驱约瑟夫·默里一起获得了 1990 年的诺贝尔生理学或医学奖。但即使没有受到化疗或放疗的伤害，你的身体也需要干细胞，因为它们不断地从内到外重塑你的身体。

在你身体里的 37.2 万亿细胞中，干细胞只占很小一部分——0.002%，但它们是一个很强大的子集，能够再生你的健康。[5] 干细胞可根据需要修复、替换和再生坏死及老旧的细胞。它们就像生活在你体内的特种部队士兵，不断收集情报，进行侦察，执行任务，以保持器官处于最佳状态。每当你受伤或患病时，你的干细胞就会发挥作用：创造新的组织来治愈你或帮助你的身体克服这种情况。这是你的再生健康防御系统。最新的研究表明，与血管生成系统一样，干细胞也受到饮食的巨大影响。

不管你是一个旨在锻炼肌肉的运动员，还是一个正在孕育胎儿的孕妇，抑或是一个正在与衰老做斗争的人，正确的食物都能帮助你提高干细胞的数量和性能，以及它们再生身体的能力。你可以通过饮食来保护心脏，保持头脑敏锐（大脑再生），治愈伤口，保持身体处于年轻的状态。我将在本书的第二部分介绍一些有助于干细胞健康防御的食物，但首先我要给大家普及一下什么是再生，这样你就能明白为什么吃正确的食物可以拯救你的生命。

干细胞与损伤

再生防御系统生来就随时准备好应对外伤或创伤。成体干细胞仍处于未分化状态，等待着被需要并被激活的那一刻。它们可以通过细胞分裂进行更新和复制，同时仍能保持其多能性。一旦处于执行任务模式，它们便会感知周围的环境，并把周围的线索用作指令，转变成需要再生的细胞的确切类型。如果它们发现自己在肺部，它们就变成肺；如果在肝脏，它们就变成肝脏。

干细胞完成这些保护功能的过程始于它们所处的不活跃、未分化和可再生的状态。它们居住在被称为壁龛的特殊的藏身之处。壁龛存在于皮肤、肠壁、毛囊底部、睾丸和卵巢、脂肪、心脏和大脑，尤其是骨髓中，而骨髓是我们骨骼内部的海绵状物质。

骨髓是至少三种不同类型的干细胞的存储单元。造血干细胞（HSC）转化为造血细胞，间充质基质细胞（MSC）前体形成肌肉、脂肪、软骨、骨骼和其他非血液成分。内皮祖细胞（EPC）有助于在再生器官中构建新的血管。它们被统称为骨髓单个核细胞（BM-MNC），因为它们都存在于骨髓中。

干细胞一旦被需要再生的身体部位激活，就会引发一系列事情，把干细胞从它们的壁龛带入你的循环系统。骨髓中的干细胞会被受损器官释放的生长因子信号所改变。一种特殊的生长因子——血管内皮生长因子——是一种强大的干细胞激活剂。这种求救信号通过穿透骨头的血管到达骨髓。一旦进入骨髓，这些信号便会沿着骨髓内一个叫作正弦通道的毛细血管系统传输，而这个系统会让信号浮动到连接在通道壁上的干细胞上。这些干细胞将信号解读为一种化学警报，并做出相应的反应。一开始是求救信号，最后是一大群干细胞像蜜蜂飞出蜂巢那样，从骨髓进入人体的循环系统。[6]再生身体受伤部分的这个重要步骤被称为干细胞动员。

接下来发生的事情有力地说明了干细胞发挥作用的灵活性。当出现紧急情况时，干细胞会迅速到达受伤前线。干细胞在血液的快速流动中被心脏的泵送活动所推动，利用一种生物定位装置来确定发出求救信号的器官的确切位置。就像导弹瞄准目标一样，干细胞找到了它的着陆点。干细胞上的一种叫作受体的蛋白质附着在着陆区的蛋白质上。它们像细胞魔术贴一样粘在一起，确保干细胞只附着在受伤部位。[7]在发出求救信号后，这一切都发生得很快。例如，研究表明，外科医生切开一个口子48小时后，由于愈合的需要，循环系统中的内皮祖细胞的数量比手术前增加了13倍。[8]

干细胞一旦附着在着陆区，就会对着陆器官的环境进行评估，并根据环境给出的指令执行任务。如果在皮肤中，它们就会变成皮肤细胞，并以满足皮肤需要的方式做出反应。如果在心脏中，它们会变成心肌细胞，并响应心脏的需要。在受伤之后，干细胞会作为一个更大的小组的一部分发挥作用。整个灾难反应小组，包括炎症和其他免疫细胞、血管细胞和凝血细胞，都有自己的特定任务要完成。

干细胞在被植入受伤的组织后究竟会做些什么仍是一个谜。我们知道它们会分化成局部组织并进行再生。但是，干细胞不会长期存在，它们最多只能存活几天。科学家们正在努力记录它们究竟经历了什么。目前有两种理论：干细胞会改变它们的外观，然后消失在所处环境中，变得与它们正在修复的正常组织难以区分；或者，干细胞有可能只是扮演一个重要但短暂的角色，并在完成任务之后死去。

我们已经知道，干细胞是生长因子、细胞因子和存活因子等蛋白质的生产工厂，而这些蛋白质是器官生长或修复所需要的。它们还能释放特殊的名为外切体和微泡的分子容器，里面装满了蛋白质和遗传信息。当这些分子容器在器官中被释放时，干细胞会指示其他细胞为了修复损伤，下一步该做什么。[9] 干细胞释放这些物质，以支持其他细胞帮助在着陆区周围建立一个更健康的社区。这就是所谓旁分泌效应。一项关于骨再生的研究表明，干细胞至少可以释放 43 种生长因子，帮助改善受损骨的周围环境。[10]

参与干细胞反应的某些生长因子与引发血管生成的生长因子完全相同，它们将这两种健康防御系统联系在一起。例如，当细胞由于缺氧或受损而释放血管内皮生长因子时，它会在局部触发血管生成，而在更远的骨髓壁龛中，干细胞会受到这种因子的警告。如果产生了一大块新生组织，就需要新鲜的血液供应。这时血管生成开始起作用，并通过形成新的血管提供新生组织所需要的营养。相反，干细胞也有助于构建新生成的血管，所以这是一种双赢的关系。新血管中有 2% ～ 25% 的细胞来自干细胞。

🌿 干细胞损伤的原因

我们的再生防御系统对健康和愈合至关重要，而我们的干细胞在整个生命周期中都非常容易受到一些常见因素的攻击。其中危害最大的因素之一是烟草烟雾。当吸烟者吸入香烟烟雾时，就会出现氧气不足，从而导致干细胞进入血液。但习惯性吸烟最终会耗尽储存在骨髓中的干细胞的数量，随着时间的推移，可供再生和修复的细胞的总数量会减少。[11] 更糟的是，吸烟者体内剩余的干细胞无法正常工作——它们自我复制的能力降低了 80%，参与再生的能力降低了近 40%。[12] 吸烟除了对血管有直接损害，还会导致干细胞数量和功能方面的下降，这也解释了为什么吸烟者患有心血管和肺部疾病的风险会增加。

即使你自己不吸烟，只要你附近有吸烟的人，你就不安全。二手烟几乎有着同样的危害。哪怕仅仅在别人呼出的烟草烟雾中暴露 30 分钟，也足以使你的干细胞昏迷。[13] 毫不奇怪，空气污染同样具有破坏性。研究人员发现，那些生活在空气污染严重的社区的人，如果在污染期间暴露在细颗粒物中，他们血液中的内皮祖细胞的数量会下降。[14]

酗酒会杀死干细胞。酒精在很多方面影响干细胞。研究人员对每天少量饮酒的猴子进行了研究，他们注意到，与不饮酒的猴子相比，这些猴子的循环系统中有更多的干细胞。然而，饮酒猴子的干细胞受到了损害，它们参与再生的能力也变差了。[15] 大家可以把这些干细胞想象成醉酒的干细胞，它们甚至很难走出一条直线。当孕妇大量饮酒时，胎儿酒精综合征便是一个灾难性的后果。发育中的胎儿遭受永久性脑损伤和生长异常。酒精对胎儿干细胞是有毒的，所以胎儿酒精综合征所造成的破坏部分原因可能

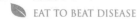
就在于干细胞受损。路易斯安那州立大学的研究人员在研究老鼠胚胎发育的模型时发现了这一点。[16] 酗酒还给干细胞健康带来了另一个打击。肯塔基大学的研究人员发现，酗酒会降低被称为少突胶质细胞祖细胞的脑干细胞的活性，而这些细胞是生成新神经元所必需的。这种影响在大脑的海马区尤为明显。这是大脑中负责建立短期和长期记忆的部分。[17] 好消息是，当狂饮停止时，这种损害是可以逆转的。

通过减少接触空气污染物、烟草和酒精，我们可以使干细胞避免一些风险，但其他一些风险却很难避免。例如，衰老无情地削弱我们的再生能力。随着年龄的增长，我们骨髓中的干细胞会自然变少。不仅我们的储备会随着时间的推移而耗尽，而且剩余的干细胞还不如我们年轻时活跃。[18] 血胆固醇高也会损害干细胞的功能，但并非所有胆固醇都一样。[19] 高密度脂蛋白（HDL）是一种"好"胆固醇，它能减缓内皮祖细胞的程序性死亡。增加高密度脂蛋白这种饮食策略对这些细胞有保护作用。[20] 这对我们的健康是有好处的，因为内皮祖细胞可以帮助预防动脉粥样硬化，防止脂肪斑块在血管壁上堆积而造成血流量减少，并修复血管内壁。干细胞对血管的这种保护是高密度脂蛋白被视为"好"胆固醇的另一个原因。

慢性疾病也会对干细胞产生有害影响。糖尿病是干细胞杀手。糖尿病患者的干细胞较少，而现有的干细胞无法正常工作。高血糖是问题所在。暴露在高糖环境中的干细胞再生组织的能力较差。它们不能正常增殖，也不能很好地在体内活动。因此，它们无法正常参与构建新的组织。最重要的是，它们分泌的存活因子比正常的干细胞要少。[21] 研究人员发现，即使在没有糖尿病的正常健康的成年人中，高血糖也会影响干细胞。[22] 这也是注意糖摄入量的另一个原因。

干细胞损伤在1型和2型糖尿病中都存在。1型糖尿病是一种机体自身免疫系统破坏胰岛素生成细胞的疾病，而胰岛素生成细胞是有效控制糖代谢所必需的。2型糖尿病同样是血糖代谢的问题，但它不是由自身免疫病引起的。相反，由于基因、慵懒的生活方式和（或）肥胖，身体要么不再对胰岛素产生正常反应，要么不能产生足够的胰岛素。纽约大学的一项研究表明，在2型糖尿病患者中，内皮祖细胞的生长能力下降了近50%，如果不控制血糖水平，这种损害会更严重。[23] 研究人员使用从糖尿病患者身上提取的内皮祖细胞来测试其在帮助形成血管方面的性能，结果发现非糖尿病患者的干细胞参与这一过程的可能性是糖尿病患者干细胞的2.5倍。荷兰研究1型糖尿病干细胞损伤的研究人员也发现了类似的现象。[24]

当你意识到糖尿病是一种影响全球超过4.22亿人的流行病，并导致一年160万人死亡时，你就会明白干细胞受损是一个巨大的问题。糖尿病是心脏病、中风、失明、肾功能衰竭、慢性伤口和由于下肢截肢而致残的主要潜在原因。这些医学并发症都以某种方式与功能失调的干细胞联系在一起。在糖尿病、高脂血症和衰老的情况中，任何保护或改善干细胞性能的方法都可能成为救命稻草。[25]

周围血管疾病是一种伴有动脉粥样硬化的严重疾病，通常发生在长期患有糖尿病之后。在这种情况下，动脉严重的粥样硬化性狭窄会阻塞腿部的氧气供应。这种状态会随着时间的推移而恶化，腿部肌肉、神经和皮肤的血流量会越来越少。腿上的细胞逐渐缺氧，最终死亡，导致皮肤破裂，造成被称为缺血性下肢溃疡的伤口裂开。由于糖尿病患者的伤口愈合本来已经较慢，当缺血性下肢溃疡发生在糖尿病患者身上时，就很容易发生感染并导致坏疽。截肢常常成了挽救病人生命的唯一办法。意大利帕多瓦大学的研究人员研究了2型糖尿病和周围血管疾病患者的循环干细胞，并将其与没有糖尿病的健康受试者进行了比较。[26] 糖尿病血管病患者的干细胞数量要少47%，而干细胞数量最少的患者还出现了缺血性足溃疡，这反映了干细胞对伤口再生和修复的重要性。

这里的启迪是，控制好糖尿病对保护你的再生防御系统至关重要。只要控制好血糖，干细胞也就会更健康。相反，对糖尿病控制不力会严重损害干细胞的功能。提升对血糖的控制能力可以增加内皮祖细胞的数量并改善其功能。因此，如果你患有糖尿病，一定要确保你充分掌握你的血糖管理——这确实可以挽救你的生命。[27]

促进干细胞功能的益处

当我们的干细胞系统日渐衰弱时，我们的健康水平也会下降。可是当我们采取措施促进干细胞功能时，我们的健康就会获益。大家可以想一想心血管疾病。德国洪堡的研究人员对 519 个人进行了一项研究，他们发表在《新英格兰医学杂志》上的论文中说，测量循环内皮祖细胞的基线水平可以预测一个人在未来 12 个月里是否会心脏病发作或中风，这个基线水平甚至还可以预测个体是否会因此而死亡。[28] 在这项特殊的研究中，内皮祖细胞基线水平较高的人首次经历重大病变的风险会比一般人低 26%。干细胞基线水平较高的人死于心血管疾病的风险也比一般人低 70%。

另一项具有里程碑意义的研究是瑞典的马尔默饮食与癌症研究，它也研究了干细胞水平与心血管疾病之间的关系。[29] 这项研究始于 1991 年，研究对象为一组中年人。在整整 19 年里，研究人员跟踪调查了参与者的健康状况，定期抽取他们的血液样本，并向他们发放营养问卷，以探究营养与疾病之间的关系。在这一组中，研究人员测量了 4742 人的一种叫作干细胞因子的血液标志物。干细胞因子是在骨髓中产生的一种蛋白质，滋养着大量储备干细胞。这种蛋白质也存在于血液中，并在血液中指导干细胞的行为，如增殖、迁移，最终根据需要转化为特定的组织，这一过程被称为分化。干细胞因子对干细胞功能的正常运转至关重要。研究人员发现，与干细胞因子水平最低的参与者相比，那些干细胞因子水平最高的人得心力衰竭的风险低 50%，中风的风险低 34%，死于任何病因的风险低 32%。毫不奇怪的是，这项研究还发现，血液中干细胞因子水平最低的人往往是吸烟者、酒精大量摄入者或糖尿病患者。这清楚地表明，生活方式、干细胞功能和患慢性疾病的风险之间存在密切的联系。

在心血管系统中，干细胞具有独特的保护功能。内皮祖细胞不仅有助于再生器官新生血管的形成，而且在修复现有血管的损伤方面发挥重要作用。动脉粥样硬化是一种使动脉硬化和变窄的过程，会增加心脏病发作、中风、周围血管疾病，甚至勃起功能障碍的风险。往往形成于动脉壁上的斑块会出现在血管内壁受损的地方，就像生锈的排水管一样。

如果内壁的损伤得不到修复，就会有越来越多的斑块积聚在上面，最终堆积起来，缩小血管直径，阻断血液流动。内皮祖细胞就像细胞裁缝一样，可以修复内壁。因此，干细胞损伤会降低你对动脉粥样硬化的再生防御能力。保持干细胞健康可以降低动脉粥样硬化形成的风险，并保护你不患上心血管疾病。

大脑干细胞的减少与痴呆的发展有关。[30] 这些干细胞被称为少突胶质细胞祖细胞，能够再生和替换你大脑中的神经元，而且对你年老时保持敏锐的心智功能至关重要。这些干细胞也会受到酗酒的影响。研究人员正在寻找滋养大脑干细胞并促进其功能的方法来治疗阿尔茨海默病。另一种叫作小胶质细胞的特殊脑细胞是由造血干细胞发育而来的。这些小胶质细胞负责清理大脑，移除因阿尔茨海默病形成的有损大脑的 β 淀粉样斑。中国华中科技大学的科学家们在实验室中将一种名为基质细胞衍生因子 –1（SDF–1）的蛋白质注入患有阿尔茨海默病的老鼠的大脑。他们发现，这种蛋白质可以将骨髓中的造血干细胞募集到大脑中，然后干细胞会变成小胶质细胞，改善对疾病中积累的淀粉样蛋白碎片的清理。[31]

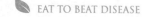

医学中的干细胞

干细胞对于健康的重要性毋庸置疑，世界各地都在进行干细胞治疗的临床试验。虽然有许多种再生疗法，但常见的一种是将干细胞注射到身体中，以增强患心脏、大脑、眼睛、肾脏、胰腺和肝脏疾病的器官的再生能力。如果你正在寻找再生疗法的临床试验，请访问 clinicaltrials.gov 网站，这是世界上最全面的人类研究数据库。该网站由美国国家医学图书馆维护，对寻求最新治疗方法的患者或护理员来说是非常宝贵的资源。要查找再生医学的临床试验，请输入搜索词"BM-MNC"（骨髓单个核细胞的缩写）或"祖细胞"或"再生细胞"，以及你感兴趣的疾病名称。

搜索结果将告诉你具体的试验，他们正在测试什么，试验在哪里进行，研究是否正在招募患者，如果研究已经完成，那么研究的结果是什么。该网站目前列有 6000 多个再生试验，这使其成为医学界临床研究最多的领域之一。使用干细胞进行的最具争议和吸引力的是那些旨在逆转多发性硬化、帕金森病，甚至自闭症的试验。[32]

用于再生治疗的干细胞有多种多样的来源，对你而言，了解不同医疗中心如何使用干细胞进行治疗是重要的。这些治疗所使用的干细胞的常见来源是骨髓、血液、脂肪，甚至皮肤。例如，将一根大针插入髋骨并吸取一些液体骨髓就可以从骨髓中取出干细胞。另一种方法是，通过一种叫作分离术的过程将干细胞从血液中取出来，浓缩之后注入病人体内。获取的干细胞通常需要经过几个处理步骤，以确保它们处于最佳状态，并且在医生将它们放回体内之前是安全的。

想象一下：一名整形外科医生做抽脂手术，从心脏病患者的腹部移除脂肪组织（脂肪）并在医院进行处理，将脂肪干细胞从脂肪中分离出来，然后将它们交给正在等待的心脏病专家，由他将干细胞注入病人的心脏。这种方法目前正在进行临床试验。对患者进行的早期研究显示，注射 2000 万个源自脂肪的干细胞可使心脏病发作造成的损坏范围减小 50%。[33]

另一个真正独特的干细胞来源是皮肤，它包含一种叫作诱导多能干细胞（iPSC）的细胞。这不是普通的干细胞，而是一种特殊的成熟的皮肤细胞，实际上可以被逆转——变回干细胞，然后再重新定向，成为一个与之完全不同的器官的新的分化细胞。

医学研究人员山中伸弥在 2006 年发现的这一现象引发了整个生物学教科书的重写。2012 年，山中伸弥与约翰·B.格登爵士共同获得了诺贝尔生理学或医学奖。科学已经付诸实践。2014 年，日本神户理化研究所发育生物学中心的一个研究小组正在治疗一名 77 岁的女性，她的视力因新生血管性年龄相关性黄斑变性（有时称为湿性年龄相关性黄斑变性）而逐渐丧失。

在给她进行治疗时，研究人员切下了她一小块皮肤，并从这块组织中收集了诱导多能干细胞。然后，研究人员对她的诱导多能干细胞重新进行编程，使其形成一层特殊的视网膜细胞，叫作视网膜色素上皮（RPE）细胞，眼睛里本来就有这种细胞。他们随后将再生的视网膜色素上皮细胞移植到她的视网膜上，发现不仅移植是安全的，其耐受性甚至在两年后仍良好，而且这些细胞还阻止了进一步的视力丧失，她的视力甚至还恢复了一部分。[34]

尽管干细胞广泛应用于再生医学的临床治疗还需要很多年，但临床试验患者和一些私立医疗中心已经从中受益。2016 年，我亲身见证了这一点。当时，我参加了梵蒂冈召开的一场名为"细胞视野"的会议，与会的有医学、科学、慈善和信仰领域的世界领袖，大家分享自己在利用成体干细胞保护健康和治疗疾病方面取得的进展。我应邀介绍了一些利用饮食来再生生病组织的新概念，其他研究人员则介绍了他们各自惊人的工作和成果。

其中最令人难忘的是美国西北大学的理查德·伯特所介绍的一些病例，他治疗的病人因自身免疫病而严重瘫痪，一直靠呼吸机维持生命。一个叫格雷丝·迈豪斯的女性在 17 岁时被诊断出患有硬皮病，这是一种让人极其痛苦的疾病，免疫系统会攻击身体，导致炎症和胶原蛋白的过度分泌。硬皮病最终会使皮肤和器官变得像石头一样硬，而病人也真的会像雕塑一样硬。格雷丝觉得自己的身体变得紧绷，而且呼吸急促，容易疲劳。另一个年轻女子伊丽莎白·库根塔基斯患有重症肌无力，肌肉非常虚弱，以致卧床不起，靠呼吸机维生，通过导管获得营养。平常给她看病的医生也没有什么别的办法。伯特认为再生疗法或许能有所帮助，于是他给每个病人注射了她们自己的干细胞。[35] 治疗后，患者很快感到好转，身体功能迅速恢复。她们都继续过着正常的生活，充满活力，能够完全健康地前往梵蒂冈，亲口讲述她们的经历。2018 年 4 月，梵蒂冈召开了另一场名为"联合治疗"的医学活动，与会人士描述了其他引人注目的干细胞应用，包括脑瘫和自闭症治疗，并在早期发现了令人兴奋的有效迹象。

然而，再生治疗并不仅仅依赖于注射干细胞。有些技术可以诱导患者自身的干细胞发挥作用。回想一下，胎盘是细胞和蛋白质的储藏库，这些细胞和蛋白质是怀孕期间组织再生所必需的。胎盘的薄膜被称为羊膜，已经被外科医生用来治疗伤口。羊膜含有超过 256 种生长因子、再生因子和细胞因子，可以吸引干细胞。当外科医生把薄膜放在缓慢愈合的伤口上时，再生因子被释放出来，干细胞从病人的骨髓中被召集过来，并在伤口上安家。使用这种膜的临床试验表明，与保守的伤口护理技术相比，糖尿病足溃疡和静脉溃疡患者的愈合能力有很大改善。[36]2012 年，我发现了募集患者自身干细胞的机制，并创造了"干细胞磁体"（stem cell magnet）一词，用来描述任何依靠体外技术把患者自身的干细胞吸引到需要再生的地方的方法。[37]

另一种吸引病人自身干细胞进行治疗的方法是给皮肤施加超声波。一种叫作"雾"的特殊装置在一束低频超声波前喷射出细小的水滴。当喷雾瞄准伤口时，水滴会吸收声波的能量并落在病人的伤口上，然后将能量释放到组织中。这就向骨髓中的干细胞发送了一个信号，并将它们招募到循环系统中，而后到达伤口。由于这种方法可以彻底地再生组织，所以"雾"甚至已经被用来预防褥疮，也就是压疮。当一个人长时间一动不动地躺在一个地方，比如医院或疗养院时，他就会形成这种伤口。多达 1/3 的疗养院病人有这种伤口。[38] 随着感染的发生，伤口会恶化，连肌肉和骨骼都露了出来，它们很快就会成为一场医疗灾难。在褥疮出现之前，皮肤下的整个区域都开始死亡。这就是所谓深层组织损伤。如果什么都不做，皮肤最终会破裂，伤口会裂开，露出下面的肉。"雾"已经被用来治疗深层组织损伤，以防止褥疮。治疗的目的是扭转正在死亡但仍然完好的皮肤下面的损伤。声波激发的水滴打在皮肤上，然后这些能量募集干细胞，让它们在深层组织损伤处安家，改善血液流动，从而防止出现伤口。

简单地说，再生医学已经改变了医学的实践方式，它将带来未来战胜疾病的方法，那些现在被认为令人烦恼和不可战胜的疾病。

食物和干细胞

再生并不仅仅依赖于医疗机构的先进技术，你现在也可以在自家厨房里启动身体的再生防御系统。食物和饮料可以激活人体自身的干细胞，从内部增强身体的自我再生和治愈能力。这是一种全新的再生方法，不需要医生、医院或注射。饮食再生利用你自己的干细胞库来恢复健康。一些食物能增强干细胞活性，促进再生，而另一些食物则被发现会损伤干细胞，使其丧失功能。显然，人人都不希望看到干细胞"沉寂"——除非它们是肿瘤干细胞，因为肿瘤干细胞"沉寂"可以救人一命。有些食物也能做到这一点。无论你是身体健康，想要优化自己的力量，还是只想优雅地变老，或者你患有严重的慢性疾病，比如心脏病、阿尔茨海默病、糖尿病，甚至癌症，有一种方法可以利用饮食来引导干细胞，帮你彻底痊愈。我将在本书的第二部分告诉大家影响干细胞的所有食物，以及如何使用它们来改善你的健康状况。

一些需要再生的病症

急性脑损伤	心力衰竭
年龄相关性黄斑变性	高胆固醇血症
脱发	肾功能衰竭
阿尔茨海默病	肝脏疾病
动脉粥样硬化	多发性硬化
自闭症	重症肌无力
失明	心肌梗死
所有癌症	骨关节炎
脑萎缩	骨质疏松
脑瘫	帕金森病
慢性伤口	周围动脉疾病
深层组织损伤	硬皮病
痴呆	脊髓损伤
抑郁症	中风
糖尿病	血管性痴呆
勃起功能障碍	

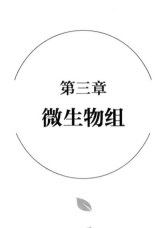

第三章
微生物组

在一个人们的身份认同越来越多的时代，我们又迎来了一种新的身份。你不再只是人类——你是一个共生功能体。这个术语描述的是一种有机体，它靠把多种互利的物种组合在一起发挥作用。你是一个共生功能体，因为你的身体不是一个单一的实体，而是一个高度复杂的生态系统，体内和体表有39万亿细菌，其中大部分是好的。这些细菌的数量大致相当于你身上的细胞总量（约37万亿），但加在一起的重量大约只有3磅[1]，相当于你大脑的重量。[1] 它们顽强得惊人，能抵抗胃酸和肠道内的化学物质。

虽然医学界曾经认为微生物是令人讨厌的疾病载体，应该用抗生素清洗、消毒并杀死它们，但我们现在知道，我们体内的大多数细菌都以非常复杂的方式保护着我们的健康，甚至影响着我们的行为。健康的细菌被统称为微生物组，它们远非赖着不走的家伙，而是形成了一个复杂的生物系

---

[1] 1 磅约合 0.45 千克。

统，以多种方式与你的细胞和器官相互作用。（这个系统还包括真菌、病毒和被称为古生菌的微生物，但细菌将是本章的重点。）

我们每天都从世界各地的研究人员那里了解到更多关于我们微生物组的情况，以及它如何促进健康，甚至帮助我们战胜癌症这样的疾病。一些肠道细菌，如植物乳杆菌、鼠李糖乳杆菌、蕈状芽孢杆菌，有着内分泌物或激素的功能，甚至可以产生和释放大脑神经递质，如催产素、血清素、γ-氨基丁酸（GABA）和多巴胺。这些化学物质会激活大脑的信号，从而对我们的情绪产生深远的影响。[2]一些细菌释放的代谢产物能保护我们免受糖尿病的困扰；另一些则控制腹部脂肪的生长。一种名为双歧杆菌的肠道细菌已经被证实可以通过独特的肠脑互动来减轻人们的压力和焦虑。[3]我们的细菌影响着血管生成、干细胞和免疫，甚至可以影响我们的激素、性健康和社交行为。它们既可以滋养人类的细胞，也可以刺激和激怒这些细胞。我们体内的微生物区系[1]可以决定生死，决定我们是得重病还是抵抗住疾病。

食物具有惊人的力量，可以影响微生物组的上述能力。毕竟，我们吃什么，细菌就吃什么。它们代谢我们食用的食物和饮料，并产生有益（或有害）的副产品，影响我们的健康。但是，在深入介绍食物如何影响细菌之前，我想和大家分享我们对体内这些有益的寄居者的了解。一项令人惊讶的新研究告诉了我们它们来自哪里以及会做些什么。这是一场新兴的医学革命，利用我们体内微生物组防御系统尚未开发的力量来预防和治疗疾病。

人类和细菌之间的关系——好与坏

在这个星球上，人类和细菌一起进化。二三十万年前，当人类刚刚进

---

[1] 与一定的气候、土壤、动植物体以及其他微生物等条件相联系的微生物类群的总体。

化成智人时，我们的狩猎采集祖先将他们所能找到的一切当作食物：古老的谷物、坚果、豆类和水果。所有这些都含有大量的纤维，而微生物赖以生存的正是这些纤维。[4] 食物是从富含细菌的土壤和植被中被手工采摘的，所以我们的远祖吞下去的每一口食物都含有来自周围环境的微生物，它们会随着食物一起进入他们的肠道。即使在约公元前 10,000 年的第一次农业革命之后，人类从狩猎和采集转向依赖人工种植的食物时，主食仍然主要以植物为基础。这种饮食模式富含微生物所消耗的纤维，也富含来自环境的细菌，在进化过程中塑造了我们的身体，让我们得以生存。[5]

尽管我们与细菌的命运紧密相连，但在历史的大部分时间里，人类甚至都不知道细菌的存在，更不用说了解健康的细菌在我们体内所扮演的角色了。不过在过去几个世纪里，科学已经改变了我们对细菌如何既带来疾病，又促进健康的理解。这些理解始于疾病。在微生物学领域早期，我们对细菌的了解大多集中在"坏"细菌上，但这是有原因的。毕竟，纵观历史，毁灭性的流行病不时席卷全球，细菌所到之处，大部人都无法幸免。在中世纪，伤寒、瘟疫、痢疾和麻风病等可怕的疾病猖獗，给无数人带来痛苦和死亡。那时的医生对这些疾病的病因只有理论解释，他们甚至不太知道周围不卫生的环境会让细菌传播。当时，在世界各地的大多数社区，不管在家中还是在街头，人们的粪便、尿液、腐臭的食物和害虫都混在一起，形成了无处不在的粪坑，使得细菌群得以繁殖和传播。

19 世纪 40 年代，维也纳暴发了一场产妇死亡率高的流行病，随之而来的是医学界的一个重大发现。大量妇女在一家特定的产科诊所分娩后死于感染。该诊所的医生伊格纳兹·塞梅尔魏斯注意到一个规律：负责接生的医生在母亲死亡之后将她们直接送往停尸房，在那里对她们进行尸检，然后回接生室负责接生下一位即将分娩的母亲。塞梅尔魏斯开始琢磨：不管是什么夺去了那些妇女的生命，这种东西是否会随医生一起回来，继而夺走新受害者的生命？他想出了一个新点子：医生应该在尸检和分娩之间用一种"消毒"溶液洗手，以消除这种隐患。这个点子起作用了。产妇因感染导致的死亡率骤降至个位数。[6]

塞梅尔魏斯的发现是卫生医疗程序发展史上的一个转折点。之后还有另一个重要的里程碑，约瑟夫·利斯特（与漱口水同名）警告说，洗手远远不够：所有手术器械也必须在化学溶液中消毒。[7]结果便是手术后坏疽的减少。诸如此类的创新使医院、手术室和医生办公室的卫生消毒水平达到了我们今天认为理所当然的高标准，并将继续拯救千百万人的生命。

然而，这也带来了意想不到的后果。人们对如何控制和消灭可能导致感染的细菌了解得越多，就越普遍地认为所有细菌都是有害的，由此开启了至今仍存在的恐惧细菌的时代。我们大多数人从小到大都在清洗、消毒、尽量避免细菌的侵袭。细菌是有害的，需要用抗生素来消灭，这一众所周知的信息渗透在公共卫生和公众意识中。消毒剂、洗手液和抗菌皂成为家居用品。在我们的食品系统中，杀虫剂、巴氏消毒法和牲畜抗生素得到了广泛应用，杀死了无处不在的细菌。事实上，抗生素革命彻底改变了现代医学——将拯救生命、杀死细菌的能力交到世界各地的医生、医院和公共卫生部门手中，从而在很大程度上消灭了过去具有破坏性的流行病。

但是科学一直在悄悄地做出有悖于直觉的发现。有些细菌实际上能带来挽救生命这样的益处。早在1907年，一位著名的俄罗斯动物学家伊利亚·梅奇尼科夫就开始质疑"所有细菌都是坏的"这一正统说法是否有缺陷。1892年法国霍乱流行期间，梅奇尼科夫将细菌混合在培养皿中，发现一些细菌可以刺激霍乱的蔓延，但令他惊讶的是，其他细菌却阻碍了霍乱的蔓延。[8] 于是他推测吞咽一些有益细菌可能有助于预防致命疾病。另一件事也让他感到震惊：尽管农村条件恶劣，人们非常贫穷，卫生情况极差，可有些人活到了高龄。他指出，在保加利亚，高加索山区的农民活了 100 多岁。他观察到年龄最大的村民喝的是含有保加利亚乳杆菌的发酵酸奶。梅奇尼科夫认为，长寿的秘诀之一就是食用健康的细菌。历史将证明他是对的（1908 年，他因在免疫方面的开创性工作而获得诺贝尔奖）。

微生物组科学

今天，微生物组被认为是医学研究中最令人兴奋和最具颠覆性的领域之一。这也是一个快速发展的领域。2000 年，论述微生物组的文章只有74 篇，但是 2017 年该领域发表的研究论文多达 9600 余篇。科学进步得如此之快，我们无法将它仅仅归结为几个要点，而是需要整套百科全书来论述我们自身的细菌。这些知识将改变我们对健康的理解，并让我们重新思考医学实践、公共卫生政策，以及食品、添加剂、制药和诊断检测等行业生产未来产品的方式。

我之所以选择强调当前前沿研究的一些观点，主要是因为这些见解将帮助你在饮食方面做出更好的决定。为了简化这一切，我在描述食物和它们所影响的细菌时，只会列举一些有益于健康的特定细菌。这种将高度复杂的领域刻意简化的做法将帮助你熟悉微生物组，而不会被细菌分类学和宏基因组学吓倒。

就像你第一次去动物园一样，我的建议是，你要把注意力集中在特色景点的要点上，而不是试图记住每一个展出动物的细节。细菌的拉丁名字很拗口，也很难记，但是你要习惯它们，因为它们实际上是你的一部分，而且可以肯定有益细菌的名字未来会变得非常熟悉，连小学生都会知道它们。

　　放线菌、拟杆菌、厚壁菌、乳杆菌、变形菌……你会在这里读到这些名字，而它们还只是一个开始。据估计，全世界细菌的种类超过10亿。绝大多数与人类没有直接关系，但许多其他种类的细菌却已经进化到在我们体内欣欣向荣的地步。已知的肠道细菌有1000多种。人类口腔中已经发现了超过500种细菌，任何一个个体的口腔通常含有25种或更多的细菌。1毫升唾液（约1/5茶匙）含有多达1亿个口腔细菌。[9]这差不多是东京都市圈人口（3700万）的3倍。

　　为了揭开人类微生物组的奥秘，美国国立卫生研究院在2008年启动了人类微生物组计划，灵感来自人类基因组计划。[10]2012年，该计划在著名的科学杂志《自然》上发表了一篇具有里程碑意义的论文，记录了242个个体的微生物组中的细菌。这项研究在多个场合对每个志愿者身上的多个部位进行了检测，这些部位包括嘴、鼻子、皮肤、肠道和生殖道。研究人员发现微生物惊人的多样性。不仅个体在微生物组的数量和多样性上有很大的差异，而且同一个体不同部位的细菌也有很大的差异。没有一组细菌在所有人身上一模一样，哪怕是在健康的个体中。[11]

　　微生物组的多样性是健康的一个重要标志。与人类社会一样，我们细菌生态系统的多样性以其优势和更有效的合作保护健康。我们拥有的细菌数量越多，种类越多，我们就越健康。正如与邻近物种共同兴旺、令人印象深刻的珊瑚礁一样，微生物组是一个生态系统，依赖于社会成员之间彼此包容的微妙平衡，为了我们的健康而共同努力。

　　我们的微生物组以很多方式影响着我们的健康，包括它们在处理通过我们肠道的食物时所产生的物质。最著名的物质实际上就是细菌的代谢物，称为短链脂肪酸（SCFA）。这些物质都是细菌消化植物性纤维所产生的副产品。（顺便说一句，当你听到"益生元"这个词时，它通常指的是这种滋养细菌产生短链脂肪酸的膳食纤维。）人们发现短链脂肪酸有一系列惊人的保健功能。它们的抗炎特性能够保护你的肠道和整体健康，它们可以提升你的身体代谢葡萄糖和脂类的能力。[12]短链脂肪酸还可以提高免疫力，引导血管生成，并帮助干细胞，充当人体四个健康防御系统之间的连接。乳杆菌和双歧杆菌之所以被认为对人体有益，就是因为它们产生短链脂肪酸。

三种主要的短链脂肪酸——丙酸盐、丁酸盐和醋酸盐——都在人体中扮演着独特的角色。例如，丙酸盐可以降低胆固醇，减少炎症，防止动脉粥样硬化斑块的形成，并改善消化系统的健康状况。[13]它还能激活免疫细胞。[14]丁酸盐是结肠内肠细胞的主要能量来源，它能促进结肠健康，并具有抗炎作用。它还能刺激血管生成，促进伤口愈合，并引导干细胞转化为不同类型的器官。[15]醋酸盐被释放到周围组织中，刺激那里的瘦素，从而抑制饥饿。[16]

其他微生物组代谢物也可以促进健康。例如，植物乳杆菌产生的代谢物能够刺激肠道干细胞的抗炎反应。[17]这可以缓和肠道受到的刺激，为肠道的愈合打下基础。在对韩国泡菜的研究中，人们发现这种辛辣发酵的韩国调味品含有植物乳杆菌，而植物乳杆菌能产生一种细菌产品，可以预防感染甲型流感病毒。[18]木脂素是一种植物多酚，可以充当益生元。肠道微生物组对其进行代谢后，会产生被称为肠二醇和肠内酯的生物活性物质。这些物质已经被证明可以抑制乳腺癌的发展。[19]对甲酚和马尿酸盐也是肠道中产生的代谢物，有助于减轻压力和焦虑（吃巧克力可以增强其作用）。[20]东芬兰大学的研究人员发现，富含全谷物和纤维的饮食会使细菌产生吲哚丙酸，而吲哚丙酸是另一种可以预防2型糖尿病的代谢物。[21]

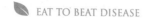
但凡事都有另一面。我们的微生物组产生的一些物质是有毒的，所以我们的目标应该是限制它们的产量。例如，脱硫弧菌等细菌会产生硫化氢，这种化合物闻起来像臭鸡蛋，通常存在于火山和温泉中。硫化氢对我们的肠道有很大的毒性。当它由脱硫弧菌产生时，它会破坏肠道内壁，而肠道内壁通常会将食物和身体其他部位产生的废物密封起来。这种破坏会造成肠道渗漏，就像在一件潜水衣上扎了许多小孔，使得食物颗粒和垃圾更容易从肠道里漏出来。食物颗粒的泄漏会引起肠道周围的炎症反应，从而使人体对食物产生类似过敏的反应，甚至引发结肠炎。毫不奇怪，我们可以在炎症性肠病患者的粪便中发现产生硫化氢的细菌。[22]

位置，位置，位置

微生物组遍布你的全身，尤其是皮肤和体腔。促进健康的细菌生活在你的牙齿、牙龈、舌头、扁桃体、鼻子、肺、耳朵、阴道，特别是肠道中。

肠子是一根长管子，大约 30 英尺长，相当于两辆小货车的长度。它始于口腔，终于肛门。这一头一尾之间便是你的胃、小肠和结肠。结肠是微生物组的一个聚集中心。在它的整个内部，有一层黏稠的黏液保护着肠道。黏液膜形成一个屏障，把你吃过的或消化过程中产生的有毒物质或微生物组留在肠道内。黏液和黏膜都有可能受到肠道细菌的影响。实际上，有些细菌在黏液中大量繁殖。肠道不仅仅是一个简单的消化容器，它还是一个由微生物组控制的健康指挥中心。

我们肠道内的健康细菌在我们出生之前就已经存在了。我在医学院的时候，老师告诉我们孕妇的子宫是无菌的，健康的细菌只有在分娩的时候才会被引入婴儿体内，在婴儿的头部经过产道被挤压时。寄生在阴道的细菌与婴儿的嘴唇接触，婴儿随即会吞入将在肠道内繁殖的细菌。无菌子宫的观点已经被推翻。我们现在知道，健康的细菌是在怀孕期间从母体转移给胎儿的。[23] 胎盘以及胎儿在其中漂浮了 9 个月的羊水里都含有细菌，这些细菌会在胎儿的体内定植，影响胎儿的微生物组和未来的健康。[24] 当然，在经阴道分娩时，细菌也会转移到婴儿身上。

即使在婴儿出生之后，母亲仍然会继续促成婴儿身上微生物组的形成。新生儿被立即交给母亲，与母亲建立皮肤接触和亲密关系。在他们皮肤相触时，婴儿便接触到了细菌。然后，母乳喂养会给婴儿带来更多的微生物。[25] 现代医学再次颠覆了医生之前在医学院学到的知识，即母乳是无菌液体。错。我们现在知道，来自母亲免疫系统的特定细胞从她的肠道中提取细菌，并通过淋巴通道将它们输送到乳房上的乳腺导管。这种细胞名为树突状细胞。这意味着母乳中充满了健康的细菌，而且这些细菌会进入婴儿的肠道。事实上，据估计，婴儿的肠道细菌几乎有 30% 来自其母亲的母乳，10% 来自吮吸乳头和吞食皮肤细菌，其余来自早期对环境的接触。[26] 由于一个婴儿每天消耗约 27 盎司 [1] 的母乳，所以估计他每 24 小时就会吞入多达 1000 万个细菌。我们现在不妨想一想在分娩前后给母亲或婴儿使用抗生素的潜在影响。这可能会减少母亲体内重要的健康细菌，或者干扰它们在分娩和哺乳期间的传播。配方奶粉喂养的婴儿体内的微生物组与母乳喂养至少 6 周的婴儿相比存在显著差异。[27]

当婴儿改吃固体食物时，随着食物中的细菌和益生元进入肠道，肠道菌群再次发生变化。到 3 岁时，孩子就已经形成了菌落，这将帮助他们在以后的生活中保护自己的健康。一些"健康得不可思议的人"，即他们在各个年龄段（从 3 岁到 100 多岁）都没有任何健康问题或严重的家庭病史。

---

[1] 1 盎司约合 28.35 克。

对 1095 名这样的人进行的一项研究显示，无论老幼，共同特征在于他们有着几乎一模一样的微生物组。[28]

医学界现在面临着如何使用抗生素的难题。作为一名医生，我知道抗生素的价值，也亲身体会到合理使用抗生素的好处。但随着我们对微生物组的不断了解，我们开始思考杀死"好人"的后果。每个医生在专业的培训过程中都见到过艰难梭菌（*C. difficile*）感染。*C.* 代表梭菌属（*Clostridium*），事实证明，梭菌并不是外来入侵者，而是正常微生物组的一部分。然而，这种肠道细菌需要由其他细菌控制它的生长。当病人被给予像克林霉素这样的抗生素时，艰难梭菌有时会过度生长并引起肠道紊乱，伴有严重的腹泻、发烧、痉挛和危及生命的并发症，如肠穿孔和出血。但当我们了解到微生物组是如何保护我们的健康时，我们就开始重新思考，改变我们的肠道细菌会如何导致食物过敏、糖尿病、肥胖症、心血管疾病、癌症、阿尔茨海默病，甚至抑郁症的发病率的增加，这真的很不可思议。这个谜题还远未解开，但它应该让我们对漫不经心地使用抗生素，甚至防腐剂这一行为更加谨慎。它告诉我们，我们需要更多地考虑如何让肠道细菌保持良好状态，从而保持我们的整体健康。正确的饮食便是一种方法。

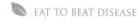 饮食如何影响微生物组

我们的饮食对肠道微生物组的功能有很大的影响。在你的一生中，将有 60 吨食物通过你的消化道。[29] 你吃的东西也会滋养你的细菌。含有益生元的食物可以改善细菌的功能。我们还可以通过食用天然就含有健康微生物的食物，将新的细菌引入我们的生态系统。通过食用一些常见的发酵食品，这很容易实现，正如你将在第八章中看到的。这便是益生菌食品。其

他食物则会改变肠道环境，使之更有利于某些细菌生长。

　　我们一生都在不断地将新的细菌引入体内，甚至会与朋友和家人交换细菌，而这些细菌之后会成为我们微生物组的一部分。每次接吻都能引入多达 8000 万个细菌。[30] 但最常见的进入点是吃。影响微生物组的食物要么是益生菌，要么是益生元。益生菌食品，如酸奶、酸菜、泡菜和奶酪，都含有活的细菌，因此它们也为我们身体内部的生态系统带来了益处。一种著名的奶酪能够说明这种效果。卡芒贝尔奶酪是产自法国的一种柔软、奶油状、味道刺鼻的牛奶奶酪。法国国家农业研究院和巴黎第五大学的研究人员研究了卡芒贝尔奶酪对人体的影响，他们让 12 个健康的志愿者连续 4 周、每天 2 次食用 3 块（40 克）来自同一批次、骰子大小的卡芒贝尔奶酪。[31] 他们在研究前收集了一次参与者的粪便样本，在整个研究过程中收集了两次，在研究结束一个月后又收集了一次。他们检测了奶酪样本中的微生物，也检查了粪便细菌的变化，发现了一些值得注意的生物。一种是叫作白地霉的真菌，这种真菌通常不存在于人体中，但可以在卡芒贝尔奶酪的发酵剂中找到。这证明了源于奶酪的微生物可以通过肠道传播。粪便中也发现了用作细菌发酵剂的肠膜明串珠菌。植物乳杆菌是一种存在于卡芒贝尔奶酪和健康人体微生物组中的细菌，食用卡芒贝尔奶酪之后，这种细菌在人体中增加了。因此，吃奶酪不仅能将新的细菌引入肠道，还能影响肠道已有的细菌。

　　益生元是一种人体无法消化的食物，却能给我们肠道中的健康细菌提供食物。它们本身不是微生物，但能够增强健康的肠道细菌的功能，因为它们能提供肠道细菌的生长所需的食物，从而产生健康的代谢物或影响免疫系统。通常，益生元是一些膳食纤维，能被微生物区系代谢，形成许多有益的代谢物，尤其是前面提到的各种短链脂肪酸。我们将在第二部分更加详细地讨论不同的益生菌和益生元食品。

我们的食物影响微生物组的其他方式还有：改变肠道环境，使其有利于健康细菌的生长。我们可以把肠道中的细菌想象成竞技运动队。它们每个细菌都在训练，准备和对方较量，以获得统治地位。给一个物种它们喜欢的食物可以使其成长速度高于其他团队，从而获得竞争优势。研究人员发现，微生物组营养是一个完整的子领域，在这个领域里，食物中糖、脂肪和纤维的比例可以决定哪些细菌最终会在肠道中占据主导地位。

环境的微小变化也会使某一个物种更受益。在肠道中，覆盖在肠壁上的黏液是一些细菌的家。黏液中含有一种可形成胶体的碳水化合物，有助于维持黏液的黏着性。这种碳水化合物也被肠道细菌用来代谢食物。某些食物可以影响黏膜层，并通过改善环境来帮助这些肠道细菌。阿克曼氏菌是我们微生物组中一种重要的有益细菌，在肠道黏膜层生活和繁殖。吃一些增加肠道黏液的食物，比如蔓越莓或石榴，有助于阿克曼氏菌的生长。这些食物我将在第二部分介绍。

🌱 微生物组与子孙后代

就在我们研究体内的细菌如何影响健康的同时，其他研究也在揭示微生物组作为你生活方式的遗产会如何传递给后代。如前所述，我们肠道生态系统中的细菌种类越多，我们就越健康。然而，斯坦福大学、哈佛大学和普林斯顿大学研究饮食和微生物组的科学家们已经表明，如果我们不小心，我们的饮食方式实际上会使得一些肠道细菌灭绝，而这可能会影响后代的健康。科学家们从健康的人体内取得肠道细菌，并将其植入无菌老鼠体内进行了实验，包括将健康志愿者的粪便放入老鼠的肠道，这样细菌就能在老鼠体内定植，并复制健康人类肠道中的生态系统。

　　在一项研究中，科学家们将一组老鼠的饮食从低脂肪、高纤维（类似于对人类和有益细菌都有好处的植物性饮食）改为不健康的高脂肪、低纤维（类似于西式饮食），为期 7 周。这种饮食变化彻底改变了微生物组。原本存在于健康志愿者体内的各种细菌，有多达 60% 的细菌对不健康饮食做出了反应，数量减少了一半。后来的情况更糟。当科学家们让老鼠回到更健康的植物性饮食上时，减少的细菌只有 30% 恢复到以前的水平。事实上，整个微生物组的结构在之后长达 15 周（大约是老鼠寿命的 10%）的时间里一直都在变化。科学家们得出的结论是，一些健康的细菌具有复原能力，能够从饮食损害中恢复过来，而另一些则不能。他们称这种持续性的损伤为饮食在微生物组那儿留下的"疤痕"。

　　这项研究让人们感兴趣的是：当研究人员开始培育这些老鼠，并让每一代老鼠都吃高脂肪、低纤维的西式饮食时，微生物组的疤痕历经几代后在老鼠身上变得越来越大。在每一代老鼠中，来自健康人类体内的原始细菌越来越多地从微生物组中消失。到了第四代（第一代的曾孙），来自最初健康老鼠体内的微生物已经有 72% 无法被检测到。几代老鼠都吃同样不健康的高脂肪、低纤维食物，结果永久性地杀死了健康的肠道微生物。[32] 它们灭绝了，无法像以前那样通过更健康的植物性饮食再生。

　　即使是在短期内，不健康的饮食也会对你的微生物组造成破坏，哪怕在你恢复健康饮食后，也会留下需要时间才能恢复的疤痕。这些疤痕会对你的健康造成严重的不平衡。由于微生物组关系到其他健康防御系统，不健康的饮食会进一步损害你的血管生成防御系统，破坏你干细胞的功能，使你的身体更难保护它的 DNA，并损害你的免疫系统。[33] 这是很严重的，因为一些细菌能够激活你的免疫系统来抵御癌症和感染。其他有益的细菌会降低你的免疫反应，防止对进入肠道的食物产生过敏反应。在第五章详细讨论免疫系统时，我会提供更多的细节。

微生物组与疾病

尽管现代文明在20世纪的大部分时间里都在与微生物引起的疾病做斗争，但到了21世纪，我们或许可以运用细菌来对抗疾病。当我听到波士顿麻省理工学院比较医学系主任苏珊·厄尔德曼的演讲时，我开始意识到这种做法的潜力。作为一场年度伤口愈合会议的联合主席，我邀请她介绍她对一种名为罗伊氏乳杆菌的细菌的研究，这种细菌是人类微生物组的一部分。厄尔德曼介绍了她的研究，展示了这种细菌使伤口愈合得更快的方式。她的发言引人入胜。她提供了令人信服的数据，证明在老鼠的饮用水中加入罗伊氏乳杆菌可以加快老鼠伤口愈合的速度。某些酸奶中就有罗伊氏乳杆菌，人们也将它用作膳食补充剂。将其用作益生菌食用时也对人体有效。之后，厄尔德曼和我进行合作研究，了解这些细菌帮助加速愈合的机制。答案是：吞下罗伊氏乳杆菌能加快皮肤伤口愈合过程中的血管生成。健康防御系统之间的另一种联系就这样被发现了。

但伤口的愈合仅仅是个开始。在实验室中，罗伊氏乳杆菌还能减少老鼠腹部的脂肪和肥胖的发生，即使它们吃的是薯片这种垃圾食品。罗伊氏乳杆菌能促进浓密、有光泽、健康的毛发生长，改善肤色，增强免疫系统，防止结肠和乳腺中肿瘤的生长。这还不是全部。实验表明，饮用水中的罗伊氏乳杆菌可以使雄性老鼠的睾丸变大，促进睾酮的分泌和提高交配频率。一个真正有趣的发现是罗伊氏乳杆菌刺激大脑释放催产素，这是一种与社会交往密切相关的神经化学物质，在拥抱、握手、结下亲密的友谊、接吻、哺乳和性高潮时，大脑都会释放这种物质。对这种细菌的深入研究引人瞩目，以至于《纽约时报》发表了一篇题为《微生物，一个爱情故事》的文章。[34]不用说，这是一种值得服用的益生菌，因为有科学证据证明了它的作用和潜在的好处。

🌿 微生物组失衡

生态失调指细菌生态系统受到严重干扰，这种肠道细菌的不平衡状态与许多疾病相关，包括糖尿病、肥胖症、自闭症、炎症性肠病、感染性结肠炎、肠易激综合征、癌症、哮喘、银屑病、多发性硬化、帕金森病、阿尔茨海默病、动脉粥样硬化、心力衰竭、乳糜泻、肝脏疾病、慢性疲劳综合征、蛀牙、精神分裂症和抑郁症。[35] 导致上述病症的确切的微生物或微生物失衡机制，以及它们是原因还是结果，正由一些学界的后起之秀进行研究。与此同时，医疗机构也开始注意到这一点。三氯生是一种曾经被广泛使用、如今被禁用的抗菌化学物，过去出现在牙膏、肥皂、洗涤剂和其他 2000 多种消费品中，有人发现它会破坏婴儿的肠道微生物组，增加老鼠结肠炎和肿瘤的发生率。[36]

生物技术产业渴望利用微生物组的力量。一种被称为粪便微生物移植（FMT）的疗法已经被研发出来，用从健康供体的粪便中提取的有益的肠道细菌来取代不健康的肠道细菌，从而治疗生态失调。该治疗方法已被用于治疗艰难梭菌结肠炎，前文已经提到过，这通常是使用抗生素引起的并发症。虽然标准治疗手段是使用更多的抗生素来杀死艰难梭菌，不过 60% 的人会复发感染。在这种情况下，医生开始求助于粪便微生物移植疗法。健康的供体被要求提供粪便样本，并将其与水混合，然后由医生使用结肠镜沿整个结肠内部喷洒混合物。尽管粪便微生物移植疗法令人作呕，但它的支持者声称，在大约 90% 的病例中，用这种疗法治疗一次就有效。临床试验正在进行中，看看粪便微生物移植疗法是否有助于预防或治疗复发性尿路感染、慢性便秘、糖尿病、溃疡性结肠炎，甚至肥胖症。

一些生物技术公司正将由益生菌、膳食纤维和植物活性物质组成的特殊配方研发成一种奶昔，以促进健康的细菌在肠道内再生，并用作治疗糖尿病、肥胖症和其他疾病的手段。其他公司正在采取一种诊断方法，对你的粪便进行分析，然后给你一份关于你体内微生物组的报告。一种名为 SmartGut 的粪便测试可以对粪便中细菌的 DNA 进行测序，并告诉你是否有什么捣蛋鬼和应该采取什么行动。一种名为 SmartJane 的阴道微生物组测试不仅能识别性传播疾病，还能识别 23 种健康的阴道细菌。

益生菌补充剂被吹捧为一种将健康细菌引入我们肠道的简单方法，尽管这一产业十分庞大——2016 年为 360 亿美元，预计 2024 年将增长到 650 亿美元，它们的功效却没有定论。[37] 例如，含有乳杆菌和双歧杆菌的益生菌产品可以在食杂店和药店买到，也可以通过网上购物买到。现在面临的挑战在于，与你将在第八章了解到的食物相比，大多数商业益生菌并没有得到很好的研究。不过，总的来说，对有着健康免疫系统的人而言，它们被认为是安全的，而且可能有助于改善腹泻和其他消化不良的症状。

饮食可能是影响我们微生物组最有力的工具。天然食品提供了更多样化的来源，例如酸奶、发酵食品，以及一些富含细菌的饮料。但即使你不直接食用益生菌，你每天吃的东西也对你的微生物组防御系统有着最深远的影响。我们的饮食随时可以减少或增多肠道微生物组的数量。你吃的食物会影响肠道的愈合能力，方式有时令人咋舌。在本书的第二部分，我将告诉你不同类型的食物如何相互作用，并构建更好的微生物组。例如，你可以影响肠道中某种特殊的有益细菌的数量，而这种影响又被证明能使一些癌症治疗更有效。

但首先，我想与大家共享人体得以保持健康的另一个强大的防御系统：人体保护 DNA 的机制。

微生物组失调引发的疾病

阿尔茨海默病	胆囊癌
哮喘	心力衰竭
动脉粥样硬化	肠易激综合征
自闭症	肠漏综合征
双相情感障碍	肝脏疾病
乳腺癌	代谢综合征
乳糜泻	多发性硬化
慢性疲劳综合征	肥胖症
慢性阻塞性肺疾病	胰腺癌
结直肠癌	帕金森病
克罗恩病	银屑病
抑郁症	类风湿关节炎
糖尿病	精神分裂症
食管癌	胃癌
食物过敏	溃疡性结肠炎

微生物组的关键成员

主要的细菌类群

拟杆菌门	拟杆菌门细菌是微生物组的第二大组成部分。其中许多是产生短链脂肪酸的细菌。
厚壁菌门	厚壁菌门是微生物组中最大的组成部分，也是最多样化的。产生短链脂肪酸的主要的有益细菌都属于厚壁菌门，但其他菌株已被证明具有致病性。
变形菌门	人们通常认为过量的变形菌是有害的。几项研究表明，在代谢紊乱和炎症性肠病中，变形菌的数量明显增加。
放线菌门	放线菌通常被认为是有益的。这个细菌门包括双歧杆菌，也就是益生菌补充剂中通常含有的成分。
疣微菌门	疣微菌门是最近发现的一个非常小的门。值得注意的是，它包括有益的细菌阿克曼氏菌。

主要的有益细菌

属 / 菌系	门	
阿克曼氏菌（菌系）	疣微菌门	有益的，可以通过某些膳食多酚增加。有助于控制免疫系统，改善血糖代谢，减少肠道炎症，对抗肥胖症。提高某些癌症治疗的疗效。
拟杆菌（属）	拟杆菌门	中性的，与较高的蛋白质和动物脂肪消耗有关。负责聚糖的裂解。
双歧杆菌（属）	放线菌门	有益的，通常在益生菌补充剂中。产生短链脂肪酸。

续表

主要的有益细菌		
干酪乳杆菌（菌系）	厚壁菌门	有益的，通常在益生菌补充剂中，也存在于天然发酵的乳制品中。 预防胃肠炎、糖尿病、癌症、肥胖症，甚至产后抑郁症。
植物乳杆菌（菌系）	厚壁菌门	有益的，通常在益生菌补充剂中。天然存在于发酵食品中，如酸菜和豪达奶酪。 产生核黄素（B族维生素的一种）。
罗伊氏乳杆菌（菌系）	厚壁菌门	有益的，常见于益生菌补充剂、发酵乳制品和酸面包中。 增强免疫力，抵抗乳腺肿瘤和结肠肿瘤的发展，影响肠－脑轴产生社交激素和催产素，刺激血管生成。
鼠李糖乳杆菌（菌系）	厚壁菌门	有益的，常见于益生菌补充剂和发酵乳制品中。 最常见于健康女性的泌尿生殖道，在细菌过度生长引起感染的情况下是有益的补充剂。
普雷沃菌（属）	拟杆菌门	有益的，与富含植物的饮食有关。 产生短链脂肪酸。
瘤胃球菌（属）	厚壁菌门	有益的，常见于益生菌补充剂，并与豆类摄入量的增加有关。 产生短链脂肪酸。
有害细菌		
属/菌系	门	
梭菌（属）	厚壁菌门	有害的，该属含有多种致病菌，如艰难梭菌（引起腹泻）和肉毒梭菌（引起肉毒中毒）。
溶组织梭菌（菌系）	厚壁菌门	有害的，梭菌属的致病菌。 因引起气性坏疽而为人所知。
脱硫弧菌（属）	变形菌门	有害的，硫酸盐还原菌。 硫化氢会损伤肠道内壁。 可导致肠黏膜的通透性增加，引发炎症。

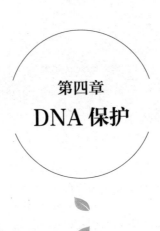

第四章

DNA 保护

将 DNA 想象成你个人基因的蓝图，扭成螺旋梯（称为双螺旋）的形状，缩小后装进一个细胞内。这个楼梯是由你从父母那里继承的基因构成的。这是你健康的方方面面所依赖的源代码，让你得以生存且各项功能可以正常运作。然而，DNA 相当脆弱，是你一生当中遭受到的各种恶毒攻击的目标。

你的 DNA 每天承受着一万多起自然发生的破坏性事件。[1] 其中一些错误是自发中断；当数以万亿计的细胞日复一日不间断地工作和复制时，这种中断在所难免。其他错误是体内发生的破坏性事件所造成的副作用，比如炎症或感染。还有一些则是有毒化学物造成的，这些化学物存在于我们呼吸的空气和吞咽的食物中，还可以通过我们的皮肤从家用产品和其他环境来源中吸收。无论以何种情况发生，每一个错误都有可能损害我们的 DNA，严重破坏我们的健康。考虑到每天都有大量的 DNA 受损，你可能会想为什么我们没有那么容易生病，没有发生突变，或者没有每天都形成致命的癌症。这是因为我们的 DNA 天生就能保护自己，从而保护我们的健康，使其免受这种损害的影响。

你每天听到的关于 DNA 的大部分内容大多与祖先有关，但是遗传筛选方面的一些重要突破可以帮助你检测患遗传性癌症和其他疾病的风险。在个性化医疗的新时代，基因组检测也被用于指导癌症治疗。你可能还听说过一些可以编辑 DNA 并用健康的基因替换有缺陷的基因的技术。但是，我将告诉大家一个关于 DNA 的最神奇的故事：它作为我们的一个健康防御系统是如何发挥作用的。

不管我们的 DNA 因何种原因受损，我们的基因指令在体内被执行时都会发生错误。一旦我们的基因突变被遗传，就可能导致灾难性的疾病。随着年龄的增长，我们的 DNA 会逐渐老化。在我们的一生中，我们所做的选择——我们住在哪里，我们吃什么，我们的生活方式——要么有助于，要么有害于我们的 DNA。如果我们想保持健康，那么保护我们的 DNA 就变得至关重要。当人类的基因密码完美运作时，我们的身体就会很健康。当它出了问题或者发生突变时，我们的健康就会受到威胁。

我们的 DNA 使用不同的机制来保护自己。我们的细胞已经进化出强大的修复过程，不断监测我们 DNA 结构的异常。如果有任何发现，修复"人员"会检查由 DNA 进行编码的多组相同的信息。细胞内的分子剪刀会剪掉受损的 DNA 片段，并以正确的结构和序列取而代之。这就让 DNA 在进行自我复制时可能发生的绝大多数异常免于被传递下去。

DNA 防御系统的另一种工作方式是借助一种名为表观遗传变化的反应。这使得 DNA 能够通过放大有益基因并阻止有害基因，来对环境和生活方式（包括饮食）做出反应。因此，某些基因的功能或多或少取决于环境。

端粒是保护 DNA 的另一个关键。端粒就像鞋带两端的金属箍一样，位于染色体两端。随着你的年龄的增长，它们会保护你的 DNA，使之免受磨

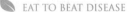
损。良好的饮食、高质量的睡眠、规律的运动和其他健康的活动可以保护你的端粒。

　　饮食在增强这些DNA防御系统的威力方面起着重要的作用。我将在第二部分详细介绍哪些食物有助于DNA修复，哪些食物会引起促进健康的表观遗传变化，以及哪些食物能够保护甚至增强端粒的功能。随着基因组检测、基因编辑和基因治疗的进步，我们开始破译饮食影响DNA的健康防御系统的方式。为了了解我们已经走了多远，并了解饮食的作用，我们有必要简单地回顾一下DNA研究的起源。

DNA的历史

　　尽管现在连小学生都在学习DNA，但值得注意的是，我们对DNA的了解只有150年左右，并且在过去近50年里才破解了它的密码。对遗传的研究可以追溯到一位生活在摩拉维亚（现捷克共和国）布尔诺市的科学家和奥古斯丁修会的修道士，他叫格雷戈尔·孟德尔。孟德尔注意到，他花园里种植的豌豆可以通过杂交组合来获得某些特性，比如颜色和形状。1866年，他发表了自己的研究成果，认为代代相传的特性有一定的规律。[2] 这些规律被称为孟德尔遗传定律。孟德尔推测，一些看不见的因素（基因）携带着决定所有生物体特征的信息。

　　1869年，在德国图宾根进行研究的一名医生弗雷德里希·米歇尔发现了DNA的第一个实物证据。[3] 米歇尔当时正在化验克里米亚战争中受伤士兵绷带上的脓液。他发现了一些不寻常的物质，并且相信这些物质来自细胞内部。他将其命名为核素。12年后，即1881年，米歇尔以前的教授、德国生物化学家阿尔布雷希特·科塞尔觉得有必要更加仔细地研究这些发现。科塞尔发现核素是由脱氧核糖核酸构成的，并创造了"DNA"这个术语。1910年，他因为这一发现获得了诺贝尔奖，成了因研究 DNA 而获得诺奖的第一人。

然而，DNA 的真正本质在接下来的 71 年里依然是个谜。1952 年，伦敦国王学院的罗莎琳德·富兰克林拍摄了第一张高分辨率的 DNA 照片。在这些图像的指导下，詹姆斯·沃森和弗朗西斯·克里克第二年在剑桥大学研究出了 DNA 的结构，有效地破解了"生命密码"，并因此在 1962 年为 DNA 研究赢得了第二个诺贝尔奖。在此之后，成千上万的科学家涌入 DNA 研究领域，以揭开我们之所以成为人类的源代码的秘密。

1990 年，人类历史上最雄心勃勃的科学事业之一 ——人类基因组计划——开始了。这项浩大的工程涉及美国、法国、德国、西班牙、英国、中国和日本的 20 多所大学，以及美国国立卫生研究院和一家名为"赛雷拉基因组"的私营公司，目标是绘制出人体每一个基因的图谱。2003 年 4 月 14 日，有关人士宣布，整个人类基因组已经被正式测序完毕，比 15 年的期限提前了两年。这一里程碑式的成就是由两位开拓性的科学家弗朗西斯·柯林斯和克雷格·文特尔领导的。[4] 从那时起，基因组的完整测序已经不再局限于人类，也包括其他物种，如黑猩猩、狗、老鼠，甚至青蛙。

DNA 科学

DNA 的源代码是用四种化学物质的首字母编写的：A（腺嘌呤）、T（胸腺嘧啶）、C（胞嘧啶）和 G（鸟嘌呤）。螺旋梯的台阶由这些字母（A-T 和 C-G）的不同组合组成。这些配对可以编码指令，合成一种完全蛋白质[1]，而配对的序列便是我们所熟知的基因，类似于螺旋楼梯上的一组台阶。这些基因合在一起，就构成了人体制造一万种蛋白质时所需的各种

---

[1] 含有的必需氨基酸种类齐全、含量充足、比例适当，因而能够维持生命和促进生长发育的一类蛋白质。

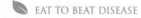

指令，只有这样人才能生存下去。

令人惊讶的是，你体内的每个细胞都知道如何读取这段源代码。细胞利用这些代码，将其下载到细胞机器中，然后这台机器就会像一台微型 3D 打印机一样，根据这些代码制造蛋白质。这些蛋白质产生的过程悄然无声，发生在你生命中的每分每秒，从你母亲怀你直至你离开这个世界。当你听到"人类基因组"这个词时，它指的是由 DNA 组成的完整的基因集合，在你的一生中，这些基因是为你的身体所需要的东西进行编码时所必需的。

要想知道基因组如何保持健康，首先要考虑自己体内令人惊诧的 DNA 数量。每个细胞都含有约 6 英尺长的 DNA，它们缠绕成一团，形成被称作染色体的紧密包裹体。每个细胞的细胞核内有 46 条染色体（23 条来自母亲，23 条来自父亲）。如果你把体内所有细胞（目前估计有 37.2 万亿个）的 DNA 拉直，并让它们首尾相连，你将拥有一条 420 亿英里长的基因高速公路。[5] 这是从地球到冥王星距离的近 10 倍！真正有趣的是：这条 DNA 超级高速公路中只有 3% 真正构成我们的基因，另外 97% 的 DNA 是作为空中交通管制员，指导身体如何使用这些基因。

在一个繁忙的机场，训练有素的空中交通管制人员需要确保飞机的安全起飞和降落，同样，DNA 功能的精确性是绝对必要的。错误可能带来致命的后果。源代码一旦被破坏，细胞内的 3D 打印机便会产生过多有害的蛋白质或产生过少有用的蛋白质，甚至会产生完全错误的蛋白质或有缺陷的蛋白质。这些错误可能会产生可怕的后果，就像空中交通管制人员的错误引导可能导致事故甚至机毁人亡一样。

DNA 损伤的危险

不幸的是，我们的世界对 DNA 来说真的是一个非常危险的地方。许多外部因素构成了威胁，因为它们可以扰乱和破坏我们的源代码。尽管许多危险是由工业造成的，但并非所有的威胁都是人为的。事实上，对 DNA 最有害的因素之一就是紫外线辐射——阳光。你出门时是否总是记得涂防晒霜？研究表明，如果不加防护，来自太阳的有害的紫外线辐射会穿透我们的皮肤，每小时能在我们的 DNA 中造成 10 万种损伤。[6] 在沙滩上躺了一会儿后回到室内并不意味着辐射对你 DNA 的攻击已经结束。耶鲁大学的科学家们已经证明，即使在阳光照射结束之后，这种损害也仍在继续。皮肤中的黑色素之所以会吸收辐射并让你变黑，其实是因为它通过一种叫作化学激发的过程来储存能量。一旦你进入室内，这种被抑制的能量就会被释放出来，即使你不在阳光下，而是在室内纳凉，这个过程仍会在 3 个多小时里持续对你的皮肤细胞造成 DNA 损伤。[7]

　　当然，在海滩上晒太阳对健康有害，但还有其他潜在的方式使阳光对你的 DNA 造成破坏。如果在你早晨乘车上班时，太阳透过风挡玻璃照进来，那么紫外线会在你乘车的整个过程中损害你的 DNA。人们更加没有意识到的是乘坐飞机时的情况。你每次坐飞机都涂防晒霜吗？你应该涂。加州大学旧金山分校的研究人员在《皮肤病学纪要》期刊上发表了他们在 2015 年进行的一项研究，结果表明如果飞行员在 3 万英尺的高度飞行 1 小时，他们透过座舱窗户受到的紫外线辐射等同于在日光浴沙龙里待 20 分钟。[8] 与直觉相反，多云的天气使情况变得更糟。对飞行员和乘客而言，云层只是将他们头顶的辐射反射回机身，这样反而增加了 DNA 损伤和黑色素瘤的风险。

　　太阳并不是唯一的威胁。破坏性的辐射也从地面散发出来，以氡的形式存在，氡是一种由地下室进入家庭的无味天然气。地球上不同的地方会释放出不同水平的氡，它是一种破坏 DNA 的看不见的家庭入侵者。事实上，氡是非吸烟者患肺癌的头号原因。[9] 如果你吸烟（你不应该），你在家里吸入的氡会增加由香烟引起的肺癌风险。

很显然，烟草烟雾对 DNA 是有毒的。据估计，从香烟烟雾中吸入的化学物质高达 4000 种，其中有 70 种已被证明是致癌物质，包括苯、砷和甲醛。[10] 吸入这些化学物质没有任何娱乐或镇静作用，而是会让你全身都出现炎症反应。坏消息是，即使你不吸烟，也难以避免二手烟，而它对不知情的朋友、家人、同事，甚至宠物的 DNA 都有同等的危害。

地毯、新车和普通家用产品（洗甲水、洗发水和油漆）中的化学物质也会释放出可溶解的气体，破坏 DNA。如果你驾驶一辆使用汽油的汽车，当你加满油箱时，你吸入的是含有苯的烟雾，而苯会损害 DNA。[11] 当你在加油站时，逆风站立是明智的。

研究表明，这些损害 DNA 的有毒物质甚至会影响后代。例如，父亲精子中的 DNA 可能受到有毒化学物质的影响，如双酚 A（用于制造塑料）、邻苯二甲酸二乙酯（用于制造荧光棒）和镉（存在于陶瓷釉和香烟烟雾中）。这些暴露通过表观遗传机制改变精子中的基因，而这种改变可以传递给他的后代。[12] 同样，有毒化学物质，如苯（存在于石油中）、四氯乙烯（用于干洗），以及母亲在怀孕期间可能接触到的香烟烟雾都会在胎儿的 DNA 上留下痕迹，并将持续存在于孩子的余生。[13]

DNA 损伤会使你生病甚至死亡，但是 DNA 有一个主要的指令：尽可能原封不动地从一代传到下一代。为了确保完成这一使命，DNA 有防御机制来对抗有害的暴露。让我们来看看这些防御机制，因为我们会在第九章了解到我们所吃的东西是如何强有力地增强这些机制的。

🌿 DNA 的第一道健康防御：DNA 修复

每天发生的 DNA 损伤的数量是惊人的，但是我们的 DNA 已经在它成为问题之前修复了大部分的损伤。多亏了机体天然存在的自我修复酶，据估计，每1000个被引入我们DNA的错误只有不到1个会成为永久性突变。这些酶工作时表演了一支分子水平上的错综复杂的舞蹈。它们的修复能力被设计得很完美，恰好能够修复DNA独特的结构。

回想一下，在正常DNA的每一条链中，构成双螺旋结构的螺旋梯的每一个"台阶"都包含两个分子。DNA对这些分子的配对有严格的规则。A总是与T配对，C总是与G配对，这叫作碱基配对。一些常见的DNA损伤扰乱了这些配对。在每个细胞中，C每天大约有100次会自发转变成一种不同的化合物，形成不符合规则的配对。暴露在太阳的辐射下是另一个触发因素，可以导致两个T分子粘在一起，产生一组异常的无法正常工作的化学连体双胞胎。自由基也会造成严重的损伤。这些天然化学物质含有高度不稳定的氧原子，能像化学手榴弹一样向周围释放能量，破坏正常DNA的有序配对。

你的细胞里含有修复酶，可以发现并修复这种损伤。当这些酶看到DNA双螺旋的有序结构出现偏差时，它们就会立即采取行动。一旦识别出DNA缺失或受损的部分，这些部分就会被正常的部分取代。就像裁缝在修补一件破损的衣服一样，修复酶将物质进行匹配，并把它缝进去，使其尽可能地无缝。与DNA修复相匹配的物质是从核苷A、T、C、G中提取出来的，它们在双螺旋结构中被以正确的顺序替换。

科学和临床研究表明，食用某些食物可以减少DNA损伤，要么可以提高损伤后修复过程的速度和效率，要么可以在一开始就预防损伤。抗氧化剂通常被认为是DNA的保护者，营养补充剂行业已经对它们的好处进行过大力宣传。是的，抗氧化剂可以通过中和漂浮在我们血液中的自由基来帮助预防损伤，但它们无法在损伤发生后帮助DNA。在这一点上，我们需要DNA修复机制。我们将在第九章探讨影响DNA保护和修复的食物，包括使用抗氧化剂促进健康的新方法。

　　当 DNA 修复系统开始工作时，细胞知道它必须限制已经发生的任何损伤所带来的连锁反应。因此，它会抑制细胞复制自己（包括它们的 DNA）的周期。这就确保了受损的 DNA 不太可能被遗传。如果有太多的损伤需要修复，细胞就会通过一个叫作凋亡的过程触发自身的死亡。凋亡是一个特殊的自我毁灭程序，当细胞无法在体内发挥功能时，它就会诱发细胞死亡。

　　值得一提的是，生物技术公司正在探索利用细菌的 DNA 修复过程，为人类、植物，甚至昆虫的一系列疾病创造新的基因治疗方法。这就是所谓CRISPR（读起来像 crisper），即"成簇间隔有规律的短回文重复序列"。CRISPR 天然存在于大约 50% 的细菌中，作为细菌自身防御系统的一部分，它被用来切断和移除外来的基因元素。科学家们发现，这种切割机制可以用来"编辑"人类基因。换句话说，它可以如外科手术般切除患病基因，使其异常功能失去活性，从而利用生物技术使正常健康的基因取代它们。当 CRISPR 系统在 2012 年被发布时，它立即改变了遗传学行业，因为它比任何其他已知的基因修饰系统都更精确，适应性更强，也更灵活。尽管使用 CRISPR 治疗人类疾病的前景才初现曙光，但它已经被用作研究基因工程的强大工具。[14]

🍃 DNA 的第二道健康防御：表观遗传变化

　　与普遍的看法相反，你的基因在出生时并不是固定的。虽然你的 DNA代码本身不会改变，但特定的基因可以根据你在环境中遇到的情况而开启或关闭。这包括你在一生当中吸入、触摸和吃的东西。基于这种现象，DNA 还有另一种保护健康的方式：表观遗传学（epigenetics）。希腊语前缀 epi 的意思是"在""在上面"或"附近"，你可以把这些环境影响看作那些控制基因表达或基因的蛋白质生成功能的因素。

表观遗传学回答了为什么我们体内的每个细胞都有相同的 DNA，但我们却有那么多不同的细胞，而且它们还具有不同的功能。每个细胞周围的组织环境因器官而异。例如，心脏细胞表达的基因能够使它们产生电流，引发心跳并将血液输送给身体各部位。心脏中的基因受心脏细胞周围微环境的影响。位于人类眼睛后部的视网膜细胞利用它们的 DNA 合成识别光线的蛋白质，并传递一种信号，我们的大脑将其理解为视觉。视网膜细胞受周围环境的直接影响，也受光本身的影响。值得注意的是，心脏和视网膜细胞使用完全相同的 DNA 源代码，但它们使用的部分不同，这是由它们器官的微环境和 DNA 需要完成的功能决定的。

表观遗传表达是不固定的，即使在同一个器官中也是如此。你的 DNA 对来自身体内外的外部影响做出反应，这种反应取决于环境。压力、专注力、睡眠、锻炼和怀孕只是少数有表观遗传影响的内部环境。无论是好是坏，你吃的食物和喝的饮料都属于能从表观遗传学的角度改变你 DNA 活动的外部影响。在植物性食物、茶或咖啡中发现的生物活性物质可以对你的 DNA 产生积极的影响。在高度加工的食品中发现的化学物质也会影响你的 DNA，但产生的却是负面的影响。正是由于表观遗传学，有益基因才可以被扩增，有害基因才得以被阻断。

🌿 表观遗传变化的形式

饮食和环境可以引起表观遗传的改变，但要理解这是如何发生的还很困难。甲基化和组蛋白修饰是表观遗传变化的两种形式。借助这两种机制，DNA 能保护我们的健康，方法就是激活正确的基因，或不激活错误的基因。我们先来看看甲基化。

记住对螺旋梯的描述：楼梯的两条平行边是 DNA 的主干，而"台阶"

由连接两条边的字母配对 A-T 或 C-G 组成。这些配对就像拉链上的链牙，沿着整个 DNA 前行。当使用 DNA 时，特殊的细胞机器会拉开 DNA 的拉链并读取其中的链牙，而链牙则含有制造蛋白质的源代码指令。甲基是一个化学簇（科学迷们可能知道它的写法是 CH_3），它可以在读取时被扔进拉链里。这叫作甲基化。甲基化改变了细胞读取 DNA 指令的方式。当很多甲基被扔进链牙里就会发生高甲基化，产生干扰或某种 DNA 损坏。拉链再也无法在那个区域被读取，因此那个 DNA 片段所负责的蛋白质都不能被制造出来。在出现有害蛋白质的情况下，这种表观遗传变化可以阻止该蛋白质的生成，这是一件好事。与大多数的生物学现象一样，也可能发生相反的情况，即低甲基化。这是指通常包裹着基因的甲基被移除的情况。突然间，拉链的那部分就自由了，基因可以制造很多蛋白质。如果现在释放的是有益的蛋白质，比如抑制癌症的蛋白质，那自然是一件好事。

组蛋白修饰是科学家们正在讨论的表观遗传变化的另一种形式。像甲基化一样，这种修饰可以使某些基因变得更可用或不那么可用。组蛋白是细胞内折叠成球状结构的蛋白质，DNA 就缠绕在这些组蛋白周围。一条 DNA 链有多个组蛋白，所以这条 DNA 链就像一根攀岩绳，绑着厚厚的组蛋白结。特殊的酶可以帮助 DNA 从组蛋白结上解开，这样蛋白质生成机制就可以读取源代码。名为乙酰基的化学基团可以被添加到组蛋白中（乙酰化）或被从组蛋白中移除（脱乙酰作用），从而改变组蛋白的形状。

其结果是不同的基因可以被暴露或隐藏，从而使细胞产生更多或更少的蛋白质。无论是隐藏还是暴露这些基因，其本身都不会对你的健康产生影响。最终的效果取决于特定的基因，以及它们产生有益的蛋白质还是有害的蛋白质。如果一个基因产生有益的蛋白质，比如肿瘤抑制基因，那么解开 DNA 就能保护你的健康。如果一个基因会产生有害的影响，那么将它重新包裹起来也能给健康带来益处。

第三个表观遗传变化与微 RNA 有关。虽然 DNA 包含蛋白质的实际源代码，但在制造蛋白质的过程中，代码（DNA）首先需要被转换成一种被称为 RNA 的模板。RNA 才是真正负责制造蛋白质的。但是有一组特殊的 RNA 叫作微 RNA，它们漂浮在主 RNA 模板周围，并与其相互作用，控制有用蛋白质的生成。人们认为，微 RNA 至少控制着 30% 的制造这些蛋白质的基因。[15]

让我们尽可能简单地总结一下表观遗传学：

■ 甲基化抑制基因，阻止蛋白质的生成；去甲基化帮助基因合成蛋白质。

■ 乙酰化可以解开 DNA，让基因合成蛋白质；脱乙酰作用使链条变紧并隐藏 DNA，因此产生的蛋白质更少。

■ 通过干扰 RNA 模板，微 RNA 可以选择性地关闭特定蛋白的合成。

表观遗传对 DNA 的影响是一个热门的研究领域，尤其是在饮食方面，但在我告诉你食物会引发什么变化之前，看看其他生活方式如何通过这些变化来影响我们的基因，也能给我们带来一些启发。

大多数健康的活动都会产生积极的表观遗传变化，我们现在意识到它们正是通过我们的基因给我们带来好处的。例如，运动能引起表观遗传改变，使我们的基因释放出来，生成有用的蛋白质，用于构建肌肉，提高心脏的泵血能力，生长出新的血管来帮助肌肉扩张，并降低血脂。[16]运动引起的其他表观遗传变化可以阻止有害基因。游泳、短跑、间歇训练和高强度步行后可以看到这些变化。[17]

在实验鼠身上进行的研究表明，运动可以提高大脑中 DNA 的活性。这是因为组蛋白乙酰化的表观遗传变化释放了 DNA，所以更多的蛋白质可以被制造来维持大脑健康。[18] 运动对 DNA 的影响远不止锻炼者自身的健康。锻炼可以影响男性的精子，从而影响他们的后代。哥本哈根大学的一项临床研究分析了由一名持证上岗的教练带领大家训练 1 小时动感单车课程后对表观遗传的影响，该课程每周上 5 天，持续 6 周。研究人员观察了运动对 20 岁出头的健康男性志愿者的精子的影响，他们分别在研究开始前、动感单车练了 6 周后和 3 个月不运动后这 3 个时期收集了这些男性的精液，并对其中的精子进行分析。该动感单车课程使得一个基因组热点出现持久性的表观遗传变化：精子 DNA 负责未来胎儿大脑功能和神经系统发育的特定区域。[19] 因此，一个男人的日常锻炼可能对他孩子的大脑健康有益，这一影响甚至早在怀孕之前。

晚上睡个好觉会引起 DNA 的表观遗传变化，熬夜也是如此，但一个是好的，另一个是坏的。冰岛大学和瑞典乌普萨拉大学的研究人员对 16 名 20 多岁的健康男性进行了一项研究，在他们睡了 8 小时（睡得很好），紧接着又熬了一整晚（通宵）之后，对他们的 DNA 进行了检测。研究人员分别在他们当晚就寝前、睡了 8 小时或熬了一个通宵之后第二天吃早餐前采集了他们的血液。

该研究表明，睡 8 小时会激活脂肪代谢和预防肥胖的基因，而睡眠不足会干扰这些基因。[20] 睡眠不足或睡眠时间过短会使儿童肥胖的风险增加 45%。[21] 睡眠的表观遗传效应是深远的。从表观遗传学的角度来说，一个晚上的睡眠剥夺会干扰多达 269 个基因，阻止它们被用来制造蛋白质，其中包括一个抑制肿瘤的基因。这是一件坏事。当你抑制一个阻止癌症发生的基因时，这可能会增加你形成肿瘤的风险。[22]

冥想会带来有益的表观遗传变化，从而降低与炎症相关的基因的活性。[23] 另一方面，从表观遗传学的角度来说，压力会释放出与炎症相关的 DNA。[24] 经历过严重创伤和创伤后应激障碍（PTSD）的人，其 DNA 中有许多有害的表观遗传变化。[25]

环境危害与患有癌症、自闭症、抑郁症、精神分裂症、阿尔茨海默病、自身免疫病、糖尿病、炎症性肠病、肥胖症，以及其他一系列严重健康问题的患者的表观遗传变化有关。当然，减少接触任何可能产生有害表观遗传效应的物质是很重要的。与此同时，饮食干预可以利用身体在积极的表观遗传变化方面的能力，激活有益于健康的基因。

❧ DNA 的第三道健康防御：端粒

端粒是 DNA 防御装置的第三部分，是染色体上 DNA 两端的保护帽，帮助维持染色体的结构，防止它们粘在一起。端粒对保护我们的 DNA 至关重要，一种叫作端粒酶的酶一直在起作用，修复端粒，因为端粒会随着年龄的增长而自然变短。2009 年，加州大学旧金山分校的伊丽莎白·布莱克本因端粒研究获得诺贝尔奖，这是第三个与 DNA 研究相关的诺贝尔奖。布莱克本发现，如果没有端粒酶，端粒会迅速缩短，DNA 得不到保护，细胞迅速衰老并死亡。[26] 在 2017 年的一次 TED 演讲中，她精彩地讲述了自己做的工作。

然而，在我们后来的生活中保持长而健康的端粒的基础是在我们的童年早期打下的。加州大学旧金山分校的研究人员进行的一项研究表明，母乳喂养可以增加孩子端粒的长度。121 名儿童中，与用配方奶粉喂养的儿童相比，婴儿时期完全由母乳喂养的儿童在学龄前（4～5 岁）的端粒更长。[27] 这显示了端粒效应的持久性——母乳喂养的益处在孩子断奶和食用固体食物后仍能持续数年。

另一方面，端粒在人们衰老的过程中不可避免地会变短。对 65 岁以上人群的研究表明，端粒较短的人比端粒较长的人死得早，因此一些研究正在调查是什么行为加快了端粒的缩短。[28] 吸烟、高压力、睡眠不足和缺乏锻炼会加快端粒帽的磨损，降低端粒酶的活性。

令人着迷的是，活到 100 岁的人拥有异常长的端粒。[29]2008 年的这一发现促使人们开始研究生活方式和饮食如何延长端粒长度。这些发现是毋庸置疑的。至于生活方式，经常锻炼与端粒较长有关。[30] 放松可以增加端粒酶的活性，保护压力大的人的端粒。研究人员甚至还对放松的方式进行了比较。例如，做克利亚瑜伽比听弛放音乐更能保护你的端粒。[31] 迪安·奥尼什与布莱克本合作，在 2008 年的《柳叶刀·肿瘤学》上发表了他们具有里程碑意义的研究成果。该研究表明，生活方式的全面改变可以改善前列腺癌患者端粒酶的保护作用，其益处在 5 年的后续研究中一直保持着。[32] 我与迪安的合作研究表明，除了影响端粒酶，生活方式的改变还在有利于抑制癌症的血管生成蛋白中产生了表观遗传效应。人们再一次发现健康防御系统中的积极变化是相关联的。

对端粒的影响中，饮食是最有力的因素之一。回想一下对因母乳喂养而端粒较长的儿童进行的研究。在研究其他饮食的影响时，研究人员发现端粒也有可能缩短。这是一个负面影响。他们发现，从 4 岁开始喝汽水的孩子的端粒缩短了，而对比不经常或根本不喝汽水的孩子，那些一周喝 4 次或更多次汽水的孩子的端粒更短。[33] 母乳喂养和汽水对端粒的影响只是我们发现饮食如何影响 DNA 健康防御系统的开始。我们将在第九章中看到，真正有趣的发现在于，某些食物，如大豆、姜黄和咖啡，可以释放保护基因，同时减弱有害基因的影响。一些饮食模式有助于保护和延长我们的端粒，包括地中海饮食和基于它的类似饮食。然而，在我们深入研究这些食物之前，我还要向你介绍另外一个健康防御系统：免疫系统。

DNA 防御遭到破坏引发的一些病症

阿尔茨海默病

共济失调毛细血管扩张症

动脉粥样硬化

自闭症

癌症（所有类型）

乳糜泻

囊性纤维化

抑郁症

糖尿病

炎症性肠病

李－佛美尼综合征

林奇综合征

肥胖症

帕金森病

创伤后应激障碍

类风湿关节炎

精神分裂症

系统性红斑狼疮

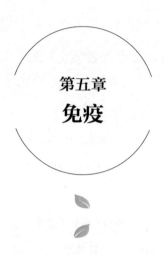

第五章
免疫

　　每个人都知道强大的免疫系统可以帮助你避免普通感冒，但是你知道免疫甚至强大到可以保护你免受癌症之害吗？如果你确实患有癌症，你的免疫系统有能力彻底将它从你的体内消除，即使它已经扩散。人们常常将基因、吸烟、环境、不良的饮食习惯和其他因素归结为引发癌症的病因。但事实是，不管癌症的病因是什么，只有当恶性细胞没有被免疫系统摧毁时，癌症才会成为一种疾病。我们的免疫系统确实是最著名的健康防御系统之一。它使我们在被割伤后免于感染，它与病毒做斗争，并防止我们因公交车上的一名乘客所咳出的有害微生物而生病。随着研究人员研究如何增强我们自身的免疫力来对抗癌症，免疫的真正力量正在被揭示。癌症患者采用增强免疫力的疗法后，疾病的各种症状逐渐消失，他们在与势不可当的疾病的较量中生存了下来。

　　我在第一章提到过，我们的身体一直在形成肉眼看不到的微小肿瘤，而且大多数永远都不会成为问题。原因之一是癌细胞需要血液供应才能长到足以造成伤害的地步。一个正常发挥作用的血管生成防御系统将阻止这种情况发生，但是免疫系统实际上提供了第一道防线。我们的免疫细胞是专门用来区分朋友和敌人的，包括癌细胞。当第一批产生免疫应答的免疫细胞发现癌变的最早迹象时，它们就会发起细胞攻击。特定的抗癌免疫细胞突然出现，在异常细胞引起问题之前将其消灭。

有时候，癌细胞通过伪装自己来躲避我们的免疫系统。它们会把自己包裹在"友好"的蛋白质中来达到这一目的，这些蛋白质会欺骗免疫细胞，使它们将其识别为正常细胞。这能有效地让癌细胞隐形，逃避检测。就像致命的恐怖分子躲在熙熙攘攘的普通民众中间一样，这些隐藏的癌细胞便有了生长并构成威胁的机会。

其他时候，免疫系统被削弱，无法充分发挥其功能，导致癌细胞被遗漏，能够生长。患有艾滋病（AIDS，全称为获得性免疫缺陷综合征）等免疫缺陷病的人，或者那些接受了器官移植，不得不终生服用免疫抑制性的类固醇以防止出现器官排斥反应的人，罹患癌症的风险真的很高，因为他们的免疫防御系统受到了损害。

用于治疗癌症的新的免疫疗法可以帮助你的免疫系统清除危险的癌细胞。这种方法很了不起，因为它不依赖有毒药物或靶向药物来杀死癌细胞。相反，它鼓励我们的身体自己摆脱癌症。得克萨斯州 MD 安德森癌症中心的詹姆斯·艾利森和京都的本庶佑因发现如何利用我们的免疫系统对抗癌症而获得 2018 年诺贝尔生理学或医学奖。

有一种免疫疗法可以阻挡那些将癌细胞隐藏在免疫系统可识别范围之外的蛋白质，从而有效地将癌细胞暴露出来。这种疗法被称为免疫检查点抑制剂，能让患者自身的免疫防御系统清醒过来，"看到"癌症，然后，摧毁它。

美国前总统吉米·卡特在 90 岁时被诊断出患有一种叫作恶性黑色素瘤

的致命癌症，并且肿瘤已经扩散到了他的肝脏和大脑。这种情况的预后[1]不佳，患者通常无法存活。除了对肿瘤进行精确的放射治疗，卡特还接受了一种名为可瑞达（帕博利珠单抗）的免疫检查点抑制剂，帮助他的免疫系统找到肿瘤。治疗很快奏效了。他大脑中的肿瘤不需要化疗就消失了。我母亲是一位音乐家兼钢琴教授，82 岁时被诊断出子宫内膜癌。这种癌症发生在子宫内膜里。虽然她通过手术切除了肿瘤，但一年后，癌症又在她身体的多个部位复发。我们对她的肿瘤进行了基因组分析，发现了一种名为MSI-H（高度微卫星不稳定性）的肿瘤标志物。这意味着可瑞达可能会让她受益。像卡特一样，通过免疫治疗和少量的放射治疗，她的免疫防御系统完全清除了癌症的所有痕迹。

对癌症患者和他们的肿瘤医生来说，还有其他革命性的免疫治疗方法。现在已经有可能通过一种叫作"分离术"的过程来收集人体自身的免疫细胞，这与献血类似。在收集血液的过程中，人们移除 T 细胞，并将剩下的血液送回病人体内。然后，T 细胞被送到一个特殊的中心，在那里经由基因工程被改造为 CAR-T 细胞。这一过程对 T 细胞重新编程，引导它们像免疫追踪导弹一样瞄准癌症。CAR-T 细胞疗法是治疗淋巴瘤和白血病的有效方法。我的一个好朋友被诊断出患有一种侵袭性肿瘤，叫作弥漫性 B 细胞淋巴瘤。尽管接受了常规治疗，癌症仍在继续生长和扩散。她接受了由她自己的免疫细胞制成的 CAR-T 细胞的注射。几周后，她的身体出现了免疫细胞加速应答的迹象，不到两个月，她所有的癌症症状都被她的免疫系统消除了。虽然并不是所有接受免疫治疗的病人都能彻底治愈癌症，但那些彻底治愈的病人多年来一直没有再患癌症。

特定的食物以及其中的成分也能对我们的免疫防御产生强大的影响。

---

[1] 根据病情的发展过程和后果，预计其发展变化和最终结果。一般取决于患者的年龄、营养状况、疾病类型、病情轻重及免疫功能等。

意大利罗马大学的科学家们发现，鞣花酸这一栗子、黑莓、核桃、石榴和草莓中含量很高的活性物质，可以阻止善于伪装的免疫蛋白的产生，而这种蛋白正是膀胱癌免疫检查点抑制剂药物（如可瑞达）所针对的目标。[1] 我们将在第十章详细讨论这项研究。

免疫系统显然是健康防御的支柱之一，旨在通过一个独特的模式识别系统来保护身体免受病毒、细菌和寄生虫的入侵。免疫细胞识别并消除各种威胁，同时识别健康细胞并让它们自生自灭。在健康人的正常情况下，免疫系统总是处于待命状态，就像消防部门一样，随时准备在警报响起时采取行动。你的身体自动知道是该增强还是降低它的免疫反应。它既不消极，也不过分活跃，而是让各种力量保持镇定与平衡，但又时刻处于警戒状态。

这一生，你可以采取很多措施来保护你的免疫系统。运动、适当的睡眠、减少和管理压力都有助于保持你免疫系统的健康。饮食选择也是如此。一些食物能增强你的免疫系统，帮助它对抗衰老带来的疾病，而另一些食物则有助于使过于活跃的免疫系统恢复平静，如在自身免疫病的情况中。然而，在讨论这些食物之前，我想告诉大家提高免疫力如何在人类这个物种的进化中发挥了作用，以及它如何赋予了我们战胜可怕疾病的强大优势。

🌿 提高免疫力的早期努力

天花曾经是这个星球上最致命的杀手之一，这种疾病所带来的痛苦可以追溯到古代。埃及木乃伊的身上就发现了天花，包括法老拉美西斯五世的头部。

天花是由一种叫作痘病的病毒引起的感染。最初的感染始于吸入或接触病毒。一周之内，病毒开始感染全身的细胞。发烧、全身皮肤出现脓包和内出血都可能发生。从历史上看，30% 的感染是致命的。天花幸存者都留下了可怕的毁容性疤痕，如果眼睛感染的话，还会造成失明。仅在20世纪，全世界就有3亿多人死于天花，相当于美国的总人口。但是在1980年，世界卫生组织发表了一项具有历史意义的宣言：天花已被正式消灭，不再构成威胁。[2]这一成就通过实施一项全球性的天花疫苗接种计划而得以实现，该计划训练世界各地的人的免疫系统，在病毒引起疾病之前识别并消灭它。

这并不是第一次有人提出使人体对天花免疫的想法。在康熙皇帝统治中国的最后一个王朝——清朝期间（1662—1722），天花致命性的暴发夺去了很多人的生命。于是，康熙决定保护他的家人和他在紫禁城的军队，使其免受这种致命传染病的侵袭。[3]他大力推广种痘术，从死于天花的病人干了的痘上取痂，把痂磨成粉末，然后把粉末放进他的家人和士兵的鼻子里。当接触到痘痂时，免疫系统就开始对天花病毒形成防御机制，使受者对这种疾病产生免疫力。这种粗糙的技术被称为人痘接种（大家可以回想一下，天花病毒也被称为痘病），后来发展成了今天的疫苗接种。[4]英国家庭医生兼外科大夫爱德华·詹纳于1796年研发出了第一支天花疫苗，被誉为免疫学之父。

在接下来的200年里，医学研究人员成功地研制出了针对脊髓灰质炎、破伤风、狂犬病、水痘、流行性腮腺炎、霍乱、白喉和肝炎等疾病的疫苗，以保护公众免受过去的致命威胁。在每一种情况下，免疫系统都被引导着释放出它的防御力量来对抗体内的外来入侵者，从而保护健康，防止疾病。

2006年，"加德西"疫苗研制成功，用来保护女性免于感染人乳头瘤病毒（HPV）之后患上宫颈癌。2010年，首个治疗癌症的疫苗"普列威"（西普鲁塞－T）被美国食品药品管理局批准用于治疗前列腺癌。同年，癌症免疫治疗——检查点抑制剂"伊匹单抗"（易普利姆玛）被批准用于治疗黑色素瘤。这为其他突破性的刺激免疫系统的抗癌药物的研发奠定了基础，比如可瑞达，我母亲和吉米·卡特因此受益。

尽管还处于早期阶段，但现在仍有可能研发出一种个性化的癌症疫苗，对来自肿瘤的 DNA 进行独特的突变分析，并制造出一种特殊的蛋白质，注射到癌症患者的皮肤下。被注射的蛋白质训练免疫系统寻找并消灭癌症。因此，作为治疗的一部分，癌症患者可以接种针对他们自己的癌症所研发的疫苗。

不管你信不信，尽管历史上取得过那么多进步，我们目前对免疫系统的大部分认知都是过去 50 年才得到的。我们现在来看看免疫系统是如何工作的，先从它在我们体内的位置开始。

🌿 解剖免疫防御系统

免疫系统的威力在于它具有军队般的能力。与军队一样，你的免疫系统也有不同的分支。每个分支都有不同类型的士兵，它们受过不同的专业训练，有着不同的武器和保卫家园的技能。人体免疫系统的中枢位于四个部位：骨髓、胸腺、脾脏和淋巴结，以及肠道。

骨髓是骨骼中空区域的海绵状物质（大家可能还记得第二章的内容，骨髓也是干细胞的家），利用一种被称作造血干细胞的干细胞在体内生成几乎所有的免疫细胞。

胸腺是位于胸骨后面的一个器官，是一种叫作 T 细胞的特殊免疫细胞的家。这个腺体是最初在骨髓中形成的年轻的 T 细胞成熟的地方。这个器官其实只在从出生到青春期这段时间才会活跃。正是在生命的这个早期阶段，你免疫系统的 T 细胞被生成并储存起来。随着年龄的增长，这个器官会萎缩，并被脂肪细胞所取代。[5]

脾脏是一个拳头大小的海绵袋，位于胃的后面，在身体的左侧。它储存并过滤血液。作为免疫系统的一部分，脾脏就像一个巨大的淋巴结，被称为 B 细胞的特殊细胞在那里产生抗体，识别入侵人体的细菌和病毒。有些人的脾脏因外伤而破裂，或因疾病而异常肿大，因此做手术切除了它。

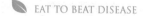
这些人更容易受到感染，对疫苗的反应也更弱，因为疫苗无法在没有脾脏的情况下产生那么多的抗体。

第四个免疫指挥部是肠道，它的位置对理解饮食和免疫之间的联系至关重要。肠道也是微生物组的家园，而正如大家在第三章看到的，微生物组可以影响免疫系统。肠道对免疫防御的重要性直到最近才被认识到，其实它在维持健康方面发挥着重要的作用。事实上，我还在医学院读书的时候，肠道的免疫功能就在很大程度上被忽视了。作为学生，我们在组织学课上学到肠道里有一些小块，叫作派尔集合淋巴结，它们与免疫功能有关。我们在显微镜下检查肠子切片时几乎找不到它们。我们的老师也告诉我们阑尾可能有某种功能，但它是退化器官，或者多余的器官。这就是当时的知识状况，也是一种低估。

我们现在知道整个肠道都是一个免疫器官，它的表面积相当于两个停车位（32 平方米）的大小！除了协调免疫防御的真正的免疫细胞，肠道的指挥中心还允许生活在那里的健康细菌向身体其他部位的免疫细胞发出信号。其他的免疫指挥站位于你的扁桃体、淋巴管和淋巴结。

免疫士兵

就像我跟你们说的其他健康防御系统一样，免疫系统由许多玩家组成，每个玩家都有保护身体的功能。我将告诉你们主要的细胞和它们的功能，这样你们就能更好地理解我在第二部分介绍的关于食物和免疫的研究。

免疫系统的细胞被称为白细胞。白细胞有五种类型——中性粒细胞、淋巴细胞、单核细胞、嗜酸性粒细胞和嗜碱性粒细胞，每一种都有不同的岗位职责。根据它们在血液中的数量，我把它们按从多到少的顺序列在这里。

淋巴细胞实际上是一组不同类型的免疫细胞，三种主要类型是 T 细胞、B 细胞和自然杀伤细胞。T 细胞有三种亚型：辅助性 T 细胞（Th）、细胞毒性 T 细胞（Tc）和抑制性 T 细胞（Ts）。其他免疫细胞包括巨噬细胞、肥大细胞和树突状细胞。这些便是保护你健康的免疫玩家。

所有这些细胞都来自你骨髓中叫作造血干细胞的干细胞。这就是为什么像化疗这样的药物治疗会损害骨髓细胞和循环白细胞，降低你的免疫力。另外，饮食可以影响骨髓中免疫细胞的生成。南加州大学的科学家已经证明，人们可以通过循环禁食来建立一个新的免疫系统。值得注意的是，他们发现连续禁食两到四天会迫使人体进入一种循环模式，这种循环模式会清除老化、陈旧的免疫细胞。然后，当人们再次进食时，食物会启动骨髓中的造血干细胞，使其开始再生新的免疫细胞，从而重建免疫系统。[6]

🍃 两个免疫系统：快速和慢速

免疫实际上由两个不同的免疫系统组成，每个系统都以自己的方式来保护你的身体免受外来入侵者的侵害，不管它们是细菌、病毒、寄生虫，还是癌细胞。一个是快速反应，当入侵者攻击身体时会立即做出反应。它是一种钝器，每次都使用完全相同的武器抵御入侵者。这就是先天性免疫系统。当你有过敏反应或炎症时，就是先天性系统在起作用。90% 的动物只有这种免疫反应。[7]

第二个免疫系统反应较慢，但要复杂得多。这个系统大约需要一周的时间来组装它的防御装置，可一旦组装成功，它就会非常精确地打击体内入侵者身上的特定目标。这是适应性（或获得性）免疫系统。它的工作方式主要有两种：一种是利用专门用于杀戮的细胞进行防御，另一种是产生抗体，像大黄蜂一样成群结队地围并攻击敌人。每个系统都对健康很重要，我会告诉大家食物对各个系统有什么影响。

🌿 先天免疫：炎症大师

　　如果你还记得割伤后几乎立即发生的局部肿胀，那么你所看到的是先天免疫系统的工作成果。先天系统是身体对所有入侵做出的第一反应。它就像一只看门狗，一旦有陌生人走进你的院子，它就会立刻行动起来。该系统是非选择性的，只会阻挡和处理路上的任何东西。先天防御包括物理、化学和细胞成分。皮肤是入侵者的物理屏障。口腔、鼻子和呼吸道的分泌物中含有酶，可以发动化学战，杀死你吸入或进入你口腔的任何入侵者。不管你吞下什么微生物，胃酸都会溶解它们。咳嗽和打喷嚏有力地将爬进你鼻孔和肺部的外来入侵者排出体外。

　　先天系统的细胞产生炎症，这是身体对组织损伤或外来入侵的反应。炎症会将特定的免疫细胞带到损伤部位，将敌人隔开并限制在特定区域内，杀死入侵者，然后处理它们的尸体。快速赶到现场的特殊细胞被称为吞噬细胞（phagocyte，phago 在希腊语中的意思是"吞噬"；这些细胞包括中性粒细胞、单核细胞、巨噬细胞和肥大细胞），它们通过吞噬来清除潜在的有害颗粒和微生物。此外，吞噬细胞还吞噬细胞的尸体和组织损伤产生的碎片。它们在受感染的伤口上形成脓液，并能引导其他免疫细胞进入感染区域。

　　肿胀、疼痛、发红和温度升高是炎症发生的主要迹象。一种吞噬细胞——肥大细胞——会赶到现场并释放组胺。这种化学物质扩张了血管，让伤口区看起来发红，感觉发热，所释放出的化学信号也造成扩张后的血管渗漏。液体和蛋白质从渗漏的血管涌向发热区，导致组织肿胀。如果你曾经患过花粉热，这个过程跟导致眼睛红肿和流鼻涕的过程是一样的（你服用的抗组胺药物可以缓解这种症状）。从血管中渗出的蛋白质有助于凝血，并阻止任何可能发生的出血现象。但是肿胀和化学信号会刺激神经，引起疼痛。如果你哮喘发作，呼吸道会发生类似的炎症反应；如果你食物过敏，肠道也会发生类似的炎症反应。

白细胞释放叫作细胞因子的化学信号，它们会控制炎症反应的强度，其中一种最重要的信号叫干扰素。这种化学物质会干扰病毒感染（因此得名），并触发其他免疫细胞冲向战场，包括自然杀伤细胞。这些细胞有能力区分异常细胞和正常细胞。如果发现异常细胞，自然杀伤细胞会与特定的蛋白质一起努力，使其丧失能力并杀死它。任务完成后，由吞噬细胞组成的清理小组会吞噬掉所有碎片。

在正常情况下，先天免疫反应很短暂，并会在几天内消退。当需要降低炎症反应时，免疫系统会产生一种叫作白细胞介素 –10 的信号。这种信号会关闭反应，让免疫防御系统恢复到健康正常的平衡状态。然而，如果炎症得不到缓解，免疫反应就会变成一种慢性状态，正常细胞也会受损。

此时，你可以看到炎症反应帮我们的身体击退细菌入侵者的能力。这一点很重要，因为当你听到所谓"消炎饮食"时，请记住，在正常情况下，你并不想完全消除你的身体引发炎症的能力。

另外，慢性炎症则是完全不同的情况——它是一个麻烦。如果外来入侵者赖着不走，或者人的自身免疫反应造成身体对抗自身时，持续的炎症反应可能是毁灭性的。慢性炎症就像一场无法扑灭的营火，它会蔓延到周围的森林，引发一场失控的野火，摧毁沿途的一切。我们将在本章后面更详细地讨论这个问题。

适应性免疫系统

接种疫苗来预防疾病时，比如脊髓灰质炎疫苗，你的适应性免疫系统负责创造保护机制，对付疾病。适应性（或获得性）免疫系统是免疫系统中更聪明、更复杂的分支。与属于钝器的先天系统不同，适应性系统对它要杀死的东西非常挑剔，而且它对自己摧毁的入侵者有着永久的记忆。这种记忆有助于触发免疫系统部署快速反应小组，以防敌人——无论是细菌、病毒还是癌症——未来再次出现。你应该感谢适应性免疫，因为所有像水痘这样的疾病，你一生只会得一次，或者在接种疫苗之后，永远都不会染上。一旦适应性免疫反应学会了如何对抗某种疾病，它就会保护你一生。

适应性免疫有两种策略，这也显示了它的复杂性。首先，它可以用细胞杀死入侵者。这被称为细胞介导免疫。或者，它可以将抗体用作武器攻击入侵者，并将其标记为死亡。由于第一次发现入侵者后需要 7～10 天的时间才能产生抗体，这种适应性免疫防御的反应时间较慢。

适应性免疫依赖于 T 细胞和 B 细胞，它们都是由干细胞（被称为造血干细胞）在骨髓中形成的。B 细胞在骨髓中成熟。一旦成熟，它们就离开骨髓，进入淋巴器官，如脾脏、肠道和扁桃体。它们在那里坚守职责，等待入侵者的出现。如果发生需要动用免疫防御的入侵事件，B 细胞会从淋巴器官中蜂拥而出，到达入侵部位，保护身体健康。

相反，T 细胞会提早离开"巢穴"。它们在年轻、还不成熟的时候就离开骨髓，前往胸腺，因为那里是 T 细胞的训练营。它们在胸腺接受训练，学会区分非自我细胞（外来入侵者——坏人）和自我细胞（好人）。在它们的资格测试中，只有那些能够识别并杀死非自我细胞的 T 细胞才被允许毕业。它们会循环到周围的淋巴组织，驻守在那里等待任务。在接受资格测试期间，误伤友军是不能容忍的，因此任何意外杀死自我细胞的 T 细胞都无法通过测试，而且会被摧毁。只有那些训练有素，能够消灭入侵者而不会伤害正常细胞的 T 细胞才能离开胸腺。

T 细胞和 B 细胞都是熟练的情报分析员。它们了解外来入侵者，并据此做出相应的反应。一旦获得入侵者的信息，它们就会发起反击，并记录下敌人的数据以备将来使用。我们每个人的体内都有一个免疫档案系统，里面包含了所有关于我们曾经接触过的细菌和感染的数据。在敌人入侵前线时，被称作树突状细胞的特殊细胞将战场的情况传递给适应性免疫系统。树突状细胞记录有关细菌、病毒和癌细胞中所含的独特的蛋白质指纹的数据。如果需要，它们可以将这些指纹提供给合适的免疫细胞，这些细胞会发现、标记并杀死入侵者。一旦在前线收集到足够的情报，T细胞和B细胞就会调整它们的防御策略。就协调数以百万计的细胞投入战斗以保卫身体而言，将其比喻为军事行动再恰当不过。这就像保护一座堡垒。如果士兵软弱或懒惰，敌人就会占领这座堡垒。如果他们没有协调，不守纪律，或者不受约束地行动，混乱就会随之而来。如果士兵背叛指挥官，兵变就会摧毁他们本应保护的人民。值得庆幸的是，我们的免疫系统通常训练有素、高度自律，并致力于维护和平。

🌿 细胞介导免疫

要想了解食物如何激活免疫系统，你需要多了解一些免疫部队的指挥链。不同的食物影响免疫系统的不同部分。有些食物进一步巩固防御机制，而另一些食物则削弱防御机制。饮食会影响细胞介导免疫——与T细胞有关。记住，T细胞有三种主要类型：辅助性T细胞、细胞毒性T细胞和抑制性T细胞（也称为调节性T细胞，因为它们会抑制免疫系统）。

辅助性T细胞有一项特殊的工作：提供帮助。它们释放信号，告诉其他细胞该做什么，以此来协调针对入侵者发动的免疫攻击。当它们看到免疫系统已经应战的其他部分发出红色警报时，它们就会投入战斗。[8]辅助性T细胞释放的一些化学信号会召集其他免疫细胞发动空袭，而它们释放的另一些化学信号则会指示 B 细胞产生针对入侵者的抗体。T 细胞指挥细胞部队发动进攻，也可以根据需要动用增援部队和新武器。

细胞毒性 T 细胞是直接追捕并摧毁细菌、受感染细胞或癌细胞的作战细胞。它们与入侵者接触并消灭这些入侵者，干一些费力的事。细胞毒性 T 细胞如同僵尸猎人，识别并摧毁曾经健康的细胞——这类细胞已经被感染，现在成了威胁。[9] 我稍后会告诉你，某些食物可以激活并增加血液中辅助性 T 细胞和细胞毒性 T 细胞的数量，以此来增强人体的免疫防御。

抑制性 T 细胞是另一种非常重要的免疫调节因子。战斗结束时，这些细胞起着抑制免疫系统的关键作用。它们释放化学信号，关闭辅助性 T 细胞和细胞毒性 T 细胞，让免疫系统恢复到正常、健康的基线状态，即所有系统都处于待命状态。免疫系统如果不被抑制，就会过度活跃。我们可以在自身免疫病中看到这种情况。有些食物可以增加血液中抑制性 T 细胞的数量，而这有助于预防自身免疫病。

🌿 抗体和持久的记忆

提到免疫时，大多数人想到的是抗体。抗体就像寻血猎犬，知道如何嗅出并发现潜伏在体内的邪恶之物。B 细胞产生抗体，而且 B 细胞不断地在体内巡逻，就像士兵在街上巡逻一样。即使没有出现严重的感染，B 细胞也能除掉那些安静又自由地漂浮在你的血液中但尚未感染到你的细胞的细菌和病毒。它们在你的血液中冲浪，观察是否能发现从它们身边漂过的外来入侵者。B 细胞所借助的是它们外表面如同豪猪尖刺般的受体抗体。每个 B 细胞都有多达 20 万个受体抗体。这些受体与来自细菌和病毒的异常抗原（antigen）相匹配，而抗原则是外来入侵者的海盗旗。[10] 任何抗原（海盗旗）与受体抗体（豪猪刺）匹配的入侵者都会被 B 细胞捕获并处理。

　　B 细胞也能对处理问题的辅助性 T 细胞释放的信号做出反应。B 细胞会漂浮到交战区域，并将自己的受体附着到入侵者的抗原上。抗原是"抗体生成器"（antibody generator）的缩写。这种附着激活了 B 细胞，它开始一遍又一遍地克隆自己，生成更多的 B 细胞，而这些 B 细胞可以产生更多抗体，用来攻击它们看到的特定的入侵者。值得注意的是，每个 B 细胞每秒能产生并释放 200 个抗体，其速度是加特林机枪射击速度的 2 倍。[11]抗体攻击入侵者并标记它们死亡，而后吞噬细胞蜂拥而至摧毁它们。大多数 B 细胞会在战斗中死亡，但也有少数存活下来，成为记忆细胞。它们将记住入侵者的特征，然后躲藏起来。相同的入侵者下次进入人体时，记忆B 细胞就会重新活跃起来，运用自己的经验产生准确的抗体来消灭敌人，而且速度会更快。我稍后会给大家介绍一些食物，比如辣椒和甘草，它们能激活你体内的 B 细胞并增加其数量。

免疫衰竭与疾病

　　当你的免疫系统不能正常工作时，你的生命就处于严重的危险之中。入侵的细菌和病毒确实偶尔会避开我们的防御系统。这就是你感冒或者得流感的原因所在。大规模的攻击可能来自身体外部，也可能来自身体内部。例如，有害微生物可以通过我们的鼻子、嘴巴、眼睛、耳朵、阴道或肛门等所有与外界有接触的通道进入我们内部。如果皮肤受伤，那么伤口就是微生物大量进入身体的敞开的大门。在医院里使用的杀菌技术被发明之前，妇女常常在分娩后死于感染，这种感染通过医生没有消过毒的手和产科器械将细菌从一名母亲传染给另一名母亲。[12]如果我们免疫系统的防御能力下降，外部入侵者可能会带来灾难性的后果。

　　最著名的危及生命的免疫衰竭的例子是艾滋病。艾滋病是因人体感染

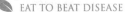
人类免疫缺陷病毒（HIV）引起的，这种病毒邪恶地剥夺了人体内部的免疫力，导致了灾难性感染和癌症生长的高风险。人类免疫缺陷病毒是一种被称为逆转录病毒的生物体，源于西非黑猩猩，后来传给了人类。逆转录病毒适应了环境，得以入侵和破坏人类健康的 T 细胞。[13] 如果没有足够的 T 细胞，我们的身体检测和杀死所有入侵者（不仅仅是人类免疫缺陷病毒）的能力就会急剧下降。成功地控制人类免疫缺陷病毒感染者的感染是现代医学最重要的成就之一。有效的治疗可以将这种致命病毒在血液中的浓度降低到无法被检测出来的水平，从而让感染该病毒的个体过上正常的生活。

也有一些遗传性免疫缺陷病，病人的 T 细胞、B 细胞或吞噬细胞的功能有缺陷，或者帮助激活免疫细胞的补体蛋白质有缺陷。这些病症被称为原发性免疫缺陷，非常罕见。你可能还记得那张一个男孩在一个塑料泡泡中的标志性照片，那是一个患有重症联合免疫缺陷病（SCID）的小孩。他基本上没有免疫力，暴露在外界环境中便无法存活。

免疫系统会因为多种原因而被削弱：癌症，比如多发性骨髓瘤和白血病；感染，包括人乳头瘤病毒、乙型肝炎和丙型肝炎；医疗，例如化疗和放疗；糖尿病；营养不良；酒精中毒。肥胖症也会抑制免疫系统。研究表明，与非肥胖者相比，肥胖者遭受创伤后被感染或在重症监护室里被感染的风险更高，因为他们的新陈代谢（肥胖）状态降低了他们的免疫力。[14] 事实上，无论住院原因是什么，肥胖都会使人死于医院的风险增加 7 倍之多。[15] 肥胖人群免疫力下降还会增加他们牙龈感染（患牙周炎）、膀胱感染、皮肤感染和肺部感染的风险。[16]

我们的免疫系统也受到肠道微生物组的影响，这是一个重要的研究领域。我们肠壁的表面之下有一个巨大的免疫指挥中心，叫作肠道相关淋巴组织（GALT）。居住在这一层的免疫细胞接收来自我们肠道细菌的信号，并据此"开启"或"关闭"免疫防御。一些对免疫有益的特定细菌已经被识别，如乳杆菌、双歧杆菌、阿克曼氏菌、肠球菌、另枝菌、粪杆菌等。如果这些细菌有缺陷或根本不存在，我们的免疫防御系统就会受损。西式饮食可能会削弱免疫反应，因为不健康的食物干扰微生物组的生态系统，可能导致肠道和免疫细胞之间沟通出错。

还有另一种相反的情况，一支随心所欲的免疫军队可能会背叛我们的健康。自身免疫这个术语指过度活跃的免疫系统攻击正常的细胞和器官，破坏其功能。自身免疫病包括 40 多种主要疾病，有 1 型糖尿病、系统性红斑狼疮、多发性硬化、银屑病、类风湿关节炎和系统性硬化病。这些疾病都具有慢性炎症和自身对器官造成免疫损伤这两个共同特征。

引发自身免疫病的不是一个因素，而是多个因素。基因、环境、感染、药物反应和微生物组的变化都与自身免疫病有关。自身免疫病的共同特征是使免疫防御系统恢复平静的正常控制出现了崩溃。当这种疾病发作时，免疫系统的攻击可能局限于某个特定的器官，也可能扩展到人体的各个部位。

1 型糖尿病是一个特定器官受到攻击的例子。B 细胞产生抗体，把胰腺中生成胰岛素的 β 细胞当成攻击目标。当 T 细胞破坏这些细胞时，人体就会缺乏胰岛素，无法代谢血液中的葡萄糖。这种代谢紊乱不仅会导致高浓度的血糖，还会引起许多不同细胞和器官的功能失调。为了保持功能的正常运转，患者需要定期注射胰岛素。

在多发性硬化中，你自身的抗体攻击包裹在神经表面、被称作髓磷脂的绝缘物质。这种攻击会影响你的大脑、脊髓和肌肉，就像白蚁会侵蚀你家房子墙壁上的电气绝缘材料一样。由于神经严重受损，多发性硬化患者会出现肌肉无力、协调性差、视力丧失、脑功能缺损等严重的神经功能问题。

另一个例子是乳糜泻。患有乳糜泻的人对麸质有免疫反应，麸质是一种存在于小麦、大麦和黑麦中的蛋白质。人体对麸质的强烈免疫反应会给肠壁带来附带损伤，造成肠壁"渗漏"。尽管乳糜泻发病的确切机制仍是一个谜，但我们已知自身抗体会损害小肠和其他器官，造成严重的绞痛。[17] 幸运的是，只要避开麸质，抗体就会减少，症状通常也会消失。

另一方面，自身免疫性攻击可以扩展至全身，几乎影响身体的每一个部位，这是一种非常可怕的情况。在狼疮（系统性红斑狼疮）这种疾病中，免疫系统会对你的 DNA 发动全面的抗体攻击，导致全身炎症。关节、皮肤、心脏、肾脏，甚至大脑都可能发炎。狼疮患者血液中的一个典型发现是存在攻击双链 DNA 的抗体。这些狼疮的自身抗体往往会聚集在一起，形成免疫复合物——本质上是微小的毛球。它们会沉积在你的整个器官中，造成器官失灵。

在现代社会，自身免疫病日益增多。虽然确切原因尚不清楚，但这种现象与不健康的饮食习惯有关。这也可能与肠道微生物组的失调有关，因为这种失调会破坏免疫系统的正常控制。[18]

其他免疫反应过度的情况见于过敏反应，如哮喘和食物过敏。严重过敏时，免疫系统会对通过黏膜进入人体的一种原本无害的过敏原（花粉、食物）产生过度反应。好战的免疫系统视其为外来入侵者。这导致免疫系统产生对抗过敏原的抗体，并激活 T 细胞释放细胞因子。这些抗体和细胞因子吸引其他免疫细胞来消灭入侵者。在哮喘反应中，气道中的 T 细胞释放细胞因子，引起炎症反应过度。正因为如此，哮喘患者才会喘息，感到很难将空气排出肺部。如果不加以控制，炎症会使气道中的平滑肌收缩，而如果得不到治疗，平滑肌会进一步收缩，致使患者窒息而死。

与我所描述的身体的其他防御系统一样，你的饮食会对免疫系统产生强烈的影响。大家将在本书的第二部分了解影响每个健康防御系统的食物，从血管生成到再生，到微生物组，再到 DNA 修复和免疫。

与免疫系统异常有关的疾病

会削弱免疫系统的疾病	免疫系统变弱所造成的疾病	过度免疫反应引起的疾病
艾滋病（获得性免疫缺陷综合征）	所有癌症	过敏
酒精中毒	与艾滋病相关的疾病	哮喘
共济失调毛细血管扩张症		乳糜泻
白细胞异常色素减退综合征		克罗恩病
糖尿病		格雷夫斯病
乙型肝炎		桥本甲状腺炎
丙型肝炎		多发性硬化
人乳头瘤病毒感染		银屑病
人类免疫缺陷病毒感染		类风湿关节炎
白血病		系统性红斑狼疮
营养不良		系统性硬化病
多发性骨髓瘤		溃疡性结肠炎
肥胖症		1型糖尿病
重症联合免疫缺陷病		

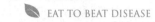
重要的免疫成员

先天性免疫系统

肥大细胞	通过释放组胺来介导过敏反应。抵御寄生虫。
自然杀伤细胞	可以通过注射一种溶解细胞外层的酶来杀死异常细胞。区分正常健康细胞与受感染细胞或癌细胞。
中性粒细胞	积聚在组织损伤部位。在伤口周围形成一个集群,吸引巨噬细胞和单核细胞来清理伤口并清除细胞碎片。
巨噬细胞	包围并吞噬入侵细胞以摧毁它们。召集多种免疫反应。
树突状细胞	识别并提呈入侵者的抗原来触发 T 细胞的反应,分泌细胞因子以吸引免疫细胞来解决麻烦。充当先天性免疫系统和适应性免疫系统之间的信使。

适应性免疫系统

辅助性 T 细胞	通过释放细胞因子招募其他免疫细胞来协调免疫反应。
细胞毒性 T 细胞	识别病毒感染细胞和癌细胞。通过释放毒素杀死不需要的细胞,启动程序性细胞死亡。
调节性 T 细胞	监测和抑制其他 T 细胞的活性。维持健康细胞的免疫耐受。使免疫系统平静下来,恢复正常的健康平衡。
记忆 T 细胞	收集入侵细胞的数据并存档以备将来参考,这可以增强身体对未来发生感染的防御能力。
自然杀伤 T 细胞	识别外来脂质分子上的提呈抗原分子。一旦激活,炎症就会升级。
γδT 细胞	分布于肠道和黏膜的内壁。
B 细胞	产生标记入侵细胞的抗体。识别并提呈触发 T 细胞反应的抗原。一些成为记忆 B 细胞,为将来生成抗体回忆抗原。

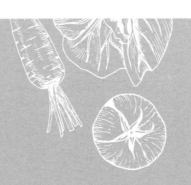

PART
TWO
第二部分

用饮食抵抗疾病
以食为药的证据

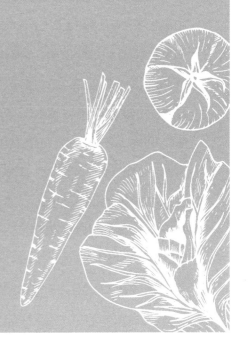

以食为药，
以药为食。

——希波克拉底

你体内的五个健康防御系统都与你的饮食密切相关。研究显示，越来越多的证据表明，我们所吃的食物会对这些系统产生极大的影响，要么激活它们的能力，让我们保持健康，要么摧毁它们。在第二部分，我将带大家踏上探索之旅，从健康防御的视角来了解食物对健康的影响。

研究是在国际范围内进行的，因此你将了解欧洲、亚洲、拉丁美洲和北美洲的科学家和实验室得出的有关食品和健康之间的联系的证据。我将着重介绍来自人类临床试验和流行病学研究的证据，因为重要的是食物如何影响人类的健康，但我也会分享一些令人兴奋的实验室发现，因为它们揭示了一些隐藏的洞见，帮助我们了解人们吃某些食物时会发生什么。这些数据通常在科学机构和医疗机构的走廊里被讨论，但我要提醒你们注意，因为食物随手可得。一旦你了解了这些数据，你就可以马上根据信息采取行动。你不需要等待许可或医生的处方。我要告诉你的一些发现会让你惊讶，一些会让你高兴（如果你是一名美食爱好者），但所有的发现都会改变你思考和选择食物的方式。准备好睁开你的眼睛，去看一个全新的食物世界——透过你身体的健康防御这一棱镜。

第六章
饿死疾病，吃出健康

每个人都希望避免被诊断出癌症、心脏病和其他致命疾病。规律性的锻炼、减少红肉和糖的摄入、不吸烟都是避免疾病的可靠方法，但它们只是解决方案的一部分。通过饮食来维护和增强身体的血管生成防御系统可以降低患各种可怕疾病的风险。

大豆是第一种被发现影响血管生成的食物。1993 年，在德国海德堡大学工作的希腊科学家西奥多·福特西斯发表了一篇开创性的论文，他发现，健康的日本男性和女性食用大豆后，尿液中含有一种名为染料木黄酮的天然物质，这种物质具有强大的抗癌作用。[1] 在实验室里，福特西斯发现染料木黄酮能抑制肿瘤引发的血管生长。后来的实验证明染料木黄酮可以直接阻止四种不同类型的癌细胞（神经母细胞瘤、尤因肉瘤、横纹肌肉瘤、视网膜母细胞瘤）的生长。染料木黄酮不是身体产生的，所以它的来源只能是饮食。这些尿液是从村民那里收集的，他们大多是种植茶叶和水稻的农民。他们是素食主义者，吃以大豆为主的饮食，这在亚洲很常见。这些农民尿液中

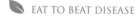
染料木黄酮的含量是采用西方饮食的人的 30 倍。福特西斯的研究首次报道了一种食物中含有一种能抑制血管生成的膳食因子，而且它确实可以被人体吸收并从尿液中排出。研究人员认为，大豆的这一特性可能有助于解释为何与西方饮食相比，食用亚洲植物性饮食的人罹患某些致命癌症的概率较低。

另一名杰出的研究人员是阿德里安娜·阿尔比尼。2002 年，她在意大利热那亚的国家癌症研究所工作时，提出了"血管预防"（angioprevention）这个术语。阿尔比尼设想，血管预防可以通过使用对健康个体安全且耐受性良好的化合物来干扰异常的血管生成，从而实现癌症预防。[2] 虽然有些药物确实符合这一要求，但食物是最安全的选择。今天，血管预防泛指一种健康方式，包括食用食物、膳食补充剂和服用药物。阿尔比尼、我，以及其他从事科学研究的同事在著名的《自然评论：临床肿瘤学》（*Nature Reviews Clinical Oncology*）期刊上发表了一篇关于血管预防的现代综述，其中包括饮食。[3] 血管生成基金会以及由大批专心致志的科学家和临床医生组成的国际团体正在继续对血管生成和疾病预防进行研究。

血管预防饮食的目标是让人体的血管生成防御系统保持一种健康的平衡状态。对接受过西方教育的医生而言，这有时会让他们感到困惑，因为他们治疗疾病的词典里通常不包括平衡这个词。平衡是印度阿育吠陀医学和传统中医中比较常见的概念，其重点是为实现预防性健康而保持平衡。[4] 在这些医学体系中，健康被视为身心两方面的平衡。平衡状态是你时刻都想保持的一种状态。"适居带"是天体生物学家使用的一个术语，他们使用强大的望远镜寻找与太阳有着完美距离，可以维持生命的行星：离太阳不太近，不会被烧焦；离太阳也不太远，不会被冻僵。血管生成的适居带指有足够的血管来保持我们身体的每一个细胞都得到良好的营养而不滋养疾病。既不太多，也不太少，数量正好合适。

就健康人预防疾病而言，没有什么比饮食更安全。虽然有些药物可以预防某些特定的疾病，如结肠息肉，但药物总是与某些潜在的副作用有关，因为药物治疗从来就不是真正的平衡。药物的发明是为了完成一项非黑即白的工作，通常是摧毁或建构一些东西。例如，癌症药物阿瓦斯汀对治疗有用，但无法预防癌症，因为它能在注射后几天内将体内的一种血管生成信号减少到几乎为零。不过，阿瓦斯汀在减少这种信号，帮助治疗癌症的同时，还会破坏血管生成的正常平衡，因为健康的器官也需要少量同样的信号来保持其功能。这种平衡的破坏还会带来副作用，如伤口愈合缓慢，因为愈合过程需要正常的血管生成。

相比之下，膳食因子就没有这么全能了，而且它缺乏破坏力。食物和饮料中的生物活性物质被少量吸收，能帮助影响身体自身保持血管生成处于平衡状态的能力。饮食中的抗血管生成因子只能剪除过多的血管，使其回到基线水平上。这意味着，让癌症挨饿的食物不会让心脏得不到必要的血液供应，因为它们只是保持身体处于健康的基线水平上。另外，刺激血管生成的食物也不会导致血管在循环系统中过度生长。促进血管生成的食物和饮料不会使系统过度运转，从而引发癌症。与体内平衡的原则一致，这种饮食有助于维持身体的和谐与平衡状态。

🌿 血管生成过多引起的疾病

大家回想一下，血管生成是疾病的共同特征。在第一章中，我讨论了关节炎、失明和阿尔茨海默病。让我们来看看其他一些可以通过饮食来促进血管生成防御，从而达到预防效果或使其变得更容易忍受的主要疾病。

血管生成和冠心病之间有一个鲜为人知却很重要的联系。当冠状动脉被富含胆固醇的斑块堵塞时，心脏这块肌肉就需要强大的血管生成。然而，这些斑块并不仅仅是一层层厚厚的泥状物，将自己粘在血管壁上就完事了。

它们会像肿瘤一样生长，依靠新的血管来进行扩张。冠状动脉斑块的新生血管是致命的。这些微血管不仅使斑块增厚、阻塞冠状动脉，还像人行道上的裂缝一样，使斑块变得更加脆弱，更加容易破裂。[5] 冠状动脉斑块破裂时，会像隧道塌陷、天花板掉落一样，突然堵塞隧道，导致什么都无法通过。如果这种情况发生在冠状动脉中，血液流动就会中断，其结果可能是致命的心脏病发作。防止斑块形成这些危险的血管，与生成新的血管来维护心肌功能，这两者同样重要。[6]

我已经描述过癌症了，但它值得再被介绍一次，因为癌症是有史以来最可怕的疾病之一。从乳腺癌到前列腺癌，从肺癌到结肠癌，每一种实体瘤都必须有血管生成才能长到超过特定大小。如果没有血管生成，癌细胞也就无法扩散。甚至所谓液体瘤，如白血病、淋巴瘤和多发性骨髓瘤，也依赖于血管生成。在这些疾病中，骨髓、淋巴结或脾脏中的癌细胞团依赖生长的血管来提供促进癌细胞生长的存活因子。

你可以向医生要一个试剂盒，看看自己是否处于某种遗传性癌症的高风险状态。你可以对自己的唾液或血液样本进行分析，看看你的细胞是否携带有可能预示遗传性癌症的突变，如乳腺癌、结肠癌、卵巢癌、前列腺癌、胃癌、黑色素瘤、胰腺癌或子宫癌。如果你的测试结果是阳性的突变，你应该去看遗传咨询师，了解如何管理这种风险。除了定期检查癌症是否已经存在，或者通过手术切除一些可能患癌症的器官（如乳房和卵巢），医学界也无法给你太多建议来降低你患癌症的风险。采取运动、睡觉和压力管理等措施无疑是重要的，但饮食中的抗血管生成是一个关键的机会，可以帮助你提高战胜疾病的概率。

高达 90%～95% 的癌症都与环境和我们的生活方式有关。在所有癌症致死的病例中，估计有 30% 与饮食有关。[7] 大多数癌症研究人员和癌症活动人士指出，应该避免有害的膳食因子，以降低患癌症的风险。但是血管生成基金会的工作关注的是一个完全不同的方面：使用食物、饮料和可以添加到饮食中的天然成分来降低你患癌症的风险。与心血管疾病一样，关于需要避免的食物的信息也有很多。该基金会还一直在研究和分析食物的各种数据，这些食物均能够生成维持生命的血管来促进愈合。

最棒的是：世界上最美味的一些食物可以保持血管生成的平衡。现在让我们来看看相关食物和证明它们对人体有益的证据。美食爱好者们，振作起来吧！你会发现很多让你惊喜的食物。

抗血管生成的食物

大豆

在福特西斯对日本村民的尿液进行研究之后，研究人员已经证实，大豆食品含有强效的抗血管生成特性，可在食用后被人体吸收。大量公开的研究都证明了大豆的益处：吃更多大豆食品的人降低了患许多与血管生成相关的疾病的风险，包括乳腺癌、前列腺癌和冠心病。[8]

大豆是一种古老的豆类，原产于近3000年前的中国东部，而大豆食品指的是数十种用大豆制作的食物。从新鲜的豆制品，如毛豆、豆浆和豆仁，到发酵的豆制品，如豆酱、豆腐、味噌、纳豆、豆豉等，我们可以见到不同形式的大豆。亚洲市场通常会有新鲜的大豆，但你往往也可以在食杂店的冷冻区找到它们。新鲜豆腐种类繁多，是亚洲的一种常见食物。在西方国家，要想买到最多样的豆腐，就必须去亚洲人开的超市。大家只要看看中国、日本、韩国、泰国，或越南餐馆的菜单，就会发现很多豆类菜品。

大豆含有抗血管生成的生物活性物质，被称为异黄酮，特别是染料木黄酮、大豆素、雌马酚和大豆抗毒素。这些活性物质在发酵豆制品中浓度更高。[9] 被称为染料木黄酮浓缩多糖（GCP）的膳食补充剂是高度浓缩的染料木黄酮和大豆素。我们在血管生成基金会的实验室里测试了染料木黄酮浓缩多糖对人类血管细胞的作用，发现它具有强大的抗血管生成活性。染料木黄酮浓缩多糖还能直接杀死前列腺癌细胞和淋巴瘤细胞。[10] 大豆生物活性物质不仅抑制癌症的生长，还通过其抗血管生成活性来阻止动脉粥样硬化斑块的生长。[11] 亚洲的研究人员报告说，食用大豆可以将患心血管疾病的风险降低16%。[12]

人们普遍存在一种误解，认为女性应该避免食用大豆，因为他们相信天然植物雌激素会导致乳腺癌。是时候推翻这一传闻了。科学事实是：在人体研究中，大豆中的植物雌激素并不会增加乳腺癌的发病率。恰恰相反，大豆植物雌激素实际上在人体中起着抗雌激素的作用，可以干扰雌激素引发某些癌症的能力。[13] 正如大家现在所知道的，染料木黄酮是一种植物雌激素，具有抗血管生成、饿死癌症的作用。

在关于大豆有益而非有害的流行病学研究中，最具说服力的要数上海乳腺癌生存研究项目对5042名乳腺癌幸存者进行的研究。[14] 在近四年的时间里，范德比尔特大学的研究人员记录了这些女性的大豆食用量，并将其与乳腺癌的复发和导致的死亡联系起来。如果大豆真的有任何潜在的危害，那么这群女性就会表现出相应的症状。然而，研究发现，大豆摄入量最高的女性，其癌症复发的风险降低了32%，她们的死亡风险降低了29%。无论女性是患有雌激素受体阳性乳腺癌还是阴性乳腺癌，这种与大豆相关的有益联系都是显而易见的。

下次有机会的话，吃点大豆吧。在人体研究中，对健康有益的量是每天10克大豆蛋白，相当于一杯豆浆。来自人体的证据表明，饮食中含有大豆可以降低患乳腺癌的风险。食用的大豆越多，患病风险就越低。正如素食主义者所知道的那样，大豆还有更多好处，因为它是一种极好的蛋白质来源。大豆在许多预包装食品中也很常见，但人们不清楚作为填充物的大豆与新鲜或发酵的大豆制品是否具有相同的益处，所以我不建议仅仅因为大豆被列为一种有益成分就选择高度加工食品。而应该选择大豆、豆浆、豆腐，或者在亚洲人开的超市和餐馆里见到的传统豆制品。如果你从来没有在亚洲饭馆的菜单上探索过像豆腐这种与大豆有关的食物，那么你现在有了一个很好的理由：大豆可以让你的癌症挨饿，并促进你的健康。

番茄

人们普遍认为番茄是烹饪用的一种蔬菜，但严格来说，它是一种水果，原产于中美洲，被墨西哥人用于传统烹饪。西班牙征服者把番茄带回了欧洲，还将它引入他们在亚洲的殖民地。意大利语中番茄一词"pomodoro"的意思是金苹果（pomo d'oro），因此欧洲人最先见到的番茄很可能是橙黄色的，而不是红色。植物学家后来通过选择育种培育出了鲜红、滚圆、表皮光滑的番茄栽培品种。欧洲人最初只把番茄用作观赏植物，错误地认为这种水果有毒，因为番茄会让人联想到致命的茄属植物。在意大利，农民在烹饪中使用了番茄，番茄最终成为意大利菜的主要原料之一。当南欧人移民到北美时，番茄也被引入他们的新家。今天，番茄在市场上随处可见。你可以买到新鲜的、罐装的、浓缩的、晒干的、粉末状的、做成酱汁和饮料的番茄。从地中海到美国再到亚洲，番茄在世界各地的烹饪中都很受欢迎。

番茄绝不是有毒的水果，它含有有用的生物活性物质，尤其是多种类胡萝卜素，如番茄红素、芦丁和 β - 隐藻黄素。其中番茄红素最重要，因为它已被证明可以有效抑制血管生成。虽然所有的番茄都含有番茄红素，

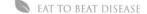
但果皮的番茄红素含量是果肉的 3 ～ 5 倍，[15] 所以带皮煮番茄是健康之道。事实上，烹饪是充分利用番茄的一个重要因素。自然状态下的番茄红素出现在仍然挂在藤上的番茄中，以一种叫作"反式"的化学形式存在。遗憾的是，反式番茄红素在体内的吸收相当差。然而，通过烹饪番茄，高温将番茄红素的结构从反式结构转化为顺式结构，而顺式结构很容易被人体吸收。[16] 烹饪还能让番茄细胞释放出更多的番茄红素，从而增加其在番茄酱或番茄汁中的浓度。番茄红素是脂溶性的，也就是说它很容易溶于油。如果你用橄榄油烹饪一个番茄，那么你的血液吸收的番茄红素量会是原来的 3 倍。

　　流行病学研究证实番茄对健康有益。30 多项研究表明，食用番茄对前列腺癌有保护作用。[17] 哈佛大学健康专家随访研究调查了 46,719 名男性的番茄红素摄入量，发现每周吃 2 ～ 3 杯番茄酱可以使患前列腺癌的风险降低 30%，这与番茄红素对癌症的抗血管生成作用是一致的。[18] 在患有前列腺癌的男性中，那些吃更多番茄酱的人患血管生成性癌症和侵袭性癌症的概率更低。[19]

　　目前有 1000 多个番茄栽培品种，每个品种的番茄红素含量差异很大。哪些品种具有最强的抗血管生成活性呢？一项对 119 种不同种类的番茄展开的研究表明，圣女果的番茄红素含量比其他番茄高 24%。[20] 圣马扎诺番茄是一种传统品种，原产于意大利维苏威火山斜坡上的圣马扎诺，也是番茄中番茄红素含量最高的品种之一。它还具有强烈的独特口感，因此无论是新鲜的、罐装的，还是制成烹饪用的番茄酱，都非常美味。一种被称为橘红色番茄的传统品种也值得注意，因为它天然含有高浓度的顺式番茄红素，更容易被肠道吸收。俄亥俄州立大学的研究人员在一项临床试验中发现，用橘红色番茄制成的番茄汁在血液中的吸收效果是普通红色番茄制成的番茄汁的 8.5 倍。[21] 橘红色番茄扑鼻而来的甜香使其当之无愧地成为美食家和健康追求者的最爱。[22] 红黑皮番茄比红皮番茄含有更多的番茄红素，是黄皮番茄的 1000 多倍。[23]

成熟的番茄拿在手里应该感觉很重，轻轻捏一下时，表面会稍稍凹陷，还应该有怡人的香味。把新鲜的番茄放在室温下，避免阳光直射，从藤上摘下来或从市场上买回家的番茄要在几天内食用完。

抗血管生成的蔬菜

西蓝花是十字花科蔬菜，属于芸薹属植物。这个属的植物包括球花甘蓝、小白菜、花椰菜和罗马花椰菜。西蓝花原产于意大利，含有强效的抗血管生成活性物质，如芸薹宁和萝卜硫素。每周吃 1 ～ 2 杯西蓝花可以降低患很多癌症的风险。芝加哥大学、明尼苏达大学、哈佛大学和美国国立卫生研究院的研究表明，吃西蓝花能将患非霍奇金淋巴瘤的风险降低 40%，肺癌风险降低 28%，乳腺癌风险降低 17%，卵巢癌风险降低 33%，食管癌风险降低 31%，前列腺癌风险降低 59%，黑色素瘤风险降低 28%。[24]

羽衣甘蓝可能是世界上最被高估的健康蔬菜，但它在促进健康方面的声誉的确实至名归。羽衣甘蓝至少含有 6 种抗血管生成的生物活性物质：芸薹宁、吲哚 -3- 甲醇、槲皮素、叶黄素、萝卜硫素和山柰酚。在众多种类的羽衣甘蓝中，有一种非常美味，可以于深秋和冬季在北美和欧洲的市场上买到。它被称为黑甘蓝、拉齐纳多羽衣甘蓝、托斯卡纳羽衣甘蓝，有时甚至被称作恐龙羽衣甘蓝。黑甘蓝生长在托斯卡纳，是叶子呈深色、略带蓝黑色的一个品种，在许多传统的意大利食谱中都能找到。它是意大利蔬菜通心粉汤和杂蔬汤原始配方中的关键成分，而这两种汤都富含有益健康、促进健康防御系统的成分。

购买羽衣甘蓝时，要挑选叶子完整、茎干结实的。把叶子从不能吃的富含纤维的茎上切下来，将其剁碎或切碎，然后可以蒸、焯、炒，用在汤或炖菜中，或者拌入意大利面或米饭中。烹饪适度的黑甘蓝很嫩。它会变成近似黑色，有一种强烈的味道，回味温和清甜。

抗血管生成的水果

核果属于夏季水果，因果肉甘甜、汁液盈盈、中间有个核而闻名。你立刻就能认出它们：桃子、李子、油桃、杏、樱桃、杧果，甚至荔枝。许多抗血管生成（至于再生以及 DNA 保护，我们稍后会讨论）的生物活性物质存在于核果中，包括类胡萝卜素、山奈酚、花青素、槲皮素和绿原酸。美国国家癌症研究所和伊利诺伊大学芝加哥分校的两项研究表明，每天吃两颗中等大小的核果的话，男性患食管癌的风险会降低 66%，患肺癌的风险会降低 18%。[25] 在选择核果时，谈不上选择的好坏，但是有个建议或许有用：李子的抗癌多酚含量是桃子的三倍。人们在实验室里于杏中发现了一种叫作叶黄素的类胡萝卜素，它能阻止损伤大脑的 β - 淀粉样原纤维的形成，而 β - 淀粉样原纤维与阿尔茨海默病中发现的异常的血管生成有关。[26] 尽可能选择新鲜水果，因为干燥会降低生物活性物质的含量，尽管多吃干果来弥补损失的活性物质可能更容易。[27]

苹果对你有好处，但要知道应该选择哪种类型的苹果也不太容易。苹果中含有许多抗血管生成的多酚，包括咖啡酸和阿魏酸。两项主要的营养流行病学研究——欧洲癌症与营养前瞻性调查（EPIC）和美国国立卫生研究院 - 美国退休人员协会（NIH-AARP）的饮食与健康研究分析了食用某些水果与癌症之间的关系。从苹果中得出的研究结果令人印象深刻。研究发现，每天吃 1 ～ 2 个苹果可以降低 10% 的膀胱癌、20% 的结肠癌和 18%

的肺癌风险。[28]

在世界各地种植的 7500 种苹果中，大约有 100 种可以在市场上买到。除了它们的口感和质地——硬、脆、甜、酸、淡，人们很难从健康的角度来区分它们。研究现在给出了答案。在多酚——增强防御能力——含量最高的品种中，排名前三的是：史密斯奶奶（澳洲青苹）、红元帅（蛇果）和斑皮苹果（小皇后）。

每当苹果上市的时候，苹果汁也应运而生。浑浊的苹果汁对健康更有益，因为它能保留更多的生物活性物质。[29] 清澈的苹果汁经过过滤，却也去除了许多（并非所有）健康的化合物。梅奥诊所对 35,159 人进行的一项研究表明，每月喝两份苹果醋或苹果汁可以使患非霍奇金淋巴瘤的风险降低 35%。[30]

季节性浆果，如草莓、覆盆子、黑莓、蓝莓和蔓越莓，可以增强你身体的血管生成防御。它们鲜艳的颜色和强烈的酸味是一种暗示，表明其中存在着强大的生物活性物质，包括花青素和鞣花酸，而这两者都具有抗血管生成活性。欧洲癌症与营养前瞻性调查研究对 10 个欧洲国家 478,535 个人的饮食和健康模式进行了 20 多年的调查，以确定它们与癌症和包括心血管疾病在内的其他慢性疾病之间的关系。一个关键的结论是：吃浆果可以降低患癌症的风险。研究发现，每天食用 1/5 杯任意种类浆果的人患肺癌的风险降低了 22%。[31]

覆盆子的一种特殊的变种是黑覆盆子，颜色之深反映了它生物活性的高浓度。用黑覆盆子对癌前病变[1]巴雷特食管患者进行了临床试验，以观察其效果。研究结果表明，黑覆盆子能降低病变的侵袭性，减少预示癌症发展的细胞变化。癌前病变结肠息肉也是如此，黑覆盆子还会减缓它们的生

---

[1] 恶性肿瘤发生前的一个特殊阶段，当致癌因素持续存在时可变成恶性肿瘤。

长。[32] 蓝莓是深蓝色的，表明其含有抗血管生成的生物活性物质——飞燕草素。[33] 对 75,929 名女性的研究表明，每周吃一杯新鲜蓝莓的女性患乳腺癌的风险降低了 31%。[34] 正如我稍后将告诉你的，蓝莓具有激活多种健康防御系统的非凡能力。

草莓是一种叫作鞣花酸的生物活性物质的重要来源，而鞣花酸具有很强的抗血管生成活性。[35] 浆果的酸味便体现了这种酸。人们在三个品种中发现了高浓度的鞣花酸：红宝石（原产于新西兰）、卡麦罗莎（来自俄亥俄山谷）和奥斯曼（来自土耳其）。[36] 这些品种值得你花时间在市场上寻找。蔓越莓虽然很酸，鞣花酸的含量却很低。不过，它有着高含量的生物活性物质——原花青素，也有抗癌和抗血管生成的作用。[37]

海产品

吃海鲜的人更长寿。[38] 吃鱼和贝类对血管生成的影响便是一种解释。许多海产品的肉中含有健康的多不饱和脂肪酸（PUFA），这些健康的脂肪来自鱼类在海洋中吃的浮游植物。大多数人都知道 ω-3 脂肪酸是健康的，但实际上这种脂肪主要有 3 种益于健康的形式：二十碳五烯酸（EPA）、二十二碳六烯酸（DHA）和 α - 亚麻酸（ALA）。海鲜中含有二十碳五烯酸和二十二碳六烯酸，α - 亚麻酸主要存在于植物性食物中。抗血管生成活性存在于 ω-3 多不饱和脂肪酸中。[39] 然而，在促进健康方面，发挥作用的不仅仅是 ω-3 多不饱和脂肪酸，还有 ω-3 和另一组被称为 ω-6 的脂肪酸之间的实际比例。数字 3 和 6 指的是脂肪酸的"不饱和"部分在分子上的位置。对预防癌症而言，研究人员发现饮食中总体摄入的来自海洋的 ω-3 脂肪酸越多，益处就越大。相比之下，植物油中的 ω-6 多不饱和脂肪酸与 ω-3 多不饱和脂肪酸之比更高，而摄入更多的 ω-6 多不饱和脂肪酸会导致不健康的炎症，增加疾病风险。[40]

　　新加坡华人健康研究和欧洲癌症与营养前瞻性调查等大型人口研究发现，海鲜摄入量与癌症风险的降低之间存在着关联。新加坡的研究调查了35,298 名女性的健康状况，发现每天吃 3 盎司的鱼或贝类可以降低 26% 患乳腺癌的风险。[41] 欧洲癌症与营养前瞻性调查的研究表明，每天吃 3 盎司或更多的鱼可以降低 31% 的结肠癌风险。[42]

　　鱼的益处远远超出癌症预防的范围。哈佛大学的女性健康研究项目追踪了 38,022 名中年女性，研究人员发现，在 10 年的时间里，每周吃 1 份或更多富含脂肪的鱼类能减少 42% 患年龄相关性黄斑变性的风险。这种病是老年人失明最常见的病因，与眼睛后面破坏性的血管生成所造成的血管渗漏相关。[43] 中国江苏省常熟市第二人民医院进行的一项大型荟萃分析[1]涉及来自冰岛、荷兰、美国和澳大利亚 8 个不同研究的 128,988 个人。分析表明，不管是每月不到 1 次还是每周 3 ～ 4 次，吃鱼都可以降低 24% 患年龄相关性黄斑变性的风险。[44] 该研究发现，不同种类的鱼在保护健康方面存在差异。鲭鱼、三文鱼、沙丁鱼、青鱼和剑鱼都是有益的，可以使患年龄相关性黄斑变性的风险降低 32%。吃金枪鱼可以降低 42% 的风险。虽然金枪鱼、剑鱼、青鱼和其他处于食物链较高级的大型鱼类味道鲜美，但食用它们存在一定的危险，它们往往含有高水平的汞，所以食用这些鱼时要谨慎，而且一定要适量。

　　如果你的目标是更健康，那么高脂肪的鱼不应该是最佳食材。如果你住在海边，你可能早已在享用新鲜的海鲜了。但即使是在内陆地区，人们也可以买到在海上时就被冷冻起来的海鲜。冷冻能够"困住"有益的 ω-3 脂肪酸，因此即便是鱼在家里被解冻时，这些脂肪酸仍然存在。如何选择

---

[1] 针对某一具体问题，收集相关研究，获取其研究结果并进行统计合并，获取定量分析研究结果的过程。

最好的海鲜是一个大问题。如果你去世界上最大的鱼市场，如日本的筑地市场、巴塞罗那的波盖利亚市场，或者威尼斯的鱼市场，你会感到无比惊讶，因为在这些地方你每天都会看到从海里捕捞上来的令人眼花缭乱的新鲜、可食用的生物——神奇的鱼、甲壳类、贝类，种类之多，其他任何地方都难以匹敌。

　　为了帮助你在鱼市上识别出海鲜的种类，我根据它们的 ω–3 多不饱和脂肪酸含量以及它们在市场和餐馆菜单上的出现频率，整理了一份常见海鲜清单。为了制作这个列表，我调查了一些世界上最大的鱼市场、餐馆的菜单和渔业可持续发展图表，然后将数据与 8 个国家（丹麦、法国、冰岛、意大利、日本、挪威、西班牙、美国）的一些可靠的营养成分数据库进行对照，得出每 100 克海鲜中 ω–3 多不饱和脂肪（二十碳五烯酸 + 二十二碳六烯酸）含量最高的产品的信息。美食爱好者们欢呼吧（我支持你）：像腌鯔鱼卵（俗称乌鱼子）、墨鱼汁和海参这样的美食都具有强大的抗血管生成活性。

　　以下是含有抗血管生成 ω–3 的首选海产品。

最高含量（3～30 克 /100 克海鲜）：无须鳕、海参、菲律宾蛤仔、大眼金枪鱼、黄尾鱼、海鲈、蓝鳍金枪鱼、鸟蛤、腌鯔鱼卵（鯔鱼的鱼卵）、鱼子酱（鲟鱼）、鱼卵（三文鱼）。

高含量（＞ 0.5～2.44 克 /100 克）：三文鱼、红鯔鱼、大比目鱼、太平洋牡蛎、鯔鱼、沙丁鱼、北极红点鲑、青鱼、海鲷、地中海鲈鱼、刺龙虾、凤尾鱼、鲳鲹鱼、红鱼、黑鲈鱼、剑鱼、海鲂、东方牡蛎、鱿鱼、虹鳟鱼。

中等含量（＞ 0.2～0.5 克 /100 克）：螃蟹、贻贝、条纹鯔鱼、章鱼、扇贝、墨鱼、小虾和对虾、牙鳕、鳕鱼干（咸鳕鱼干）、条纹鲈鱼、鳗鱼、大西洋龙虾。

低含量（＜0.2 克 /100 克）：鳕鱼、石斑鱼、褐虾、玉黍螺、蛾螺、鲍鱼、鲣鱼。

关于鱼的最后一点提示：小心罗非鱼。这种被驯化的淡水鱼出现在许多菜单上，它白色的肉口感清淡，但有一个潜在的威胁。罗非鱼中 ω-6 和 ω-3 多不饱和脂肪酸的比值较高，不利于健康，因此从健康的角度来看，罗非鱼并不太受欢迎。

鸡腿

在肉类中，鸡肉是比较健康的一种选择。我们大多数人都习惯于认为胸肉是鸡身上最好的部分，因为白肉脂肪较少，但深色肉具有其他独特的健康益处，尤其是在你减肥时。研究表明，鸡大腿和鸡小腿是特别健康的选择。深色鸡肉含有维生素 K_2，即甲基萘醌——一种天然的脂溶性维生素。[45] 与菠菜等植物产生的维生素 K_1 不同，维生素 K_2 是由细菌产生的，具有抗血管生成的特性。

在日本广岛大学，研究维生素 K_2 的科学家发现，它能有效抑制结肠癌细胞的血管生成和生长。[46] 伊利诺伊大学的研究人员证明，维生素 K_2 可以抑制血管生成和前列腺肿瘤的生长。[47] 维生素 K_2 的好处也体现在心脏病上。摄入更多含维生素 K_2 食物的人死于心脏病的概率降低了 57% 以上，因斑块积聚而导致动脉严重硬化的风险降低了 52%。[48] 记住，斑块的生长需要血管生成，所以这种联系是有意义的。研究人员发现，维生素 K_2 还会干扰身体制造胆固醇的能力，并能防止动脉硬化。[49] 所以，即使你在成长过程中已经习惯了吃鸡胸肉，但说到健康，这是显而易见的：选择美味的鸡小腿和鸡大腿。

风干火腿：好的，坏的，难看的

世界卫生组织认为加工过的肉类是一种致癌物质。但是有两种肉值得一提，因为很多人不知道它们含有有益脂肪。这便是意大利的帕尔马火腿和西班牙的伊比利亚橡果火腿。这两种火腿来自不同品种的猪，而不是典型的工厂化农场养的猪。它们的肌肉上布满了脂肪条纹，这使得它们的肉格外美味。帕尔马猪是按照传统方式饲养的，幼年时被喂以帕尔马干酪的乳清，因而肉质有坚果的味道；最后一个时期吃的是富含 ω-3 多不饱和脂肪酸的栗子。这些多不饱和脂肪酸会进入肉的脂肪层，因此成品火腿中含有健康的多不饱和脂肪酸，就像海鲜一样。西班牙伊比利亚猪是一种自由放养的黑脚猪。[50] 随后，它们被喂以富含 ω-3 多不饱和脂肪酸的橡子作为食物，橡子提供了高含量的油酸，就像橄榄油一样。油酸会促进有益胆固醇——高密度脂蛋白的生成，同时降低有害胆固醇——低密度脂蛋白的生成。这些火腿是风干的，不使用人工防腐剂。这两种被切成薄片享用的火腿都含有 ω-3 多不饱和脂肪酸。事实上，9 片帕尔马火腿或伊比利亚火腿所含的 ω-3 多不饱和脂肪酸（14 克）和 3 盎司的三文鱼所含的量是一样的。

把帕尔马火腿和伊比利亚火腿称为健康食品是不是好得令人难以置信？是的，但不能仅仅因为它们含有有益的 ω-3 多不饱和脂肪酸就忽视它们的缺点。风干火腿不是健康食品。记住，这两种肉类的饱和脂肪含量大约都是三文鱼的两倍。帕尔马火腿和伊比利亚火腿的钠含量很高，大约是一份三文鱼（实际上生活在咸水中）的 25 ～ 30 倍。伊比利亚火腿的钠含量比帕尔马火腿少了约 30%。高钠摄入量与高血压和胃癌风险的增加有关，正如你在下一章将看到的，盐会损害你的干细胞。与三文鱼相比，帕尔马火腿的 ω-6 多不饱和脂肪酸含量也更高，这是一种促炎症物质，所以一定要小心。如果你喜欢这些火腿，请参考这些事实。如果你一定要享用这些火腿，那就像意大利人和西班牙人一样，只吃一点点，品尝一下美味即可。

饮料

　　茶是世界上第二受欢迎的饮料，仅次于水。泡茶的传统已经延续了
4000 多年。茶叶含有 2000 多种生物活性化合物，如儿茶素、没食子酸
和茶黄素，当你把茶叶泡在热水里时，其中的许多活性化合物最终都会进
入茶汤中。在血管生成基金会，我们将原先用于评估抗血管生成的癌症治
疗药物的实验室测试系统用于研究茶的生物特性。我们发现茶提取物真的
具有非常强的血管生成抑制作用，的确可以与药物相媲美。有趣的是，不
同品种的茶显示出不同的功效。我们发现中国的茉莉花茶比日本的煎茶有
效，格雷伯爵红茶甚至比茉莉花茶还有效。最引人注目的发现在于，当我
们跨越文化，将煎茶（日本）与茉莉花茶（中国）混合在一起时，形成的
混合茶对血管生长产生了协同作用，其抗血管生成的效力比单独一种高出
一倍多。

　　当然，大多数人通常认为绿茶对健康有益。绿茶中研究最充分的生物
活性物质之一是表没食子儿茶素没食子酸酯（EGCG），绿茶中这种物质的
含量是红茶的 16 倍。它能减少有害的血管生成和肿瘤生长，降低血压，改
善血脂，恢复免疫细胞的稳态，并具有抗氧化和抗炎特性。[51] 严格来说，
绿茶包含煎茶、茉莉花茶和乌龙茶等多种饮料。每天喝 2～3 杯绿茶可以
使患结肠癌的风险降低 44%。[52]

　　洋甘菊茶是一种很受欢迎的草药茶，由洋甘菊花的干花瓣制成。洋甘
菊含有芹菜素、咖啡酸、绿原酸等具有抗血管生成活性的生物活性物质。
葡萄牙布拉加的米尼奥大学的研究人员发现，洋甘菊茶可以通过干扰激活
血管细胞开始生长血管所需的信号，来抑制血管生成。[53]

　　茶叶的品种、采收时间和加工工艺都会影响茶叶中生物活性物质的含
量。白茶是在采茶季之初采摘的绿茶，几乎不含咖啡因。随着茶叶在这个

季节逐渐成熟，茶叶中生物活性物质的含量，包括咖啡因，都会增加。要想控制所喝的茶的效力，一种方法是购买散装茶叶，因为这可以让你控制每杯茶里放多少茶叶。袋泡茶可以让你把茶反复浸泡在杯子里，有助于将生物活性物质提取到热水中。只买够喝 1 ～ 2 个月的茶叶，这样你就可以回到茶叶店买更新鲜的茶叶，因为茶叶都是按季节采摘和制作的。如果保持茶叶干燥并将其储存在黑暗的地方，那么茶叶的生物活性物质和风味一般会持续两年左右。

红葡萄酒

红葡萄酒对心血管有好处，还具有抗癌活性。虽然葡萄酒含有数百种生物活性化合物，但其中最著名的是白藜芦醇。不过，红葡萄酒也含有其他食物中常见的有益多酚，如儿茶素、没食子酸、芦丁、槲皮素和咖啡酸，以及其他已知的抗血管生成物质。[54] 并非所有葡萄酒都一样，因为葡萄的品种、品质、生产年份和地点的不同都会影响其抗血管生成的特性。在血管生成基金会，我们对同一酿酒厂（年份葡萄酒酒庄）、同一年份、同一产地的不同葡萄品种酿制的六种不同葡萄酒的抗血管生成活性进行了研究。在这六种葡萄酒中，我们发现最有效的抗血管生成葡萄酒是赤霞珠、品丽珠和味而多。

流行病学研究支持葡萄酒对癌症的抗血管生成作用。欧洲癌症与营养前瞻性调查 – 诺福克研究对 24,244 人进行了长达 11 年的跟踪调查，发现每天喝一杯葡萄酒可以使患结直肠癌的风险降低 39%。[55] 北卡罗来纳州结肠癌研究跟踪了 2044 人，发现了类似的结果，具体来说，每天喝不到一杯红葡萄酒与结直肠癌的患病风险降低 27% 有关。[56] 注意，大量的酒精摄入（包括葡萄酒）是有害的，可以导致心房颤动、出血性中风、心肌病，以及食管癌和肝癌。凡事都要适度，这一点很关键，因为就葡萄酒而言，并不是酒精本身给人以健康，而是酒中的生物活性物质对健康有益。

啤酒

啤酒花含有黄腐醇，这是一种抗血管生成的生物活性物质。[57] 美国国家癌症研究所进行的一项大型研究是"前列腺癌、肺癌、结直肠癌和卵巢癌筛查试验"，共有107,998人参与。研究人员对饮用啤酒与肾癌（也称肾细胞癌）之间的关系进行了分析。研究发现，每周喝大约5杯啤酒可以明显降低33%患肾癌的风险。[58] 北卡罗来纳州对2044人进行的结肠癌研究发现，适量饮用啤酒（每天略少于1杯）可以降低24%患结肠癌的风险。[59]

喝啤酒也与心血管健康有关。意大利坎波巴索的圣玛丽亚天主教大学的马里奥·内格里药理研究所对10个国家的14项研究进行了分析，发现每天喝一杯啤酒可以降低21%患冠心病的风险。[60] 德国的一项研究显示，啤酒对预防痴呆有好处。这项研究由曼海姆的精神健康中央研究所牵头，在德国6个城市（波恩、杜塞尔多夫、汉堡、莱比锡、曼海姆和慕尼黑）对3203名75岁以上的老年人进行了评估。研究人员将不同类型酒精饮料的摄入量与痴呆的发病率联系起来。[61] 他们发现，每天喝一杯半到两杯啤酒的人患痴呆的风险降低了60%，被诊断为阿尔茨海默病的风险降低了87%。我之前对饮用葡萄酒的警告也适用于啤酒：高摄入量对你的健康是危险的。宜适量或少量饮酒。酒精本身就是一种大脑毒素，高剂量的酒精会增加患痴呆的风险。

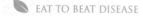
奶酪

奶酪作为一种食物早于有记载的历史。奶酪有 900 多种，不过你在任何市场或食杂店都只能找到其中的一小部分。虽然奶酪富含钠和饱和脂肪，但它也含有抗血管生成的维生素 K_2，这是奶酪制作中使用的细菌发酵剂的副产品。马斯特里赫特大学进行的一项研究分析了奶酪中维生素 K_2 的含量，并报告了其发现：明斯特、豪达、卡芒贝尔、埃丹、斯蒂尔顿和埃门塔尔奶酪中，维生素 K_2 的含量最高。亚尔斯贝格奶酪中也含有大量某种形式的维生素 K_2。奶酪中维生素 K_2 的含量可与鸡大腿中的含量相媲美。[62]

欧洲癌症与营养前瞻性调查 – 海德堡研究检测了维生素 K 的摄入量与癌症之间的关系。研究人员对 23,340 个人进行了长达 14 年的研究，发现奶酪是这群人中维生素 K_2 的主要来源。研究还发现，每天食用的 1 ～ 3 片奶酪中维生素 K_2 的含量与肺癌风险降低 62% 存在关联。

另一个类似的分析只针对男性，每天食用相当于两片奶酪所含的维生素 K_2 与前列腺癌风险降低 35% 有关。[63]

奶酪通常含有饱和脂肪、胆固醇和高钠，这些都是不健康的因素，所以适量食用很重要。但是相关证据让我们重新将奶酪视为一种有潜在健康益处的食物，而不是我们应该断然排除的不健康食物。

橄榄油

人类使用橄榄油已有 4000 多年的历史，最早见于小亚细亚和地中海地区。橄榄油曾被用作灯油，还在宗教仪式中使用，最终被用于烹饪。西班牙、意大利和希腊是当今橄榄油的主要生产国，而且这三个国家都种植富含具有生物活性的多酚的橄榄品种。这些多酚包括油酸、橄榄苦苷、羟基酪醇、酪醇和刺激醛。这些化合物具有抗血管生成、抗炎、抗氧化特性，以及你将在第七章看到的独特的抗癌特性。特级初榨橄榄油（EVOO）是由压榨橄榄制成的，不含任何化学物质，未经提炼，并含有最高水平的生物活性物质和最佳的口感。它的保质期约为两年。

意大利马里奥·内格里药理研究所和米兰大学进行了一项研究，调查了意大利 2.7 万名食用特级初榨橄榄油、黄油、人造黄油和种子油的人。[64] 研究人员分析了他们的摄入量与不同类型癌症之间的关系，发现每天食用 3 ～ 4 汤匙橄榄油可以将食管癌的风险降低 70%，喉癌的风险降低 60%，口腔癌和鼻咽癌的风险降低 60%，卵巢癌的风险降低 32%，结直肠癌的风险降低 17%，乳腺癌的风险降低 11%。这些益处在其他脂肪中都没有发现。事实上，黄油会使患食管癌、口腔癌和鼻咽癌的风险增加一倍。种子油并没有降低癌症风险的作用。

买橄榄油的时候，一定要买特级初榨冷榨橄榄油。要找到有益健康的多酚含量最高的橄榄油，请仔细查看标签，看看它所使用的橄榄是否已被标注。通过选择单一品种的橄榄油，即只由一种橄榄制成的橄榄油，你可以选择一种由最有益于健康的橄榄制成的产品，包括科拉喜（来自希腊）、莫拉约罗（来自意大利）和皮瓜尔（来自西班牙）。从这些橄榄中提取的油味道很好，很适合烹饪、调制沙拉酱或抹在面包上。

树坚果（核桃、碧根果、杏仁、腰果、开心果、松子、夏威夷果）和豆类

坚果不仅是一种受欢迎的零食，还含有强有力的抗血管生成的 ω-3 多

不饱和脂肪酸。因此，坚果是一种抗血管生成的食品。

由哈佛医学院牵头、多个中心参与的一项研究调查了826名结肠癌三期患者，这些患者在进入临床试验前两个月接受了手术。[65]参与该项目的中心包括杜克大学、东南临床肿瘤研究联盟、纪念斯隆·凯特琳癌症中心、托莱多社区医院、蒙特利尔圣心医院、洛约拉大学、西北大学、芝加哥大学、弗吉尼亚肿瘤协会、加州大学旧金山分校和耶鲁大学。患者接受标准化疗，研究机构测量他们的坚果摄入量，并将其与癌症治疗的临床结果进行关联分析。结果表明，每周吃2份坚果可以降低57%的死亡风险。达到这一效果所需要的1份坚果量是7个完整的核桃，或18个腰果，或23个杏仁，或11个夏威夷果。

为了预防癌症，欧洲癌症与营养前瞻性调查研究调查了478,040个人的坚果摄入量，发现每天食用一份半坚果和坚果种子的女性患结肠癌的风险降低了31%。[66]为了达到这个效果，坚果的食用量应该是以下之一：11个完整的核桃，26个腰果，17个夏威夷果，或者4汤匙的松子。多伦多大学的另一项研究对来自多伦多和魁北克的1253名男性进行了研究，评估了他们坚果、种子和豆类等食物的摄入量。[67]就坚果或豆类而言，那些每天食用一份的男性患前列腺癌的风险降低了31%。如果是豆类，每天的食用量只需两汤匙。

黑巧克力（可可）

可可对健康的益处让巧克力爱好者欣喜不已。加州大学戴维斯分校的科学家们发现，可可中被称为原花青素的生物活性物质能够阻止激活血管细胞的信号，从而具有强大的抗血管生成作用。[68]我们小组对可可粉进行的研究表明，并非所有的巧克力都是一样的。我们在研究来自两个不同供应商的可可粉的抗血管生成作用时发现，其中一种样品的效力是另一种的两倍。

香料和香草

虽然目前尚没有人对香料的摄入量进行流行病学研究，但大量的实验室研究表明，厨房里常见的香草和香料含有抗血管生成活性物质和抗肿瘤活性物质。这些益处在新鲜和晒干的物品中都可以看到。迷迭香、牛至、姜黄、甘草和肉桂都有抗血管生成作用。[69]在细胞和实验动物中，这些都已被证明具有抑制肿瘤血管生成的有效作用。在你的食物中撒一些抗血管生成的香草和香料是一个好主意，还可以增加菜肴的香味。

需要更多血管生成的疾病

在血管生成防御方程式的另一边，通过饮食促进血管生长可以帮助滋养你的器官，避开疾病。你可能想知道，我可以安全地吃那些促进血管生成的食物，而不会引发癌症或其他有过多血管的疾病吗？答案是肯定的。记住，食物不能覆盖身体自身正常的血管生成设定值。这意味着抗血管生成的食物不会减少体内维持器官健康所需的血管数量。这也意味着刺激血管生成的食物不会关闭你身体的防御能力，从而让减少了的多余血管重新生长出来，所以它们不会导致疾病。饮食只能帮你增强自然的平衡状态。你可以滋养等式两边的血管生成健康防御系统，同时也可以通过饮食来战胜多种疾病。

饮食带来的血管生成在很多情况下都有助于你的器官茁壮成长。你的心血管系统需要血管来使其在最佳水平运行。当没有足够的血管来满足心

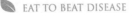
脏、大脑、腿或内脏器官的循环需求时，细胞就会缺氧并受到严重损坏。最终，它们会死去。

缺血性心脏病是由将血液输送到心肌的冠状动脉变窄引起的。缺血发生在血液供应不足的时候。在你的一生中，随着富含胆固醇的斑块在血管壁上生长，它们会阻塞一部分血液循环，导致胸痛，也就是众所周知的心绞痛。有些人患有遗传性疾病，如家族性高胆固醇血症，身体无法从血液中去除有害胆固醇（低密度脂蛋白）。如果你有这种疾病，你心脏病发作的风险是血脂水平处于平均值的人的五倍。作为对阻塞的一种反应，心脏会勇敢地尝试长出新的血管以增加血流量和含氧量，同时还会打开侧支血管。

不幸的是，血管生成常常不足或发生得太慢，无法满足受损心脏的高血流量需求。缺血加重，最终导致心肌无力和心力衰竭。心脏病是由冠状动脉斑块突然破裂引起的，而冠状动脉斑块会像活板门一样隔绝血管，阻断血液流动，造成阻塞之外的心肌死亡。如果你在这次事件中幸存了下来，你的心脏将长出新的血管来修复损伤，并绕过阻塞以减少更多的细胞死亡。但正如我们之前提到的，如果血管生成反应在危机发生前曾运行得更高效，那么损伤可能永远不会发生。

你的大脑也会遭遇同样的危机。当大脑血管变窄时，脑细胞就会缺氧。颈动脉阻塞时也会发生这种情况，而颈动脉是经颈部流向大脑的主干血管。大脑试图通过加快血管生成反应来形成自然的旁路通道。如果血管生成不足，未能形成旁路，脑组织便会慢慢死亡。血凝块也会被送到大脑，导致缺血性中风。中风还有其他原因，比如大脑出血，但无论是何种情况，都需要强有力的血管生成来避免严重的残疾或死亡。

心脏和大脑的动脉粥样硬化造成的动脉狭窄问题也会出现在腿部。这被称为周围动脉疾病，会导致流向下肢和脚部的血液不足。血液循环不畅使得你做任何运动都很困难，包括走路。肌肉缺氧会导致严重的抽筋。如果阻塞变得更严重，腿部组织最终将开始死亡。血管生成不足阻碍了腿部在这些情况下进行补偿工作。

慢性伤口通常以腿部和脚上无法愈合的皮肤溃疡开始。糖尿病患者尤其容易发生足部溃疡，因为足部神经供血不足，由此神经会缺血，然后死亡。许多糖尿病患者的脚没有感觉。因此，脚趾或脚底的小伤，即使是鞋子里一个小石子造成的，也会在你不知不觉中在脚底磨出一个洞。这些伤口很难愈合，因为糖尿病会干扰伤口的血管生成。无法愈合的伤口很容易感染，并且会在不知不觉中导致坏疽。

即使没有糖尿病，人也会出现很难处理的伤口。下肢静脉溃疡是老年人最常见的伤口，因为他们的静脉瓣膜不起作用。这会导致血液在小腿淤积，造成巨大的肿胀。这种背压最终会将小腿皮肤拉伸到起水疱并使水疱破裂的程度，形成一道浅浅的伤口。由于这些类型的伤口血管生成不足，愈合可能非常缓慢。

同样，压力性溃疡（或褥疮）也可能发生在给身体任何一个部位持续施加过大压力的人身上。卧床不起、无法活动的人会在臀部和尾骨附近形成溃疡。截肢者戴假肢时，他们的残肢承受着很大的压力。压力如果得不到缓解，就会破坏血管生成，致使溃疡部分愈合缓慢，而且常常会被感染。

勃起功能障碍是许多男性面临的一个严重的问题。它有许多潜在的原因，但血管生成不足、无法帮助把血液带到阴部神经肯定会破坏阴茎的功能。勃起功能障碍在控制不良的糖尿病患者中很常见，而且糖尿病患者足部的血管生成受损的现象也会出现在阴茎上。

脱发是血管生长不充分引起的。毛囊需要新的血管来满足营养需求。当这种生长受到损害时，头皮自然脱落后就无法长出新的头发。头皮循环不畅会损害头发正常生长的能力，导致脱发。

🌿 刺激血管生成的食物

　　直到几年前，还没有人知道食物可以促进血管生成并改善血液流动。但是目前的科学证据非常清楚，饮食有助于增加血液循环。以下是目前发现的刺激血管生成食物的清单。

谷物和种子

　　大麦是一种古老的谷物，通常用来做汤、炖菜和酿造啤酒。它富含膳食纤维，已被证明可以降低血胆固醇。大麦中的生物活性物质是 β-D-葡聚糖，它能激活血管生成，在缺氧的器官中生成新的血管。[70]意大利比萨市圣安娜高等学校生命科学学院的研究人员研究了大麦对长在培养基中的人类血管细胞的影响，以及大麦对心脏病发作的老鼠心脏的影响。[71]他们研制了一种富含大麦 β-D-葡聚糖的意大利面，并喂给老鼠吃。与不吃大麦 β-D-葡聚糖的老鼠相比，吃大麦 β-D-葡聚糖的老鼠心脏病发作后的存活率提高了一倍。科学家们发现大麦 β-D-葡聚糖能促进心脏的血管生成。新的血液供应保护了心脏，减少了心脏病发作造成的损害。研究人员还发现，在老鼠的饮用水中添加大麦 β-D-葡聚糖同样可以保护心脏免受损害。

　　亚麻籽、葵花子、芝麻、南瓜子和奇亚籽等种子都是营养丰富的零食，含有一种叫作木脂素的生物活性物质。其中一种木脂素——亚麻木脂素（SDG），已经被证明可以在心脏病发作后刺激心脏的血管生成。康涅狄格大学健康中心分子心脏病学和血管生成实验室的研究人员给实验鼠喂食高胆固醇食物，然后诱发实验性心脏病发作。[72]研究人员把老鼠分成两组，给其中一组喂食含有亚麻木脂素的食物。在心脏病发作后，研究人员评估了动物的恢复情况和死亡率。被喂食具有生物活性的种子的动物，其促进血管生成的生长因子血管内皮生长因子增加了 2 倍。与没有被喂食具有生物活性的种子的老鼠相比，它们心脏的新血管多 33%，心脏的泵血效率高 22%，因心脏病发作而受损的组织的大小也要小 20%。含有亚麻木脂素的种子还有另一个好处：它们富含膳食纤维，可以降低胆固醇，并为肠道微生物组提供养分。这增加了其他层面上的益处，可以保护你的心脏和健康。

含有熊果酸的食物

熊果酸是一种强大的生物活性物质，属于三萜类化合物，存在于人参、迷迭香、薄荷和包括苹果皮在内的果皮中。在实验室中，熊果酸能刺激有益的血管生成，并能帮助长出新的毛细血管，促进腿部循环受损的老鼠的血液流动。[73] 值得注意的是，它还能抑制那些滋养癌细胞的有害的血管生成。[74] 因此，这种生物活性物质是一个独特的因素，可以同时在血管生成方程式的两边发挥作用，有助于确保这种健康防御系统处于平衡中。许多干果，如无核葡萄干、樱桃干、蔓越莓干和蓝莓干，都含有熊果酸，因为它们在晒干时果皮完好无损。[75]

富含槲皮素的食物

槲皮素是一种生物活性物质，可以在组织缺氧时刺激血管生成，但不会引发癌细胞的生长。[76] 事实上，槲皮素能在患有淋巴瘤和乳腺癌的动物体内抑制炎症和肿瘤血管生成，因此也能在血管生成方程式的两边起到作用。[77] 这种双管齐下的方法可以预防癌症和心脏病。含有槲皮素的食物包括刺山柑、洋葱、红叶莴苣、青辣椒、蔓越莓、黑李子和苹果。

将它们组合在一起

特定的食物和饮料可以激活你的血管生成防御系统，帮助保持健康的平衡状态。食用正确的食物可以击退和去除过多的血管，以防止癌症、子宫内膜异位症、视力丧失、关节炎、阿尔茨海默病，甚至肥胖症等疾病，因为这些疾病都与你体内异常的新血管生长有关。富含天然的抗血管生成物质的食物和饮料可以增强你身体自身对病态血管生长的天然防御能力，让这些疾病无法站稳脚跟。另外，含有天然的血管生成刺激因子的食物和饮料可以帮助你的身体在急需循环的地方，如心脏、大脑、皮肤、神经，甚至毛囊，保持其强健性。血管的健康生长能使你的器官维持它们的形态和功能。

血管生成饮食法很容易被应用到日常生活中。你只需知道自己的血管如何影响你的健康，然后学会识别那些可以让你的健康循环蓬勃发展且不失控的食物、饮料和成分。人们发现了越来越多的食物可以帮助你的身体控制血管生成，这意味着你有很多选项来匹配自己的个人饮食偏好。如果你注重健康，只想优化自己的防御系统，那么你可以在家里储备这些新鲜的影响血管生成的食物。你可以在市场上寻找它们，也可以在餐馆点餐时于菜单上寻找。重要的是，如果你正与某种依赖血管生成的疾病做斗争，那么你要知道，你的饮食是你能够开给自己的一张健康处方。

影响血管生成的主要食物

抗血管生成的主要食物			
杏仁	（鲟鱼）鱼子酱	荔枝	红黑皮番茄
凤尾鱼	樱桃	夏威夷果	红鱼
苹果汁	圣女果	鲭鱼	罗马花椰菜
苹果——蛇果、澳洲青苹、斑皮苹果	栗子	杧果	迷迭香
杏	（深色）鸡肉	菲律宾蛤仔	三文鱼
北极红点鲑	肉桂	明斯特奶酪	圣马扎诺番茄
啤酒	鸟蛤	菜豆	沙丁鱼
大眼金枪鱼	蔓越莓	油桃	海鲷
黑鲈鱼	黑巧克力	（特级初榨）橄榄油	海参
黑豆	东方牡蛎	乌龙茶	海鲈
黑覆盆子	埃丹奶酪	牛至	日本煎茶
红茶	埃门塔尔奶酪	太平洋牡蛎	大豆
黑莓	（三文鱼）鱼卵	桃子	刺龙虾
蓝莓	豪达奶酪	碧根果	鱿鱼
蓝鳍金枪鱼	绿茶	松子	墨鱼汁
青鱼	鲻鱼	开心果	斯蒂尔顿奶酪
小白菜	鳕鱼	李子	草莓
腌鲻鱼卵	大比目鱼	石榴	剑鱼

续表

西蓝花	伊比利亚橡果火腿	鲳鲹鱼	橘红色番茄
球花甘蓝	亚尔斯贝格奶酪	帕尔马火腿	铁观音茶
卡芒贝尔奶酪	茉莉花茶	虹鳟鱼	金枪鱼
腰果	海鲂	覆盆子	姜黄
花椰菜	羽衣甘蓝	红鲷鱼	核桃
洋甘菊茶	甘草	红葡萄酒	黄尾鱼
刺激血管生成的主要食物			
苹果皮	樱桃（干）	人参	芝麻
苹果	奇亚籽	洋葱	无核葡萄干
大麦	辣椒	薄荷	葵花子
黑李子	蔓越莓	南瓜子	
蓝莓（干）	蔓越莓（干）	红叶莴苣	
刺山柑	亚麻籽	迷迭香	

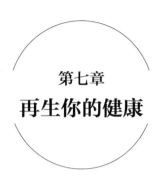

第七章

再生你的健康

　　人人都想保持年轻，希望尽可能久地保持活力，这样才能真正享受生活提供的一切。即使你对活到一百岁不感兴趣，你仍然希望脚步轻快，思维敏捷。科学告诉我们，我们可以通过食物来抵消衰老带来的影响，因为食物能刺激我们的干细胞，让它们像我们还年轻时那样活跃。单纯的衰老会使我们干细胞的数量和效力下降，并减缓身体再生的速度。选择正确的食物可以帮助你激活干细胞，从而有助于肌肉生长，保持活力，减缓衰老带来的破坏。

　　干细胞不仅能让你保持年轻，还能再生因衰老而受损的组织。回想一下德国洪堡的一项研究，该研究表明，如果循环干细胞的基线水平较低，心脏病发作患者或中风患者的存活率也较低。我们在第一部分了解到，一种叫作内皮祖细胞的特殊类型的干细胞支持新生血管的生成。但这些干细胞也能修复并再生因衰老和高胆固醇而受损的血管，保护心血管健康。生活方式的改变，如戒烟、锻炼或服用他汀类药物，会使更多的内皮祖细胞

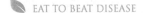
进入血液，从而增强这种效果。一些食物和饮料也能做到。

吃巧克力可以降低患冠状动脉疾病的风险，这似乎违反直觉，但巧克力是一种召唤干细胞的食物。可可粉含有一种叫作黄烷醇的生物活性物质。流行病学家长期以来一直认为，食用含有黄烷醇的食品与降低心血管疾病导致的死亡率之间存在关联。[1]

加州大学旧金山分校的研究人员探索了一种由可可制成、黄烷醇含量高的巧克力饮料是否会影响干细胞和血管健康。[2]他们招募了16名已知患有冠心病的人，将这些人分成两组。其中一组喝的是黄烷醇含量较低的热可可，每份只有9毫克。另一组喝的是黄烷醇含量高的热可可，每份375毫克（黄烷醇含量约为第一组的42倍），用一种叫可维诺的粉末制成。两组人每天喝两次热可可，持续30天。

在研究结束时，研究人员比较了患者实验前后的血样。令人惊讶的是，喝高含量黄烷醇热可可的参与者血液循环中的干细胞数量是喝低含量黄烷醇可可的人的两倍。研究人员想看看可可是否能增加血流量，因此，他们采用了一种叫作"血流介导扩张"的测试。这个测试使用一个血压袖带和一台超声波扫描仪来测量在被压迫后要恢复血流量时血管扩张的速度。扩张速度快表明对血管壁的损害更小，总体上更健康。高含量黄烷醇可可组的实验结果比开始时好一倍，说明可可对循环功能有益。事实上，研究人员报告说，可可对干细胞水平的有益影响与他汀类药物相当。他汀类药物是一种常见的降胆固醇药物，也被认为可以提高干细胞水平。[3]

巧克力只是我们发现的可以增加自身再生能力的食物之一。骨髓、皮肤、心脏和其他器官中的干细胞可以通过我们吃什么和怎么吃来发挥作用。吃那些有益于再生的食物能让你从内到外都更加健康，并不断重建你的器官，使它们处于最佳状态。那些能够动员干细胞的食物有助于缓和和预防器官损伤，而器官损伤是随着年龄的增长不可避免的。干细胞还可以帮助逆转糖尿病、心血管疾病、吸烟、高胆固醇和肥胖所带来的危害。想象一下，如果从心脏病发作或中风中康复的病人可以在医院或家里按照特殊的菜单进餐，而设计这种菜单的目的是激活干细胞以修复他们的心脏和大脑，加快康复速度。再想象一下，如果他们在童年或青年时期就开始食用促进再生的饮食。他们也许能完全避开疾病。

你将在新闻中听到，人们正利用 3D 技术打印器官，或者利用可注射或可植入的基因工程细胞来发展再生疗法，这些成就令人兴奋。不过你需要知道的是：大自然母亲早已胜过了这些努力，用食物和饮料来动员我们的干细胞。还有一些食物和饮食模式你应该避免或尽量减少，因为它们实际上会损害你的干细胞，削弱你的再生防御能力。但这个"故事"有点曲折：虽然大多数干细胞都是有益的，有些特殊类型的干细胞却是有害的，可能形成癌症。这些是肿瘤干细胞，需要被摧毁。有些食物也能做到这一点。

🌿 重大疾病：干细胞增多能帮助治愈它们

对有些疾病而言，人体可以通过促进干细胞的生长来改善健康。这包括任何与衰老相关的疾病，如帕金森病和阿尔茨海默病。[4] 许多心血管疾病有一个共同的特点，那就是血管内壁的损伤需要修复和再生。在心力衰竭的情况中，虚弱的心脏试图调用干细胞来再生心肌，但能调用的干细胞通常太少，而且为时已晚。在大脑中，干细胞可以在缺血性中风后再生脑细胞。它们还有助于新生血管的再生，以恢复苦苦支撑的脑组织中的血液流动。当你腿部的肌肉、肌腱和神经开始因周围动脉疾病而死亡时，身体会召唤干细胞来试图逆转这种损伤。脚、脚踝和小腿的慢性伤口需要干细胞来再生健康的组织并愈合伤口，以避免感染和致命的坏疽。

糖尿病是一种综合性疾病，患者会新陈代谢紊乱、器官受损。糖尿病患者高水平的血糖会损害他们的干细胞，减少干细胞的数量，削弱身体修复器官的能力。这可能导致许多破坏性后果：糖尿病心肌病（心力衰竭）、糖尿病肾病（肾衰竭）、糖尿病神经病变（神经死亡）、糖尿病足溃疡（慢性伤口）、糖尿病视网膜病变（视力丧失）。说到眼疾，眼科医生已经在早期的临床试验中证明了干细胞在年龄相关性黄斑变性再生治疗中的益处。[5]

实验室研究表明，注射造骨干细胞可以改善骨质疏松症。[6]干细胞可以在创伤后、整形修复手术之后或者癌症手术之后再生皮肤。对骨关节炎而言，干细胞可以再生和重建软骨。[7]在脊髓受损和周围神经受损之后，它们还能再生新的神经。研究人员正在探索使用干细胞让脱发患者长出新的头发，并且让勃起功能障碍患者恢复阴茎功能。[8]甚至有令人信服的证据表明，干细胞可以用于治疗某些形式的自闭症、帕金森病和急性脑损伤。[9]

增强干细胞功能的食物

人们正在研究包括可可在内的多种食物对我们干细胞的有益作用。通过支持身体的再生防御系统，这些食物有很多积极的作用，包括修复受损的器官以及平衡摄入过多脂肪所带来的影响。

鱼油

正如我们在第六章所了解的，在鱼类中发现的 ω-3 多不饱和脂肪酸可以减轻血管炎症和动脉粥样硬化造成的损害，从而使心脏和大脑受益。一些最高水平的来自海洋的 ω-3 多不饱和脂肪酸存在于鳕鱼、金枪鱼、琥珀鱼（黄尾鱼），以及菲律宾蛤仔、鸟蛤等贝类中。亚洲的一种美食——海参，也富含这种脂肪酸。

蒙特利尔大学的科学家发现，富含鱼油的饮食可以增加血管内皮干细胞的产量，而血管内皮干细胞可以再生缺氧的肌肉。[10] 在实验室里，他们研究了肢体缺血的老鼠，它们血流量不足，致使其肌肉面临着严重受损的危险，这与患有严重的周围动脉疾病的人的情况相似。这些老鼠连续 21 天都被喂食含有 20% 鱼油（高 ω-3 脂肪酸）的食物或含有玉米油（更容易引发炎症的 ω-6 脂肪酸）的食物。结果显示，与食用玉米油的人相比，食用鱼油的人体内产生的内皮祖细胞要多 30%，从而改善了血液循环，减少了腿部肌肉的损伤。

研究人员还直接在分离的干细胞上测试了这两种油。他们将一些细胞暴露在富含 ω-3 的鱼油中，另一些则暴露在玉米油中，然后观察干细胞的表面迁移能力，这是再生所需要的功能。暴露在鱼油中的干细胞比暴露在玉米油中的干细胞的迁移能力强 50%。这项研究表明，食用鱼油可以帮助干细胞改善循环功能。

墨鱼汁

墨鱼汁通常来自墨鱼，含有生物活性物质，不仅能抑制血管生成，还能保护干细胞。中国海洋大学的科学家将这种 "墨汁" 喂给遭受辐射损伤的老鼠，观察其对骨髓干细胞的影响。[11] 辐射导致骨髓受到抑制，并破坏了骨髓内的干细胞。一组老鼠连续 40 天都喝了墨鱼汁，另一组只注射生理盐水。结果表明，与没有喝墨鱼汁的老鼠相比，被喂食了墨鱼汁的老鼠明显能够保护骨髓中的干细胞，因此这些老鼠能够再生更多的血细胞，包括免疫细胞。该研究表明墨鱼汁可以保护和增强遭受辐射损伤后的干细胞的再生能力。

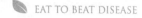
全麦

全谷物食品更健康，因为它包括谷物的外壳，其中含有纤维，也包括含有多种具有生物活性的多酚的内芯。普通小麦（*Triticum aestivum*）是一种古老的驯化谷物，至少可以追溯到 12,000 年前，它被用于制作面包和其他烘焙食品。流行病学研究表明，吃全谷物食物可以降低许多疾病的患病风险，包括心血管疾病和糖尿病。[12] 意大利比萨大学的科学家发现，全麦提取物能使内皮祖细胞活得更长，功能更强。[13]

四季豆

四季豆（特别是"快乐女士"品种的四季豆，一种普通四季豆）所含的一种成分已被证明可以保护内皮祖细胞免受自由基的氧化性损伤，并提高其存活率。[14] 四季豆可以新鲜食用，也可以晒干食用，人们种植和用于烹饪的四季豆品种有许多。

黑果腺肋花楸

黑果腺肋花楸是一种深色、蓝莓大小的水果，产自生长在北美和欧洲的一种耐寒灌木黑果腺肋花楸（*Aronia melanocarpa*）。它的颜色告诉你它富含多酚。这些浆果有时被称作野樱莓，在东欧历来被用于制作果酱和果汁，但由于其健康特性，它在世界各地越来越受欢迎。波兰华沙大学的科学家检测了健康年轻人血液中的内皮祖细胞，发现将它们暴露在花楸果提取物中可以保护干细胞免受应激的影响。接触花楸果还提高了干细胞迁移和参与血管再生的能力。[15]

米糠

稻谷来自田地，外面覆盖着一层坚硬、可食用、富含维生素的麸皮。在精加工糙米的过程中，这层麸皮经常被去除并丢弃，以将糙米转化为白米，但它实际上含有许多促进健康的生物活性物质，包括 β - 葡聚糖和多酚阿魏酸。米糠也是膳食纤维的良好来源。

来自西班牙塞维利亚大学、莱里达大学，德国萨尔大学和莱比锡大学的研究人员发现，米糠中的阿魏酸可以保护和提高内皮祖细胞的活性和存活率。他们让 5 名健康的志愿者服用从米糠中提取的阿魏酸，持续 15 天。研究人员在研究前后分别从志愿者身上提取血液样本，分离出他们的干细胞，并将它们放在塑料培养皿中培养。然后，他们将干细胞暴露在过氧化氢中，而过氧化氢会产生破坏细胞的氧化应激[1]。

对那些在暴露于米糠提取物之前被分离出来的干细胞来说，过氧化氢会通过一个名为细胞凋亡（细胞自杀的一种形式）的过程致使干细胞死亡，其死亡率是正常水平的 4.7 倍。然而，那些在暴露于米糠之后被分离出来的干细胞完全不受这种生化应激的影响，能够正常存活。[16]

吃高饱和脂肪的食物会破坏血管内壁，导致血管狭窄且形成斑块，从而引发心血管疾病。科学家在实验室中发现，在食用高脂肪食物的老鼠的饮食中添加米糠可以降低动脉硬化的发生率。[17] 干细胞的一项工作是保护血管内壁不受损伤，食用米糠使得动脉粥样硬化斑块减少到原来的 5/13。综上所述，这些研究表明米糠可以保护参与修复高脂肪饮食引起的血管损伤的干细胞。

关于糙米的一个重要警告是：一些收割糙米的田地砷含量很高。糙米

---

[1] 体内产生活性氧过多和（或）清除活性氧能力过低（抗氧化酶活性减弱或抗氧化剂浓度降低），致使体内氧化还原失衡的现象。

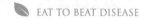
比白米有更多暴露在外的外壳，因此它的砷含量能比白米高80%。根据美国杂志《消费者报告》做的一项研究，最安全的糙米来自加利福尼亚、印度和巴基斯坦，这些地方糙米的砷含量比其他地方的少1/3左右。[18]

姜黄

姜黄是姜科植物的根茎，通常用于东南亚菜中。它可以新鲜食用，但更常见的是干燥后把它磨成鲜艳的橙色粉末，用作香料和传统药物。姜黄中主要的生物活性成分是姜黄素，它具有抗炎、抗氧化、抗血管生成和促进再生的特性。中国苏州大学的一项研究检测了患有糖尿病且腿部循环不良的老鼠。[19] 与没有糖尿病的老鼠相比，糖尿病老鼠循环内皮祖细胞的数量显著减少，只有一半，这与糖尿病人的情况相似。让糖尿病老鼠口服溶有姜黄素的橄榄油两周。在服用姜黄素之后，糖尿病老鼠的内皮祖细胞增加了一倍，或者恢复到了非糖尿病老鼠的正常水平。而且老鼠腿部的血流量也有了显著改善，增加了7倍之多。考虑到这是一种香料，可以增加许多菜肴的味道，糖尿病人不妨经常食用姜黄。

白藜芦醇含量高的食物和饮料

白藜芦醇是一种生物活性物质，大家都知道它存在于葡萄、红葡萄酒和葡萄汁中，但是它也存在于蓝莓、蔓越莓、花生，甚至开心果中。在自然界，白藜芦醇是一种天然的杀真菌剂，可以对抗破坏植物的真菌，因此这是属于植物健康防御系统首要组成部分的生物活性物质。

当人们摄入白藜芦醇时，不同类型的人体细胞受到刺激，行为也被影响。例如，白藜芦醇会激活心脏干细胞，这些干细胞通常潜伏在你的心脏

中，但在应激反应下能够再生心脏组织。苏州大学、昆山市第三人民医院
和南京医科大学的科学家研究了白藜芦醇对老鼠心脏干细胞的影响。他们
每天给健康的正常老鼠服用白藜芦醇，持续一周，发现即使在没有疾病的
情况下，白藜芦醇也会使心脏组织中心脏干细胞的数量增加 0.7 倍。

在心脏病发作的老鼠身上，研究人员注射了 100 万个心脏干细胞，以
观察它们是否能挽救心脏。被注射干细胞的同时还服用了白藜芦醇的动物，
其心脏里的血管数量增加了，心脏干细胞的存活率几乎增加了一倍。[20]

白藜芦醇在实际摄入过程中面临的挑战是，它在红葡萄酒和大多数食
物中的含量太少，所以人们需要摄入大量葡萄酒才能与大多数研究的用量
相匹配。正因为如此，白藜芦醇可能是少数几个例外之一，即生物活性物
质可能更适合从浓缩补充剂而不是从真正的食物中获得。

富含玉米黄质的食物

玉米黄质是一种生物活性物质，属于类胡萝卜素。它是一种色素，使
玉米和藏红花呈现橙黄色，但它在绿叶蔬菜中也很常见，如羽衣甘蓝、芥
菜、菠菜、西洋菜、芥蓝、牛皮菜和蕨菜。玉米黄质在枸杞中的含量也很
高，枸杞干果是一种红色又扁平的椭圆形浆果，被用于亚洲凉茶、汤和炒
菜中。这种生物活性物质对眼睛的健康非常重要。食用含有玉米黄质的食
物后，玉米黄质会积聚在视网膜上，也就是眼睛后部感觉光线并将其传递
给大脑的那一层。临床研究表明，食用玉米黄质有助于保护眼睛免受年龄
相关性黄斑变性致盲的影响。[21]

来自中国广州暨南大学和深圳市第三人民医院的科学家研究了玉米黄
质对干细胞的影响。他们用抽脂法从人体脂肪中提取干细胞，并将其暴露
于玉米黄质中。这些干细胞比没有暴露在玉米黄质中的干细胞存活得更好，

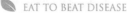
并且显示出较少的炎症迹象。

　　然后，科学家测试玉米黄质是否能帮助干细胞拯救因患病而受损的器官。他们将200万个间充质干细胞注射到肝脏衰竭的老鼠体内，这些干细胞是从人类脂肪组织中提取的，因此它们可以再生老鼠的肝脏。一些老鼠被注射了先接触过玉米黄质的干细胞，其余老鼠被注射了未经处理的干细胞。7天后，普通干细胞疗法将肝脏损伤减少了大约一半。然而，在注射了用玉米黄质处理过的干细胞的老鼠中，干细胞在同一时期减少了75%的肝损伤。[22]

　　这项研究的结果表明，食用含有玉米黄质的食物可能有助于我们的干细胞在器官再生方面的表现。

富含绿原酸的食物

　　绿原酸是另一种强大的生物活性物质，大量存在于咖啡中，也存在于红茶、蓝莓、桃子、新鲜李子和李子干、茄子，甚至竹笋中。它具有抗炎、抗血管生成和降血压的作用。[23] 它的益处还包括保护干细胞。中国南昌大学的研究人员研究了绿原酸如何影响与器官愈合和再生有关的间充质干细胞的存活情况。他们发现，当干细胞暴露于绿原酸中时，它们对应激的抵抗力更强，存活率提高了一倍，从而提高了它们参与保持身体器官健康的能力。[24]

黑覆盆子

　　黑覆盆子的深色和酸味表明，它含有许多有效的生物活性物质，如鞣花酸、鞣花单宁、花青素和槲皮素。事实上，一种由黑覆盆子制成的膳食补充剂已经在临床上显示出对结肠癌患者和糖尿病前期患者的益处。[25] 黑覆盆子中的鞣花酸能激活干细胞。[26] 首尔高丽大学安南医院的研究人员研究了这种浆果对 51 名患有代谢综合征的患者的影响。[27] 这是一组危险的健康状况的集合，如肥胖、高血糖、高血压、高甘油三酯和低高密度脂蛋白（有益胆固醇），任何有这些情况的人罹患心血管疾病的风险都很高。研究人员在研究开始时抽取了他们的血液，并测量了他们循环干细胞的数量。然后研究人员每天给患者服用黑覆盆子粉或安慰剂，总共服用 12 周。

他们发现：吃黑覆盆子粉的人，其循环内皮祖细胞增加了 30%，而那些吃安慰剂的人则由于代谢综合征，其干细胞水平实际上降低了 35%。研究人员测量食用黑覆盆子粉的人的血管硬度时发现这些人的血管硬度在 12 周内有所下降，这反映了他们的血管更健康，得到了更多的循环干细胞带来的益处。

中国芹菜

中国芹菜是亚洲常见的蔬菜，与西方芹菜相比，中国芹菜茎更细，味道却更重。你可能在中式炒菜中吃到过，因为正宗中餐馆的菜单上一般会有这道菜。中国芹菜的叶子、茎和种子都是可食用的，并且含有多种促进健康的生物活性物质，其中一种就是 3- 正丁基苯酞（NBP）。[28] 3- 正丁基苯酞之所以重要，是因为它在 2002 年被中国监管机构批准为一种药物，供医生用于中风患者的神经保护治疗。[29] 3- 正丁基苯酞也存在于含有芹菜籽提取物的补充剂中，可以改善大脑循环，降低大脑炎症，使神经生长，并减少中风对大脑的损害。[30]

中国苏州大学的研究人员研究了 3- 正丁基苯酞如何帮助中风患者康复。他们招募了 170 名患有急性缺血性中风的人，这是一种血凝块导致血液流动中断并引发部分大脑死亡的疾病。[31] 在试验中，一些患者口服 3- 正丁基苯酞，而另一些只接受标准治疗。研究人员分别在治疗 7 天、14 天和 30 天后抽血。在所有患者中，中风后血液中干细胞的数量都立即增加，这是人们对再生健康防御系统的预期反应，但在仅接受标准治疗的患者中，干细胞水平在第 7 天之后下降。与此相反，在接受 3- 正丁基苯酞治疗的患者中，他们的循环干细胞稳步增加。到第 30 天，接受 3- 正丁基苯酞治疗的患者的循环干细胞水平比只接受标准治疗的患者高 75%。脑部 CT 扫描显示，服用 3- 正丁基苯酞的人，其中风部位的血流量也有所改善，这可以解释为被召唤到脑部受损部位的干细胞的数量在增多。

虽然这些结果来自一种药物形式的 3- 正丁基苯酞，但它表明，中国芹菜中含有的一种生物活性物质具有激活干细胞的特性，这可能有助于中风等大病之后的器官愈合和再生。

杧果

杧果是一种核果，果肉非常甜，呈橘黄色，可以生吃、熟吃、制成果干或腌制，还可以把它和其他食材一起烹饪，常见于东南亚和拉丁美洲的菜肴中。尽管杧果含有多种具有生物活性的类胡萝卜素，使果肉呈现橘黄色，但它还含有一种独特的生物活性物质——杧果苷，具有抗肿瘤、抗糖尿病和促进再生的特性。[32] 在实验动物中，杧果苷被证明可以通过再生胰腺中的胰岛 β 细胞来改善血糖控制，其中，胰岛 β 细胞产生胰岛素。

中国西南部的四川省医学科学院·四川省人民医院、四川大学和乐山市人民医院的科学家发现，杧果苷能让老鼠胰腺中胰岛 β 细胞的数量增加 67%，并能激活再生基因和生产胰岛素的基因，从而提高老鼠胰岛素的分泌量。[33] 其他科学家已经证明杧果苷可以促进骨骼再生。[34] 这些实验研究采用了注射杧果苷法，因此我们无法直接将剂量换算成杧果食用量，但结果表明杞果苷具有显著的生物活性。

增强干细胞活性的饮料

红葡萄酒

适量饮用红葡萄酒有益于健康。中国台北荣民总医院的研究人员对 80 名 30 多岁健康人的干细胞进行了研究。他们每天喝以下饮品之一：红葡萄酒（半杯）[35]、啤酒（一罐）、伏特加（一小杯）或者水，连续 3 周。[36] 在研究期间，除了上述指定的饮料，他们被禁止喝茶、葡萄汁或所有其他酒精饮料。在研究开始时，所有人的血压、干细胞水平和其他身体参数都很相似。

3 周后，血液检测显示，喝红葡萄酒的人血液循环中的内皮祖细胞水平增加了一倍。喝啤酒、伏特加或水的受试者并不享有同样的益处。当这些干细胞暴露于红葡萄酒或白藜芦醇中时，它们具有更强的迁移、形成血管和存活能力。此外，喝红葡萄酒的人血管扩张的能力提高了 35%，这是血管健康的一个表现。喝红葡萄酒的人血液中一氧化氮这种强大信号的含量也增加了 50%，而一氧化氮是人体保持健康的最基本信号之一。一氧化氮不仅能帮助血管扩张，还能刺激血管生成，促进愈合，并发出信号来激活干细胞。

说到红葡萄酒，并非越多越好。研究人员报告说，每天喝 1～2 杯葡萄酒能看到这种益处，但喝得越多，益处就越小。大家必须知道一点：高浓度的酒精实际上会损害干细胞，并干扰它们再生器官的能力。所以，和饮食中的大多数食物一样，适度是关键。

意大利马里奥·内格里药理研究所的研究人员分析了 13 项关于红葡萄酒及其对心血管疾病影响的临床研究，这一综合研究涉及 209,418 人。

他们分析后得出结论，饮用红葡萄酒与动脉粥样硬化整体风险降低 32%有关。[37]

啤酒

啤酒经酵母发酵酿制而成，啤酒生产过程中使用的啤酒花含有生物活性多酚，如黄腐醇，这些多酚最终进入了啤酒。这些生物活性物质可以解释适度饮用啤酒（每天 1 ～ 2 杯）可使心血管疾病引起的死亡风险降低 25%。[38] 相比之下，杜松子酒或伏特加等鸡尾酒是蒸馏酒精饮料，不含多酚。毫不奇怪，这些饮料对健康没有好处。

西班牙巴塞罗那大学的研究人员研究了啤酒对内皮祖细胞的影响，研究对象为 33 名年龄在 55 岁至 75 岁之间的男性，他们都患有糖尿病，并存在其他心血管疾病的风险因素，如吸烟、肥胖、高胆固醇或者有早期心脏病家族史。[39] 他们让这些人连续 4 周，每天都喝 2 杯普通的含酒精的啤酒，或者喝 1 杯不含酒精的啤酒，又或者喝 2 小杯杜松子酒。在研究开始和结束时抽取血液来计算循环干细胞的数量。结果表明：饮用含酒精啤酒的男性的循环内皮细胞增加了 7 倍，饮用不含酒精啤酒的男性则增加了 4 倍，而喝杜松子酒的人没有增加干细胞。啤酒还增加了血液中一种蛋白质的含量，这种蛋白质可以募集干细胞，被称为基质细胞衍生因子 –1（SDF–1）。

研究人员随后比较了啤酒和杜松子酒的效果，发现与啤酒相比，喝杜松子酒的男性血液中的循环内皮祖细胞有所减少，干细胞募集蛋白也更少。显然，如果你想保护自己的干细胞，啤酒是比烈酒更好的选择。但是请记住，就像葡萄酒一样，啤酒并非喝得越多越好，因为酒精对干细胞有很大的毒性。

绿茶

绿茶有许多经过充分研究的健康益处，其中之一就是激活再生系统。这已经在吸烟者身上进行了研究。从化学的角度来说，吸烟会灼烤血管内壁，从而增加动脉粥样硬化和心血管疾病的患病风险。吸烟也会损害干细胞，减少循环干细胞的数量。吸烟的人血液中的干细胞比不吸烟的人少60%，这是不提倡吸烟的另一个原因。[40]

韩国全南国立大学医院和日本名古屋大学医学研究生院的研究人员研究了饮用绿茶对吸烟者干细胞的影响。[41]他们招募了20名已经吸烟6年的近30岁的年轻人，让他们连续2周，每天都喝4杯绿茶（总共56杯）。研究人员在研究开始和结束时抽取了受试者的血液，以计算现存循环内皮祖细胞的数量。结果显示，喝绿茶在2周里使循环干细胞的数量增加了43%。

在研究期间，绿茶还改善了吸烟者血管的健康，他们的血管扩张反应提高了29%。在实验室里，科学家发现绿茶及其儿茶素能刺激大脑、肌肉、骨骼和神经的再生，并能促进伤口愈合。[42]绿茶对全身的再生系统都有好处，这也是推荐喝绿茶的另一个原因。

红茶

人们曾经认为红茶没有健康益处，因为它经过发酵，比绿茶含有更少的多酚。但意大利拉奎拉大学的研究人员已经证明，红茶实际上可以动员干细胞。[43]为了研究这种影响，他们招募了19名50多岁的人，这些人最近刚被诊断出患有轻度至中度高血压，但尚未接受任何药物治疗。受试者没有其他疾病，也没有服用任何药物。研究人员给他们一杯红茶或安慰剂饮料，让他们连续一周每天喝两次，并且告诉他们不要在茶里加任何牛奶、糖或其他添加剂。研究人员测量了他们血液中循环内皮细胞的数量。一周后，饮用红茶可使循环内皮祖细胞增加56%。每天喝两杯红茶也能改善血管系统的健康状况，这可以从喝红茶的人血管扩张能力的提高看出来。为了观察红茶是否能保护血液循环免受膳食脂肪的影响，研究人员让受试者食用高脂肪的攒奶油，然后再喝红茶。吃攒奶油对血液流动有着惊人又迅速的负面影响。事实上，在吃了攒奶油后的两小时内，血管扩张率下降了15%。然而，喝红茶可以保护饮茶者的血液流动不受这种影响，并保持血管扩张的能力。

增强干细胞活性的饮食模式

虽然我们一直专注于寻找特定食物和饮料影响干细胞的证据，但总的饮食模式对身体的再生能力也有其有益的影响。

地中海饮食

地中海饮食最初并不是一种正式的饮食，而是生活在地中海国家的人们广泛使用的饮食模式。明尼苏达大学的安塞尔·基斯和他的同事于1958年开始了著名的"七国研究"，他们首先从意大利和希腊收集了关于这种饮食方式的数据。这项研究调查并比较了生活在意大利、希腊、南斯拉夫、荷兰、芬兰、日本和美国的12,000多名男性所吃的食物与其健康之间的关联性。这是表明饱和脂肪的摄入量与心脏病之间存在联系的首批研究之一。长期以来，地中海地区的饮食都与相对更好的心脏健康状况联系在一起。现在，我们从许多不同的临床和流行病学研究中了解到，地中海饮食降低了罹患多种慢性健康疾病的风险。这种饮食模式的特点在于它包括水果、蔬菜、全谷物、豆类、坚果、橄榄油和鱼——多样性是其特征，每种食物都含有各自丰富的激活健康防御的生物活性物质。

地中海饮食的有益影响包括刺激干细胞以帮助身体再生。西班牙科尔多瓦大学的研究人员调查了20名健康的老年人（65岁以上的10名男性和10名女性），他们食用含有特级初榨橄榄油的地中海饮食，或者高饱和脂肪酸的饮食（脂肪含量为38%的黄油），或者低脂肪、高碳水化合物的饮食（核桃、饼干、果酱、面包），持续4周。在研究开始和结束时，研究人员测量了这些老年人血液中的循环内皮祖细胞。研究结果显示，与含有饱和脂肪或高碳水化合物的不太健康的饮食相比，食用地中海饮食的人，其循环内皮祖细胞增加了4倍。[44]

为了测试饮食是否影响血液流动，研究人员进行了一项叫作缺血反应性充血试验的测试。这项测试在受试者上臂绑上标准的血压袖带，并使用激光测量血管在被压迫4分钟后的恢复情况。给袖带充气以暂时切断血液流动。袖带松开后血液流动恢复正常的程度反映了受试者循环健康的整体状况。在西班牙的研究中，与食用饱和脂肪饮食的人相比，食用地中海饮食或低脂肪、高碳水化合物饮食的人的血流恢复速度高0.5倍，这与较高的内皮祖细胞水平有关。这些干细胞保护血管内壁，使血管更加健康。

这项关于地中海饮食对干细胞影响的研究为理解其对心脏健康的益处提供了一个全新的视角。

热量限制与禁食

热量限制并不是一种流行的饮食，而是贯穿人类进化的一种状态。特别是在狩猎采集时期，当时能否找到食物是难以预料的。因此，我们的新陈代谢不仅进化到了能够忍受热量限制的程度，事实上它在这些情况下还运作得非常好。众所周知，热量限制，即减少摄入 20% ~ 40% 的热量，可以延长寿命，降低患慢性疾病的风险。美国麻省理工学院的科学家发现，热量限制可以激活肠道中的干细胞，帮助肠道细胞再生。[45] 其他研究表明，减少老鼠的热量摄入会增加再生蛋白基质细胞衍生因子 –1 及其受体趋化因子受体 4（CXCR4）的产量，这两种蛋白共同从骨髓招募干细胞并将其引入血液。[46]

还有更好的呢！上海交通大学医学院和中国第二军医大学的科学家在一项联合研究中有了一个惊人的发现：禁食可以刺激大脑再生。与热量限制不同，禁食时食物在一段持续的时间内是完全被禁止的。科学家研究了患有急性中风的老鼠。他们让一组老鼠禁食 48 小时，并将它们与正常进食的老鼠进行比较。然后，他们在老鼠中风 4 天后从老鼠体内取出内皮祖细胞，发现禁食组老鼠的干细胞在再生大脑和血管方面的能力更强，而这些都是促进血液流动以帮助中风患者康复所必需的。当禁食后的干细胞被注射到其他中风老鼠的血液中时，它们也表现得更好。它们直接迁移到受中风影响的大脑区域，引发了高于平常 50% 的血管生成反应来恢复血液流动，并将大脑的受损区域减少了 32%。用禁食老鼠的干细胞进行治疗的老鼠，比用未禁食老鼠的干细胞进行治疗者神经恢复得更好，有更好的平衡能力和更快的步行速度。[47]

损害有益干细胞的饮食模式

当你知道这些以不健康著称的食物也会损害你的干细胞时，你可能不会感到惊讶。远离这些食物可以保护你的再生健康防御系统。一组功能良好的干细胞不仅能帮助你保持器官的良好状态，还能帮助你延缓衰老。

高脂肪饮食

含有不健康饱和脂肪的高脂肪饮食对干细胞非常有害。[48] 这种损伤是全身范围的，但它对你的大脑造成的影响值得注意。它可能会导致神经发生问题，影响大脑海马区负责形成新记忆的神经元再生的过程。[49] 避免高脂肪饮食有助于保持认知健康，这在任何年龄都很重要，无论你是在小学还是在养老院。[50]

高脂肪饮食还会破坏内皮祖细胞，从而损害你的循环系统。中国台湾长庚大学医学院的科学家研究了含有高饱和脂肪的饮食对老鼠缺血反应的影响。[51] 研究人员给高血胆固醇和高空腹血糖的老鼠喂食高脂肪食物，这模仿了人类糖尿病前期的状态。研究人员检测了老鼠血液中的干细胞数量。在高脂肪饮食组中，老鼠的循环内皮祖细胞水平比正常饮食组低41%。然后，这些老鼠接受了一个减少流向四肢血流量的手术。对此手术的正常反应是骨髓中的一大拨干细胞涌向四肢。这些干细胞帮助再生血液循环和垂死的肌肉。然而，在食用高脂肪食物的老鼠中，研究人员发现血流量减少了75%，四肢毛细血管的生长也减少了55%。干细胞减少、血流量减少和血管生成减少反映了脂肪饮食对再生的负面影响。

不幸的是，高脂肪饮食并不损害脂肪干细胞，而脂肪干细胞是脂肪组织中更多脂肪细胞的来源。不列颠哥伦比亚大学的科学家发现，摄入了大量饱和脂肪的老鼠，其皮下脂肪干细胞的生长量实际上增加了42%。[52] 更糟糕的是，麻省理工学院的一项实验室研究显示，高脂肪饮食会以一种危险的方式影响正常的肠道干细胞：增加它们形成肿瘤的可能性。[53] 需要说明的是，这些研究在受试对象的饮食中使用了饱和脂肪，所以你可以把这些干细胞问题归咎于"坏的"饱和脂肪，而不是"好的"多不饱和脂肪。

在饮食中避免饱和脂肪可以提高你再生循环系统的能力，提高你的认知能力，并帮助阻止你的干细胞产生新的脂肪细胞或肿瘤细胞。

高血糖食物

把这一条加到糖的"犯罪记录单"中：高水平的糖会使我们的再生防御系统丧失作战能力。使血糖升高的食物和饮料会阻碍干细胞的生成，降低身体修复器官的能力。情况还会变得更糟。高血糖已被证明会破坏和杀死所有重要的干细胞，从内皮祖细胞到骨祖细胞，再到心脏干细胞。[54] 如果你需要让自己的干细胞处于最佳状态，那么你应该采用低血糖指数的饮食方案。这意味着尽量减少或完全避免含糖的加工食品，因为这些加工食品只有少量或不含纤维，会导致血糖飙升，如含糖饮料和许多包装零食。[55]

高盐饮食

盐能让食物味道更好，但长期摄入高盐会导致一系列健康问题，包括高血压、心血管疾病、清除胃壁起保护作用的黏液、增加患胃癌的风险。威斯康星医学院的科学家研究了盐对干细胞的影响，方法是给大鼠喂食含盐量不同的食物。一组是正常饮食（含 0.4% 的盐），另一组是高盐饮食（含 4% 的盐），盐的摄入量是前者的 10 倍。[56] 科学家在喂食 7 天后从两组大鼠的骨髓中收集了干细胞。然后，他们将这些来自正常饮食或高盐饮食的干细胞注入另一组腿部血液流动受损的大鼠体内，以测试它们的再生能力。

结果表明，从摄入正常盐量的大鼠身上提取的干细胞可以使受体大鼠的腿部循环改善 24%。然而，暴露在高盐饮食中的干细胞严重受损，几乎不能参与再生，血流量只得到了 6% 的改善。来自高盐饮食的干细胞存活时间不长，与来自正常盐量饮食的干细胞相比，注入高盐饮食的干细胞进行治疗后，细胞死亡率增加了 50%。由于存在高血压的风险，心血管疾病患者的心脏病医生会建议他们避免在食物中加入过多的盐，而大家现在有了一个更有说服力的理由来坚持低盐饮食。

重大疾病：癌症及其危险的干细胞

癌性肿瘤含有少量但致命的干细胞，即肿瘤干细胞。这些干细胞是 1994 年被发现的，它们很危险，是正常干细胞的突变。这意味着它们能够像正常的干细胞一样再生组织，只不过生成的组织是癌性的。肿瘤干细胞也有助于转移到其他器官的肿瘤的生长。[57]

杀死肿瘤干细胞的食物

寻找杀死肿瘤干细胞的方法一直是癌症研究中梦寐以求的目标之一。虽然这是致力于癌症治疗的生物技术公司的目标，但科学家已经发现了具有杀死肿瘤干细胞能力的膳食因素，至少在某些癌症中是这样。肿瘤干细胞会引发多种癌症，并且会在治疗之后引起癌症复发。[58]

绿茶

绿茶有很多有用的功能，包括杀死肿瘤干细胞。中国南京医科大学和中国中山大学肿瘤防治中心的科学家在实验室中研究了绿茶多酚——表没食子儿茶素没食子酸酯的作用，发现它能使结肠癌干细胞的数量减少 50%。此外，这种绿茶多酚还通过凋亡过程迫使肿瘤干细胞自杀。[59] 英国索尔福德大学的另一项研究显示，抹茶是一种粉末状的茶叶，它可以中断乳腺癌干细胞的代谢途径，剥夺它们的能量，导致它们死亡。[60]绿茶中表没食子儿茶素没食子酸酯对肿瘤干细胞的靶向作用可能有助于解释茶对结肠癌和其他癌症的防护作用。

紫土豆

紫土豆原产于秘鲁，因其营养价值被古印加人珍视。它含有具有生物活性的花青素，这种蓝紫色的色素也赋予许多深色浆果颜色。宾夕法尼亚州立大学的科学家研究了紫土豆对肿瘤干细胞的影响。[61]他们找了一些患结肠癌风险很高的老鼠，在实验室里连续一周每天喂它们一个紫土豆，然后比较了紫土豆与一种叫作舒林酸的抗炎药的效果。舒林酸以抑制结肠息肉和结肠癌的发展而为人熟知。[62]一周后，研究人员对老鼠的结肠进行了检测。吃紫土豆的老鼠的肿瘤要少50%。当研究人员在显微镜下更加仔细地检查结肠组织时，他们发现，与没有吃紫土豆的那组老鼠相比，吃紫土豆的老鼠结肠癌干细胞的死亡率增加了40%。他们还发现，吃紫土豆的老鼠的肿瘤干细胞被剥夺了关键的存活因子。科学家将老鼠的肿瘤干细胞取出，并将其置于紫土豆提取物中，结果发现紫土豆提取物能使肿瘤干细胞的攻击性降低到原来的1/22。

科学家用不同的方法制备了紫土豆，包括烘烤、切块和冷冻干燥，但即使是在不同的条件和制备技术下，能够抗击癌症干细胞的生物活性成分看起来仍然很稳定。除了有神奇的颜色特征，就紫土豆的功效而言，它还有传统土豆所没有的独特的抗癌特性。

核桃

核桃是很受欢迎的树坚果，可以生吃或烤着吃，也可以制成蜜饯或者腌菜。它营养丰富，含有没食子酸、绿原酸和鞣花酸等生物活性物质。如前所述，吃核桃可以降低患结肠癌的风险，还可以提高结肠癌患者的生存率。韩国梨花女子大学、首尔国立大学和成均馆大学的科学家研究了核桃提取物杀死肿瘤干细胞的能力。[63] 他们在实验室中培养了从病人身上分离出来的结肠癌干细胞，并将这些细胞暴露在核桃提取物中。经过两天的暴露，用核桃提取物处理过的肿瘤干细胞的数量下降了 34%。到了第六天，86% 的肿瘤干细胞的生长受到惊人的抑制。核桃对肿瘤干细胞的强效性可能有助于解释一项对 826 名结肠癌三期患者进行的研究的结果。这些患者在食用坚果之后，死亡率降低了 57%，癌症复发率降低了 42%。[64]

如果你患有结肠癌，吃核桃或许真的能挽救你的生命。

特级初榨橄榄油

特级初榨橄榄油含有一类被称为裂环烯醚萜的生物活性物质，占橄榄油多酚总量的 46%。这些天然化学物质被小肠吸收，并且可以在血浆和尿液中被检测到，这足以证明它们存在于体内且可以发挥作用。[65] 西班牙的科学家在实验室中证明，橄榄油中的裂环烯醚萜能够显著抑制乳腺癌干细胞的生长。[66] 当老鼠被注射了暴露于裂环烯醚萜中的乳腺癌干细胞后，多达 20% 的老鼠没有长出肿瘤。在 80% 确实长出肿瘤的患者中，肿瘤大小是未暴露在裂环烯醚萜中的乳腺癌细胞的 1/15，生长速度也慢得多。这一结果与抑制乳腺癌干细胞的生长相一致。

橄榄油中的裂环烯醚萜对干细胞的作用在基因层面上也得到了证实：在乳腺癌干细胞暴露于其中之后，这种生物活性物质改变了 160 个与控制干细胞有关的基因的活性。一个基因的活性降低到原来的 1/4，而另一个抗肿瘤干细胞的基因的活性比之前增强了 12 倍。特级初榨橄榄油对健康的保护作用现在已经扩展到瞄准了一些危险的干细胞。

✿ 其他抑制肿瘤干细胞的食物

在食物中发现的其他值得注意的生物活性物质也能抑制肿瘤干细胞的生长。染料木黄酮存在于大豆中。木犀草素存在于芹菜、牛至和百里香中。槲皮素存在于刺山柑、苹果和辣椒中。这三种化合物都能杀死前列腺癌干细胞。[67]木犀草素特别有效，能使前列腺癌干细胞的活性降低到原来的 1/20。绿茶里的生物活性物质表没食子儿茶素没食子酸酯也被证明可以与生物活性物质槲皮素一起抑制前列腺癌干细胞的生长。[68]

有些生物活性物质具有双重作用。它们既可以促进防御系统保持正常运转，同时又能对抗同一系统中相反的效果。正如我们在第六章了解到的，绿原酸通过在健康组织中生成血管来帮助维持正常的循环，同时通过切断危险肿瘤的血液供应来饿死它们。同样，绿原酸增强了正常干细胞的器官再生功能，同时也使肿瘤干细胞丧失了作战能力。事实上，日本大学的科学家发现绿原酸能阻止支持肺癌干细胞的基因，并且使杀死癌细胞的基因的活性增加 1000 倍。[69]这种生物活性物质是如何发挥双重作用的，目前我们还不太清楚。富含绿原酸的食物包括咖啡、胡萝卜，以及杏和李子等核果。

韩国首尔国立大学的科学家发现，红葡萄酒、葡萄、花生、开心果、黑巧克力和蔓越莓中所含的生物活性物质白藜芦醇可以对 60% 的乳腺癌干细胞的生长产生干扰作用。[70]鞣花酸是另一种被发现可以抑制乳腺癌干细胞的生物活性物质。[71]富含鞣花酸的食物包括栗子、黑莓、核桃和石榴。

🌿 生酮饮食

生酮饮食指的是高脂肪、超低碳水化合物的饮食，类似于禁食，目的是在体内生成酮。在新陈代谢没有可用的碳水化合物以生成葡萄糖的情况下，体内储存的脂肪就会生成酮。酮被细胞用作能量来源以代替葡萄糖。这种饮食策略尽管难以维持，但几十年来一直被用来帮助控制癫痫，科学家目前正在研究如何运用它来帮助治疗致命的脑肿瘤——胶质母细胞瘤。[72]

虽然正常健康的细胞可以适应将酮用作能量来源，但癌细胞无法适应这种方式，因为它们依赖葡萄糖来满足自己的高能量需求。当葡萄糖含量低时，肿瘤很难生长。酮还会干扰癌细胞获取能量的能力，在病人采用生酮饮食时，肿瘤更有可能对治疗产生反应。在患有脑肿瘤的实验老鼠中，生酮饮食可以使肿瘤缩小 50%，从而延长老鼠的存活时间。

为了探索生酮饮食对胶质母细胞瘤干细胞的影响，位于盖恩斯维尔的佛罗里达大学的研究人员从长有胶质母细胞瘤，且肿瘤已经手术被切除的患者身上获得了肿瘤干细胞。[73] 这些细胞在有着正常葡萄糖含量、低葡萄糖含量或生酮条件的培养箱里进行培养。与正常葡萄糖条件下的情况相比，脑癌干细胞的生长能力在低葡萄糖的条件下受到了阻碍。这一结果支持了一种观点，即我们应该避免摄入高糖，因为高糖可能会刺激癌症患者肿瘤干细胞的生长。当细胞除了低葡萄糖，还暴露于酮体时，胶质母细胞瘤干细胞受到了 2 倍以上的抑制作用。

胶质母细胞瘤被用来研究生酮的作用，部分原因是肿瘤干细胞在这种疾病中很重要。即使这种肿瘤最初被成功地切除或治疗，胶质母细胞瘤干细胞也会帮助它猛烈复发。避免添加糖和坚持生酮饮食或许是有助于对抗脑肿瘤的策略。

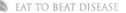
把它们组合在一起

　　你的干细胞一直在发挥作用，但随着你年龄的增长，它们发挥作用的速度会变慢，因此需要一些帮助。食用能够调动干细胞的食物可以增强你身体固有的保护和维持器官功能的能力。再生饮食能从身体内部刺激干细胞，当你每天思考要选择什么饮食时，不妨采用这种全新的方式。

　　请记住，地中海和亚洲的饮食模式通常含有已被证明有助于干细胞的成分。而其他的饮食模式，比如高脂肪、高盐或高糖，则会让干细胞晕头转向——这可不是你经常希望的事情。

　　如果你正在与一种慢性疾病做斗争，那么激活你的干细胞或许在帮助你消除这种疾病对你的组织造成的损害方面至关重要。如果你心脏病发作或者中风，你的干细胞可以帮助拯救你的心脏，重建你的大脑。在这些情况下，为干细胞提供能量就是在为健康而战，可以恢复你的力量，让你的身体以它需要的方式运作，并持续很长一段时间。

　　如果你想提升体能，那么吃促进再生的食物将帮助你改善血液流动，让你有更多的能量和更好的耐力。如果你是运动员，或者正在接受任何形式的体能训练，那么你会希望招募这些干细胞来塑造肌肉。如果你已到中年却仍想让身体保持年轻；如果你刚做过手术，需要快速愈合；如果你患有一种疾病，想要迅速恢复健康，那么吃那些增加循环干细胞的食物或许是一种有效的方式。

　　最后，并非所有的干细胞都是你的朋友。肿瘤干细胞极其危险。如果你患有癌症，或者曾经患过癌症，你的首要任务应该是杀死那些肿瘤干细胞。目前还没有药物可以做到这一点，但是人们正在研究越来越多的食物以及它们的生物活性物质，以观察它们对肿瘤干细胞的抑制作用。幸运的是，抑制肿瘤干细胞的食物不会伤及有益的干细胞。

影响再生的主要食物

增强干细胞活性		杀死癌细胞	
竹笋	绿茶	苹果	李子
啤酒	羽衣甘蓝	杏	石榴
黑果腺肋花楸	杧果	黑莓	紫土豆
黑覆盆子	芥菜	刺山柑	红葡萄酒
红茶	桃子	胡萝卜	大豆
蓝莓	花生	芹菜	百里香
中国芹菜	开心果	栗子	核桃
咖啡	李子	咖啡	
芥蓝	红葡萄酒	蔓越莓	
蔓越莓	米糠	黑巧克力	
黑巧克力	富含 ω-3 的海产品	葡萄	
茄子	菠菜	绿茶	
蕨菜	墨鱼汁	（特级初榨）橄榄油	
枸杞	牛皮菜	牛至	
葡萄汁	姜黄	花生	
葡萄	西洋菜	辣椒	
四季豆	全谷物	开心果	

第八章
滋养体内的生态系统

当一名准妈妈坐在餐桌前说她要为两个人吃饭时，她几乎肯定会去考虑要做出更好的食物选择，因为孩子正在她的子宫里成长。但是我们自己坐下来吃饭的时候，也都应该做出更好的选择，因为我们从来不是为了一个人，甚至两个人吃，而是为了 39 万亿个个体而吃。它们便是组成我们体内微生物组的细菌。[1]

正确滋养肠道细菌会引发生化反应上的多米诺骨牌效应，不仅影响我们的消化，还会影响我们的整体健康。受到精心呵护的肠道细菌群落会影响你抵抗癌症和糖尿病等疾病的能力，影响你治愈伤口的能力，并指示你的大脑释放化学物质，使你更合群。我们才刚刚开始了解微生物组如何帮助我们的身体抵抗各种疾病，包括炎症性肠病、抑郁症、肥胖症、心血管疾病，甚至阿尔茨海默病和帕金森病。

让我们来看一个例子，以了解我们的微生物组是如何强有力地影响我们的健康的。一种叫作嗜黏蛋白阿克曼氏菌的肠道细菌占肠道微生物组中所有细菌的 1%～3%，但这一小群细菌却有着巨大的影响。阿克曼氏菌可以帮助控制免疫系统，改善体内的血糖代谢，减少肠道炎症和对抗肥胖。[2]它对免疫系统的影响尤其惊人。一些癌症患者正在接受突破性的免疫疗法，即免疫检查点抑制剂。这些抑制剂是治疗癌症的一种全新的方法。与破坏免疫系统的化疗不同，这种疗法专门利用一个人的免疫系统来消灭他体内的癌症。它的工作方式是剥去癌细胞用于隐藏的生化外衣，这些生化外衣存在的目的是让我们的免疫系统发现不了癌细胞。

2015 年，巴黎古斯塔夫·鲁西研究所的劳伦斯·齐特沃格尔博士带领的研究人员发现，对老鼠肠道微生物组做出哪怕是很小的改变，都可能影响它们对免疫疗法的反应。他们在人类癌症患者身上也发现了同样的联系，由此认为阿克曼氏菌是一种关键的健康肠道细菌，存在于从这种癌症疗法中获益的人的微生物组里。[3]如果患者的肠道中存在这种细菌，他们更有可能对治疗产生反应，并能够调用自己的免疫系统来对抗癌症。如果患者缺乏这种细菌，他们的免疫系统就会对检查点抑制剂没有反应，癌症仍然可以避开免疫系统，继续生长。在微生物组的 39 万亿细菌中，阿克曼氏菌的存在预示着患者对癌症免疫治疗的反应较好。

有一点非常重要：你可以通过饮食来增加肠道中的阿克曼氏菌。某些果汁会影响肠道环境，将其变为阿克曼氏菌喜欢生长的地方。例如，石榴汁含有大量的鞣花单宁，这是一种特殊的生物活性物质，大约 70% 的人可以将其代谢成另一种生物活性物质——尿石素 A。尿石素 A 具有抗氧化、抗炎和抗癌活性。人们认为阿克曼氏菌负责这种代谢。有一点或许不足为奇，即鞣花单宁已经被证明可以促进阿克曼氏菌的生长。蔓越莓也能改善肠道环境，帮助阿克曼氏菌茁壮成长。

有关蔓越莓和石榴汁的数据显示，我们的饮食对我们体内的微生物组有着强大的影响，而微生物组反过来又能影响我们对癌症治疗的免疫反应，这简直是生死攸关。特定食物之间的联系，它们所影响的有益菌和有害菌，它们的代谢物，以及相关的健康状况——对这一切进行的研究正在改变我们对人类营养的看法，而这些发现将深刻地影响你的医生或营养师在饮食方面给你的建议。

只需摄入食物、采用已知能够影响你体内 39 万亿个常驻细菌的饮食模式，你就能立即从一个更健康的微生物组中受益。你吞下的任何东西，如果没有被小肠完全吸收，就会流到肠道的末端。在那里，你体内的微生物组正在等待它们的美餐。它们也能消化和代谢食物中的蛋白质、碳水化合物、脂肪、生物活性物质，甚至添加剂和合成化学物质。科学家正在探索饮食如何帮助维持健康的细菌生态系统，甚至帮助重塑生态系统。有用细菌太少的微生物组可以借助这些细菌来富集，而有害细菌太多的系统则可以减少这些细菌。我们可以通过这种方式来调整微生物组，使其恢复最佳平衡状态，从本质上提高我们的防御能力，增强微生物组保护我们健康的能力。另一方面，一些食物也可以从反面改变我们的细菌，让它们促生疾病，减弱我们体内防护盾牌的功效。在介绍影响微生物组的食物之前，让我们先来看看与微生物组失衡有关的疾病。

🌿 重大疾病：在微生物组紊乱的地方

我们已经发现，被称为生态失调的微生物组紊乱出现在许多严重的疾病中，包括肥胖症、代谢综合征、2 型糖尿病等。这些疾病会给肠道细菌带来异常和损害，这些异常和损害与不健康的饮食模式、环境因素和抗生素的使用有关。在炎症性肠病中，如克罗恩病和溃疡性结肠炎，研究人员发现促炎细菌控制着结肠。这些细菌会除去保护肠道的黏液层，使肠道内壁更容易受到炎症和毒素的侵害。食物过敏现在已经被证实与生态失调有关。微生物组多样性较低的儿童更有可能出现长期食物过敏的问题。[4] 患有食物过敏的儿童与没有食物过敏的兄弟姐妹的微生物组是不同的。[5]

癌症，特别是胃肠道器官（食管、胃、胰腺、胆囊、结肠和直肠）的癌症，与微生物组紊乱有关。[6]当有益细菌缺失时，免疫系统就会丧失检测和对抗癌细胞的能力。居住在人体内的有害细菌会干扰身体的自我保护能力。细菌影响着人体控制血胆固醇的能力。生态失调还与动脉粥样硬化和心血管疾病有关。[7]当你口中的细菌，即口腔微生物组受到干扰时，可能导致高血压和心脏病。[8]在你吃红肉的时候，某些细菌过量会导致你的身体产生一种高水平的叫作氧化三甲胺（TMAO）的有毒物质。氧化三甲胺破坏血管内壁，使危险的动脉粥样硬化斑块更容易在动脉内形成，而我们知道这会导致致命的心脏病发作和中风。[9]

人们观察到，帕金森病和阿尔茨海默病患者的肠道微生物组也发生了紊乱。有新的证据表明，生长在肠道内的有害细菌会产生神经毒素，引发大脑炎症。[10]在重度抑郁症、双相情感障碍，甚至精神分裂症中都可以看到微生物组的改变。[11]与没有肺病的人相比，患有哮喘和慢性阻塞性肺疾病的人的痰中分布着不同的细菌。[12]

肠道内的生态失调也会产生异常蛋白质，从而触发身体产生抗体，导致自身免疫病。[13]研究人员在多发性硬化、类风湿关节炎、乳糜泻和炎症性肠病中发现了健康细菌减少的现象。所有这些疾病都与微生物组的异常有关。当代许多严重的疾病很可能有一个共同特征，即微生物组发生了改变；反过来说，有益菌群是健康的必要特征。

好消息是，我们知道，吃某些食物有助于塑造我们微生物组健康防御系统中的细菌组成，增加有益菌群，减少有害菌群。

🌿 含有健康细菌的食物

帮助我们形成微生物组的一种方法就是吃细菌。[14]许多食物含有健康的细菌，可以被用来发酵食物，防止食物变质。这并不像听起来那么恶心。保存含有可食用健康细菌的食物的历史可以追溯到希腊、罗马、中国和印度的古代社会。即便是今天，活的细菌培养物仍然是制造许多常见食物的核心。吃发酵食品可以增加肠道微生物组的多样性，从而提高你的健康防御能力。以下是一些用细菌制成的食物及其对健康的益处。[15]

德国酸菜

德国酸菜是传统饮食中的一种略带酸味、气味浓烈、美味可口的佐餐食品，有时也被用作作料，类似于调味品。由于是用切得非常细的卷心菜加产生乳酸的细菌（乳酸菌）发酵而成，这种食物中微生物的含量之高令人难以置信。[16] 仅仅一杯德国酸菜就含有多达 5 万亿个细菌。[17] 德国酸菜其实起源于中国，早期的商人通过贸易路线把它带到了东欧和西欧，融入了斯拉夫美食和德国美食。自然环境下悬浮在空中的乳酸菌可以在加了盐的切丝卷心菜混合物中定居并生长。许多不同类型的细菌最初会在酸菜上繁殖，并为其发酵做出贡献。随着时间的推移，卷心菜混合物变得越来越酸，酸度的变化会改变细菌种群的构成，直到酸菜成熟时它才趋于稳定。

人们对德国酸菜和健康之间的关系进行了大量研究。[18] 北卡罗来纳州立大学的科学家描述了酸菜发酵过程中细菌数量的变化。他们发现，虽然最初有许多不同的细菌，但最终占主导地位的细菌是植物乳杆菌。这种重要的肠道微生物经常出现在益生菌产品中。植物乳杆菌与许多促进健康的作用有关，包括刺激肠道干细胞的抗炎反应。[19]

细菌在对卷心菜丝进行发酵时也会释放出新的生物活性化合物。[20] 例如，发酵会释放植物中的硫代葡萄糖苷。然后，细菌酶将它们分解成更小的物质,即异硫氰酸酯。这些最终产物具有抗血管生成的特性,它们可以直接杀死癌细胞。值得注意的是,芬兰自然资源研究所的食品科学家发现,德国酸菜中异硫氰酸酯的含量实际上比生卷心菜中的要高。[21]

除了益生菌及其产生的生物活性物质,德国酸菜也是膳食纤维的良好来源,为微生物组提供营养。

韩国泡菜

任何喜欢韩国菜的人可能都吃过韩国泡菜,这是一种美味、辛辣的主菜,主要由腌制并发酵的蔬菜制成,如大白菜、萝卜、葱、辣椒、大蒜、生姜和一种名为"腌海鲜"的发酵海产品。韩国泡菜的名字来源于韩语gimchi,字面意思是"浸在水中的蔬菜"。韩国泡菜的传统制作方法是将蔬菜放在陶瓷罐中,埋在地下发酵。目前有超过160种韩国泡菜,一般作为配菜与正餐一起食用。每家韩国餐馆的菜单和亚洲食杂店的货架上都有泡菜。

韩国泡菜本质上是一种含有益生菌的食品。与酸奶一样,它能给你的肠道提供大量健康的细菌和生物活性物质。许多参与韩国泡菜发酵过程的细菌都和健康人体的微生物组中发现的细菌相同:拟杆菌、厚壁菌和乳酸菌等。[22]韩国世界泡菜研究所的科学家甚至发现了一种名为"泡菜慢生芽孢杆菌"的新细菌,这种细菌能产生维生素 K_2,也就是甲基萘醌。大家可以回想一下第六章的内容,维生素 K_2 是一种抗血管生成的生物活性物质,存在于深色鸡肉和奶酪中。[23]韩国泡菜中的另一种细菌产物是丙酸,这是一种短链脂肪酸,可以降低胆固醇,减少炎症,防止动脉粥样硬化斑块的形成,并提高消化能力。[24]泡菜的提取物被发现可以杀死结肠癌、骨癌、肝癌,以及白血病的癌细胞。[25]生长在泡菜中的植物乳杆菌可以制造出一种能够预防甲型流感的细菌产物。[26]

韩国亚洲大学的研究人员对 21 名患有糖尿病前期和代谢综合征的中年人进行了研究。代谢综合征指导致一个人患上心血管疾病的一系列代谢紊乱：腹部肥胖、血脂升高、高血压和高血糖。每个参与者的血糖水平虽然都低于严格的糖尿病标准，却高于正常水平（空腹血糖水平在100～125 毫克／分升之间）。这项研究的目的是确定韩国泡菜是否能改善这些人的代谢状况，以及新鲜泡菜和深度发酵泡菜之间是否有区别。[27]

参与者被分成两组。一组吃新鲜的泡菜，另一组吃发酵的泡菜，持续 8 周。所有泡菜都是在同一家工厂生产的。每毫升新鲜泡菜含有 1500 万个乳酸菌，而每毫升深度发酵的泡菜含有 65 亿个细菌，约是新鲜泡菜的433 倍。在实验期间，研究人员测量了参与者的脂肪总量、体脂率和血压，并进行了血液测试，以检查炎症情况并确定血糖水平。8 周后，研究人员要求参与者在接下来的 4 周内不要吃任何发酵食品，以"清洗"他们的身体系统。

总的来说，发酵泡菜比新鲜泡菜的效果更好，因为发酵泡菜含有更多的细菌。食用发酵泡菜将身体的脂肪含量降低了 6%，而新鲜泡菜降低了3.9%，这意味着前者的减脂量约为后者的 1.5 倍。发酵泡菜组的体脂率也下降了 2%，而新鲜泡菜组的体脂率没有显著变化。吃发酵泡菜的那组人的血压也显著降低了。

参与者还接受了口服葡萄糖耐量试验，以观察在吃过泡菜后他们的身体如何有效地处理葡萄糖。研究人员给他们喝了一种含糖量相当于 42 粒糖豆的饮料，并在他们喝这种饮料前和喝完两小时后检测了他们的血糖水平。与吃泡菜前相比，吃发酵泡菜的参与者的葡萄糖耐量提高了 33%，提高量是吃新鲜泡菜组的 3.5 倍。因此，尽管吃任何一种泡菜都对体脂、血压和葡萄糖敏感性有好处，但发酵泡菜的好处还是要大于新鲜泡菜的。

　　韩国东国大学的另一项研究调查了 24 名体重指数大于 25 的超重女性。[28] 研究人员让她们每天吃 1.2 杯新鲜或发酵的泡菜，持续 8 周，并且测量其与肥胖、血液生物标志物和粪便微生物组相关的数据。与亚洲大学的研究结果相似，吃发酵泡菜的那组女性的身体状况有明显的改善，例如体脂减少了 5%。

　　警告：韩国泡菜含盐量很高。如果你有高血压或者患胃癌的风险很高，请小心食用。

泡菜（发酵卷心菜）

　　泡菜是中国传统的发酵蔬菜菜肴，在中餐馆中经常被用作开胃凉菜。和韩国泡菜一样，中国泡菜也是通过腌制健康的蔬菜来制作的：卷心菜、萝卜、芥菜茎、胡萝卜和生姜。参与泡菜发酵过程的细菌与健康人体微生物组中的许多细菌相同。[29] 这些细菌包括厚壁菌和乳酸菌，它们是泡菜中的优势种。陕西师范大学的一项科学研究在泡菜中发现了多达 30 种不同的细菌，这使泡菜成了一种富含益生菌的食物。[30] 泡菜所使用的卷心菜也是膳食纤维的来源之一，一杯泡菜的膳食纤维量占每日推荐摄入量的 9%。在中国，这些腌菜经常和米饭一起吃。

奶酪

　　从微生物组的角度来说，奶酪对你的肠道有好处。奶酪是由牛奶、一种叫作凝乳酶的酶和一种发酵剂制成的。发酵剂由不同种类的细菌组成，这取决于将要制作的奶酪种类。这些细菌产生乳酸，并与酶一起将牛奶转化为凝乳和乳清，然后经过各种步骤来产生传统奶酪和商品奶酪所具有的独特风味和口感。

每种奶酪都有自己的微生物组，这是它的发酵剂培养的结果，由奶酪的产地和奶酪成熟的环境（想想奶酪洞）所决定。在奶酪陈化的几周、几个月，甚至几年的时间里，从细菌到霉菌，以及酵母的许多有机体都会附着在奶酪上，渗入奶酪，形成奶酪的味道和奶酪自身的"奶酪微生物组"。我们吃奶酪时，摄入的是活的细菌以及由细菌产生的物质，这两种物质都有益于我们的健康。

帕尔马干酪是一种产自意大利帕尔马的美味又传统的硬质干酪，形状像一个巨大的圆盘，在出售和食用前要存放 1～2 年。虽然在奶酪制作的最初几个月里存在着各种各样的细菌，但随着奶酪的成熟，酸度也会发生变化，很多细菌在奶酪上市前就消失了。[31] 仍然存活的细菌有干酪乳杆菌和鼠李糖乳杆菌。人们观察到这两种细菌都对抵抗胃肠炎[32]、糖尿病[33]、癌症[34]、肥胖症[35]，甚至是产后抑郁[36] 有好处。帕尔马干酪是益生菌的天然来源。

由牛奶制成的豪达奶酪是另一种因其具有的益生菌特性而被研究的奶酪。大家可以回顾一下第六章的内容，豪达奶酪含有具有抗血管生成活性的维生素 K_2（甲基萘醌），还有由 20 多种微生物构成的微生物组，包括植物乳杆菌和干酪乳杆菌，它们的数量随着奶酪的陈化而变化。豪达奶酪产于欧洲，由生牛奶制成，但它在美国是一种巴氏杀菌产品。比利时的根特大学和比利时农业与渔业研究所的研究表明，与经过巴氏杀菌的奶酪相比，用生牛奶制成的豪达奶酪含有更多的细菌种类，这是一种有益的特性。[37] 虽然用生牛奶制成的奶酪在原产国很受青睐，但是在美国，食品药品管理局却规定，成品包装的乳制品必须进行巴氏杀菌。[38] 这项旨在加强食品安全的联邦保护措施出台于 1949 年，当时暴发了与食用生牛奶制成的奶酪有关的疾病。1987 年，食品药品管理局禁止销售所有用生牛奶制成的产品。虽然一些陈化超过 60 天的奶酪可能不受这一规定的制约，但这意味着在美国销售的奶酪不会拥有与欧洲相同类型的奶酪一样的完整的微生物组组合。

回想一下第三章所描述的实验，卡芒贝尔奶酪有助于肠道微生物组的健康。它还有一种益生元效应，会影响肠道中不属于奶酪制作发酵剂的细菌的水平。法国国家农业研究院的一项临床研究显示，吃卡芒贝尔奶酪的人体内一种名为屎肠球菌的肠道细菌的数量有所增加。这种细菌并不存在于奶酪中，但奶酪的益生元效应促进了这种天然肠道细菌的生长。[39]

因此，我们可以了解到奶酪是一种自身含有微生物组的食物，通过益生元和益生菌效应影响人类肠道微生物组。奶酪细菌能够经受住消化酶的作用。它们穿过整个消化系统，可以在奶酪食用者的粪便中找到。记住关于奶酪的盐含量和饱和脂肪含量的合理警告，但也要记住奶酪对人体健康的影响，因为它对人体微生物组有益。

酸奶

酸奶是将牛奶加热、冷却，然后与细菌混合发酵而成。它是一种古老的食物，至少可以追溯到五千年前，古希腊著作中就描述过它对健康的好处。天然酸奶是在牛奶不小心被细菌污染的情况下产生的，结果人们发现这种产品可以食用。但是，直到保加利亚的一名研究当地酸奶微生物的医科学生发现了乳酸菌，人们才知道这种细菌确实存在。[40] 后来，诺贝尔奖得主伊利亚·梅奇尼科夫注意到保加利亚农民的长寿现象，并将其归因于他们将酸奶当作主食。今天，纯酸奶（不添加甜味剂）被视为一种健康食品，这可能是因为它的益生菌。

俄亥俄州扬斯敦州立大学的研究人员对 6 名健康的志愿者进行了一项小规模的研究，让他们连续 42 天每天饮用一杯酸奶，其摄入量与欧洲和澳大利亚酸奶爱好者的摄入量大致相同。[41] 在为期 6 周的研究中，酸奶每 3 ～ 4 天被提供一次。每一份酸奶含有大约 10 亿个细菌。受试者被要求每 7 天提供一次粪便样本，他们在研究过程中总共提供了 7 次样本。研究人员发现，食用酸奶后，不同种类促进健康的乳酸菌的数量总体上有所增加。不同个体之间的细菌变化差异很大（另一项研究甚至表明，男性和女性体内的微生物对酸奶的反应不同 [42]）。但扬斯敦州立大学的研究确实发现罗伊氏乳杆菌、干酪乳杆菌和鼠李糖乳杆菌的数量有所增加，这些细菌通常存在于益生菌产品中。这表明，喝酸奶会影响肠道微生物组。

西班牙进行了一项规模大得多的酸奶研究，这项研究属于地中海饮食预防研究项目（PREDIMED）的一部分。[43] 研究人员对 7447 名参与者进行了研究，分析了他们酸奶和木脂素的摄入量。木脂素是一种植物多酚，由肠道细菌代谢成生物活性物质——肠二醇和肠内酯，可以降低患心脏病的风险。[44] 这些参与者饮食中的木脂素主要来自橄榄油、小麦制品、番茄、红葡萄酒和芦笋。地中海饮食预防研究项目的研究人员很想看看食用木脂素和酸奶是否会滋养酸奶中的细菌，从而带来更多的健康益处。

结果显示，食用木脂素最多的参与者血糖水平较低，同时食用大量木脂素和酸奶的参与者血总胆固醇水平较低，有害的低密度脂蛋白胆固醇含量也有所降低。在酸奶中发现的乳酸菌可以加速清除体内的胆固醇，因此研究人员推测木脂素具有益生元的作用，可以滋养肠道细菌。与此同时，酸奶有益生菌的作用，能为细菌提供营养。吃酸奶和富含木脂素的植物性饮食可以预防心血管疾病，更好地控制血糖。

酸面包

面包是世界性的主食，考古学家发现，早在 14,000 年前，也就是农业出现之前，早期人类就开始烘焙面包，这使得面包成为名副其实的"旧石器时代"食物。[45] 面包只用面粉和水制成，用酵母或细菌发酵，可以烤、蒸或炸。传统的酸面包是用含有乳酸菌的发酵剂制成的。乳酸菌产生乳酸，使酵母具有典型的轻微酸味。在传统的面包制作过程中，酵母发酵剂和原始细菌一起通过一种被称为"留种"的过程代代相传。为了将其传递下去，每次做面包的时候都要捏下一小块带细菌的面团，并把它保存起来，用于制作下一批面包。

其中一种酵母菌——罗伊氏乳杆菌具有显著的保健功能，已被证明可以提高免疫力和抑制肿瘤的发展。[46] 罗伊氏乳杆菌也能减少体重增加，加快伤口愈合。这种细菌还可以影响肠-脑轴，刺激大脑释放社交激素催产素。[47]

加拿大艾伯塔大学的科学家与中国华中农业大学和湖北工业大学的同行合作，研究了商用酸面包发酵剂中的这种细菌。他们发现，1970年以来，从一个面包师传给另一个面包师的酵母发酵剂中的一株罗伊氏乳杆菌，其实已经进化到可以在面包面团中生存和繁殖的程度。[48] 为了在新地盘占据主导地位，发酵剂中的一些罗伊氏乳杆菌实际上发展出了生成一种名为罗伊霉素的天然抗生素的能力，这种抗生素能杀死生长在它周围的其他有害细菌。虽然烘焙时这种细菌本身无法在高温烤箱下存活，不过麻省理工学院的科学家已经证明，对罗伊氏乳杆菌来说，上述益处可能根本不需要活细菌就能实现。在实验室里，科学家彻底摧毁了这种细菌，因此没有罗伊氏乳杆菌存活下来，但他们发现，来自死细菌颗粒的物质可以产生与活细菌相同的益处。这完全出乎人们的意料，因为人们一直认为肠道细菌只有在活着的情况下才能给人体带来益处。类似于这样的发现让我们知道了关于微生物组和健康，我们还有许多需要去了解的。因此，即使酸面包中的罗伊氏乳杆菌在高温烤箱中被杀死，我们食用面包成品中残留的细菌仍可能对健康有益。[49]

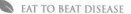
🍃 对你的微生物组有积极影响的食物

通过吃我们刚才讨论过的含有益生菌的食物，你可以把有益的细菌引入体内。但即便是不含活菌和活性培养物的食物也可以通过创造有利于有益细菌生长的环境而对你的微生物组产生更好的影响。研究表明，特定的食物可以产生这种效果，不过在我们深入研究这门科学之前，我们应该了解那些能让有益细菌快乐的一般饮食原则。

🍃 照顾你的微生物组

照顾肠道微生物组的指导原则遵循三个基本的经验法则：食用大量来自天然食物的膳食纤维；少吃动物蛋白；多吃新鲜、天然的食物，少吃加工食品。我将向你展示一些数据来说明为什么这些原则在你的生活中很重要。

第一个原则：食用大量来自天然食物的膳食纤维。膳食纤维来自天然的植物性食物，是有益于你微生物组健康的食品。[50] 自二三十万年前智人出现以来，纤维就一直是人类食物的核心。人类采集并食用像古代谷物、坚果、豆类和水果这样的纤维食物。[51] 只有动物蛋白很少被摄入。此外，这些食物都是从富含细菌的土壤和植被中被精心挑选出来的，所以我们的远祖吃的食物不仅富含纤维，还富含微生物。这种含有纤维和细菌的饮食模式塑造了我们的身体为生存而进化的方式。我们的身体仍然是为适应这种原始的饮食模式构建的，而这种饮食模式对我们的微生物组和我们的整体健康也仍然是最好的。如今的深加工食品是最近才发展起来的，直到20世纪中叶才出现。这意味着吃工业化食品的现代饮食模式只在人类历史上存在了 0.02% 左右的时间，因而从发挥营养功能的角度来说，这对人体依然是一个相对陌生的模式。

第二个原则：少吃动物蛋白。吃肉对你的微生物组有害。在约公元前10000 年的第一次农业革命之后，人类从缓慢发展的狩猎和采集转向了依靠人工种植的农作物，扩大了食物供应。尽管如此，人们主要还是吃植物性食物。那时，牲畜还只是当地的食物来源。但到了 18 世纪，农业的进步使得农作物栽种和牲畜养殖情况得到了改善，增加了食物供应。植物性食物和肉类都变得更加丰富。到 20 世纪下半叶，农业将食物的获取范围从当地扩大到全球。人类的饮食模式集中在摄入大量的动物蛋白上，而对植物性食物的关注日趋减少，从而减少了微生物组所需要的膳食纤维摄入量。纤维越少，肠道细菌的生态系统就越不健康，抗炎短链脂肪酸产生得也就越少。与此同时，更多的动物蛋白会改变细菌的行为方式，导致肠道出现更多的炎症。[52]

第三个原则：多吃新鲜、天然的食物，少吃加工食品。随着肉类消费的增加，现代化学进入了食品工业。深加工食品含有合成食品添加剂、防腐剂和香精。工业化使食品更便宜、更容易获得、更耐贮存，而且通过味道处理和市场营销，甚至比传统的新鲜食品更具吸引力。与此同时，卫生条件、食品行业监管和公共卫生工作减少了人类与环境中所有细菌的接触。巴氏消毒法和卫生条件的改善减少了人类与致病细菌的接触，但也减少了其与促进健康的细菌的接触。现代工业化的饮食习惯改变了我们与自身微生物组的关系，也改变了我们的健康。

让我们来看一些支持这些经验法则的科学依据。意大利佛罗伦萨大学的研究人员在 21 世纪前十年的后期进行了一项非常有说服力的研究，阐明了这些原则的重要性。具体来说，研究人员详细研究了来自两种截然不同文化背景的儿童的饮食和微生物组：西非布基纳法索的一个乡村和意大利的佛罗伦萨市。[53] 布基纳法索人生活在乡村农业社会中，他们主要吃以谷

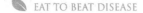
物、豆类和蔬菜为主的低脂肪饮食。肉很稀有。相比之下，住在佛罗伦萨的人吃的是工业化的城市饮食。布基纳法索农村的饮食中脂肪和动物蛋白的含量较低，而欧洲饮食中脂肪和动物蛋白的含量都较高。

研究人员在这两个地区的孩子们吃完第一顿早饭后收集并分析了他们的粪便样本。毫不奇怪，研究人员报告说，布基纳法索儿童摄入的膳食纤维是佛罗伦萨儿童的 1.8 倍。对粪便中的微生物组进行的分析显示，两组儿童中有 90% 的细菌属于四大类，或者说四大细菌门：放线菌门、拟杆菌门、厚壁菌门和变形菌门。非洲儿童的微生物组中能分解植物性食物的拟杆菌类细菌的数量是佛罗伦萨儿童的 2.5 倍。

研究人员检测了粪便中有益短链脂肪酸的生成情况。短链脂肪酸是细菌消化植物纤维的副产品。大家可以回顾一下第三章的内容，肠道细菌产生的有用代谢物短链脂肪酸有三种：醋酸盐、丁酸盐和丙酸盐。它们通过减少炎症、提高免疫力、抑制血管生成、协助干细胞和提高胰岛素敏感性来保护肠道和整体健康。布基纳法索儿童的短链脂肪酸水平是欧洲儿童的 3 倍，这与他们摄入了更多膳食纤维有关。研究人员分析粪便中的细菌发现，布基纳法索儿童粪便中的细菌多样性高于欧洲儿童。微生物组多样性是健康的一个重要标志，而以植物为基础的低脂肪饮食与更多样化、更健康的微生物组相关，从而可以产生更高水平的具有保护性的短链脂肪酸。

大多数发达国家消费的现代工业食品已经将人类微生物组转向了不那么健康的一面，势不可当。由于微生物组影响我们的免疫系统，医学界现在正在认识微生物组与不断增加的疾病之间惊人的联系，如食物过敏、肥胖症、糖尿病，以及其他从儿童时期开始、在我们成年后还不断困扰我们的慢性疾病。记住，我刚才描述的研究涉及意大利，而意大利是地中海饮食的故乡，而且至今仍被视为现代世界最健康的国家之一。你可以想象不那么健康的西方饮食会有什么样的影响。

既然你已经了解了高纤维、低动物蛋白饮食对你的微生物组的重要性，并且这种饮食主要源于未经加工的天然食品，那么让我们来看一些对你有益的特定食物。

对微生物组有益的食物

裸麦粗面包

除了真正的细菌，还有一种面包对微生物组有好处，那就是裸麦粗面包。这种面包最初出现在中欧和北欧，传统的裸麦粗面包由酵母发酵剂和全黑麦粉制成。黑麦是一种含有膳食纤维、多酚和木脂素的谷物。这些生物活性物质是影响你微生物组和新陈代谢的益生元。

来自法国约瑟夫·傅立叶大学、格勒诺布尔大学和奥弗涅大学，意大利帕尔马大学和西班牙阿尔梅里亚大学的一组国际研究人员研究了摄入全黑麦对微生物组的影响。他们在实验室里给健康的大鼠喂食用全黑麦或精制黑麦制成的食物，持续 12 周，并研究其对微生物组的影响。[54] 研究结果发现，食用全黑麦的动物体内的脱硫弧菌含量要低 60%。脱硫弧菌是一种细菌，能产生一种名为硫化氢的毒素，损伤肠道内壁。当肠道以这种方式受损时，食物颗粒更容易从肠道内渗出，引起炎症反应，还可能会引起过敏，甚至自身免疫反应，这就是大家所称的"肠漏"现象。裸麦粗面包中的全黑麦具有益生元的作用，可以减少肠道内产生毒素的细菌的数量，从而使包括肠道在内的整个身体都更健康。

奇异果

我们称之为"猕猴桃"的水果有一个专有名称：奇异果。它实际上是一种原产于中国的大浆果，过去被从野外采集，用作药材。目前在世界各地的市场上你都能买到猕猴桃，它大小如鸡蛋，有一层毛茸茸的棕色表皮，里面是深绿色的果肉，点缀着黑色的小种子。1904 年，猕猴桃（曾被称为中国醋栗）被带到新西兰，并在那里得到培育。1959 年，这种水果首次被出口到美国，并在市场上被命名为奇异果，这一名字源自新西兰的国家标志奇异鸟—— 一种毛茸茸、不会飞的棕色小鸟。

新加坡国立大学的研究人员进行了一项研究，探查奇异果对肠道微生物组的影响。[55] 他们连续 4 天让 6 名女性志愿者每天食用 2 个奇异果（总共 8 个水果），并观察她们粪便微生物组的变化。差异迅速显现。他们发现，食用奇异果 24 小时内，受试者体内乳酸菌的数量增加了 35%。另一种细菌——双歧杆菌，4 天的时间里在大多数（占 83%）受试者体内逐渐增加了 17%。乳酸菌和双歧杆菌都被视为有益的肠道细菌，它们能产生短链脂肪酸，有助于降低炎症反应。短链脂肪酸有助于保持肠道内壁的完整性，防止消化后的食物外泄，并改善葡萄糖和脂质代谢。[56] 因此，奇异果具有益生元的作用，可以打造有益的肠道细菌，降低炎症反应。

芸薹属植物

芸薹属植物是专门的一类蔬菜，有着健康蔬菜的美誉，包括西蓝花、花椰菜、小白菜、卷心菜、羽衣甘蓝、芜菁甘蓝、芜菁和芝麻菜。正如我们在第六章了解到的，这些植物含有具有抗血管生成作用的生物活性物质。它们还通过减少肠道中有害细菌的存在来改变微生物组。

英国诺里奇食品研究所的研究人员对 10 名 30 多岁的健康成年人进行了一项芸薹属蔬菜（西蓝花、花椰菜）的临床研究，在两周内检测了他们体内微生物组的变化。[57] 研究对象要么每天吃一杯芸薹属食物（西蓝花、花椰菜、西蓝花红薯汤），要么吃只含有 10%（1/10 杯）芸薹属蔬菜的饮食。研究结束时对他们的粪便进行的检查显示，那些吃高含量芸薹属食物的人体内产生毒素的细菌数量减少了 35%。硫化氢这种毒素会破坏肠道内壁，其在患有炎症性肠病的患者的粪便中含量很高。[58] 与黑麦面包一样，芸薹属蔬菜也可以通过减少产生硫化氢的有害细菌的数量来预防结肠炎和肠道炎症的发生。

竹笋

许多人知道竹子是熊猫的食物，但是在亚洲各地，竹笋是一种很受欢迎的素菜，富含膳食纤维和生物活性物质。中国、日本、韩国，以及整个东南亚地区的菜肴中都可以找到煮熟的、罐装的和晒干的竹笋。在西方国家，竹笋片有时会在沙拉吧中被用作配料。

中国科学院的一项研究探索了吃竹笋对肠道微生物组和肥胖的影响。[59] 研究人员在实验室里给老鼠喂食或低脂肪或高脂肪的食物。然后，他们将竹笋（相当于人每天吃 1/3 杯竹笋的量）添加到老鼠的食物中，持续 6 周，并测量它们的体重、葡萄糖耐量、脂肪组织和微生物组的变化。

在高脂肪饮食的老鼠中，添加竹笋可以使它们的体重增加减少 47%，使它们腹部、骨盆和皮下的脂肪发育减少 30% ~ 50%。当研究人员观察微生物组时，吃竹笋的老鼠肠道内的细菌多样性增加了 45%。记住，细菌更具多样性对你的健康有好处。食用竹笋后，微生物组发生了明显的变化。拟杆菌的数量是之前的 3 倍，而拟杆菌是健康的肠道微生物组中的核心细菌之一。一个有趣的发现是：吃竹笋导致了阿克曼氏菌所属的细菌家族衰落。尽管这些是在老鼠身上发现的，但是阿克曼氏菌对于接受免疫治疗的癌症患者的治疗反应至关重要（特别是检查点抑制剂，如阿特珠单抗、阿维鲁单抗、德瓦鲁单抗、纳武单抗和帕博利珠单抗），因此如果你属于这种情况，避免食用竹笋或许是明智的做法。[60]

一个重要的健康提示：从森林中收获的新鲜、未加工的竹笋含有少量与氰化物有关的毒素。煮 10～15 分钟可以去除大部分毒素。[61] 不要到丛林里去找生竹笋来吃。

黑巧克力

用来制作巧克力的可可除了具有抗血管生成和刺激干细胞的作用，还对肠道微生物组有积极的影响。路易斯安那州立大学的研究人员做的一项研究发现，可可中含有的纤维可以滋养健康的肠道细菌，如双歧杆菌和乳酸菌。这些细菌利用纤维生成有用的短链脂肪酸醋酸盐、丙酸盐和丁酸盐，这些短链脂肪酸具有抗炎特性，还能改善葡萄糖代谢和脂质代谢。[62]

还记着第三章的内容吗？除食物之外，许多生活方式因素，包括压力，也会影响你的微生物组。荷兰应用科学研究组织的研究人员设计了一项研究，测试吃巧克力是否能减少压力对微生物组的影响。[63] 他们招募了 30 名年龄在 18 岁至 35 岁之间的健康人士，首先通过一项调查确定了他们自评的压力水平。研究人员根据调查结果将他们分为高焦虑组和低焦虑组，并且从一开始就检测了两组人血液和尿液中的压力标志物。然后，研究人员让参与者连续两周每天吃 40 克（相当于一根中等大小的巧克力棒）市面上有售的黑巧克力（浓黑巧克力，浓度为 74%），然后再次检测了他们血液和尿液中的压力标志物。

当高焦虑受试者连续两周吃黑巧克力时，研究人员发现，他们尿液中的压力标志物皮质醇和肾上腺素的水平有所下降，另外两种标志物——被称作对甲酚和马尿酸盐的肠道细菌代谢物——也在减少。巧克力将高焦虑受试者的这些生物标志物的水平降低到了与低焦虑受试者相同的水平。[64]这项研究表明，对压力过大的人来说，只需吃两周的黑巧克力就能影响肠道细菌，降低体内压力标志物的水平。

为了研究受巧克力影响的具体细菌，英国雷丁大学的研究人员招募了22 名 30 多岁的健康志愿者，让他们饮用可可黄烷醇含量高或含量低的饮料，为期 4 周。[65]前者是由可可黄烷醇浓缩粉（CocoaVia）制成的。研究人员在研究之前和研究之后都分别采集了血液样本和粪便样本，发现高可可黄烷醇饮料显著提高了有益菌与有害菌的比率。有益细菌乳酸菌增加了17.5 倍，双歧杆菌增加了 3.6 倍；有害细菌溶组织梭菌减少了 1/2，而溶组织梭菌最为人熟知的特点是导致坏疽。所有这些研究都提供了证据，表明可可能够促进有益菌群的生长，同时控制有害菌群，甚至可能有助于纠正由长期压力引起的微生物组紊乱。

核桃

核桃是 ω-3 多不饱和脂肪酸和膳食纤维的良好来源，吃核桃可以降低患心血管疾病和癌症等多种疾病的风险。与其他机制一样，它的益处也与微生物组有关。慕尼黑大学的研究人员对 135 名年龄在 50 岁以上的健康人士进行了研究，并将他们分成两组，一组吃富含核桃的食物（大约每天21.5 个核桃），另一组吃不含坚果的食物，持续 8 周。[66]当比较研究前后的粪便样本时，吃核桃的人体内的有益细菌双歧杆菌和厚壁菌的数量显著增加，而这两种细菌能产生抗炎短链脂肪酸（丁酸盐、丙酸盐、醋酸盐）。与此同时，吃核桃减少了有害梭菌的数量。伊利诺伊大学香槟分校做的另一项研究证实了由核桃引起的这些变化。连续 3 周每天吃类似数量核桃的人，其产生丁酸盐的有益细菌厚壁菌增加了 60% ~ 90%。[67] 通过吃核桃，你可以做出改变，维持你体内微生物组中有益菌群和有害菌群的平衡。

豆类

豆类富含纤维，因而对肠道细菌有益。安大略省圭尔夫大学和加拿大农业与农业食品部研究了菜豆和黑豆这两种豆类对肠道微生物组的影响。[68]他们在实验室里给老鼠喂食标准食物或者用熟菜豆或黑豆做成的食物，为期 3 周。使用的豆子量相当于人类每天食用 1.6 杯菜豆或 1.2 杯黑豆的量。最后，通过比较两组老鼠的微生物组，他们发现吃豆子的老鼠体内一种叫作普雷沃菌的健康细菌的数量增加了 70 倍，这种细菌能产生抗炎的短链脂肪酸。另一种叫作瘤胃球菌的细菌的数量也增加了 1.3 倍。瘤胃球菌可以分解植物细胞，是另一种产生短链脂肪酸的细菌。

研究人员还研究了豆类对肠道内壁黏液的保护作用，以及对肠道屏障功能的影响，这两者都与肠道细菌有关。更多的黏液能保护肠道，而强大的肠道内壁则会形成一道屏障，防止炎症物质从肠道泄漏。吃豆类的人体内有害细菌的数量减少了 81%，这些细菌能分解肠道内的保护性黏液。当科学家对吃豆子的老鼠的肠道进行实际检测时，他们发现吃菜豆的老鼠结肠上部分泌保护性黏液的细胞增加了 60%，而吃黑豆的老鼠增加了 120%。在结肠下部，吃黑豆的老鼠的黏液细胞增加了 57%。这些研究表明黑豆和菜豆都有助于肠道健康。鹰嘴豆、小扁豆和豌豆都属于豆类，预计也有类似的益处。

蘑菇

蘑菇是生长在富含细菌的土壤中的真菌，和奶酪一样，它们也有自己的微生物组。[69] 它们含有 β － 葡聚糖等生物活性物质，这些物质具有抗血管生成和激活免疫系统的作用。蘑菇也是很好的膳食纤维来源，膳食纤维能起到益生元的作用。

蘑菇能增加我们微生物组的多样性，这是微生物组健康防御强大的一个标志。宾夕法尼亚州立大学的科学家研究了这种效果。他们给健康的老鼠喂食少量白蘑菇（体重的 1%），或者给老鼠喂食普通食物，持续 6 周。在食用蘑菇的老鼠组中，每只老鼠每天的摄入量相当于白蘑菇平均大小的 1/500。研究人员在整个实验过程中都收集并分析了血液、尿液和粪便样本。

尿检显示，吃白蘑菇的老鼠体内一种名为马尿酸盐的酸的含量增加了 6 倍。马尿酸盐是微生物组多样性和健康的一个指标。[70] 摄入蘑菇也增加了保护性肠道细菌的数量（拟杆菌和疣微菌门的细菌，其中包括值得拥有的阿克曼氏菌），同时减少了厚壁菌门的有害物种。6 周后，研究人员将老鼠暴露在啮齿类柠檬酸杆菌中，这种有害的细菌会感染老鼠的肠道。科学家发现，吃白蘑菇的老鼠肠道炎症更轻，受感染后造成的损伤更小，这表明吃蘑菇对肠道有保护作用。

中国华南理工大学和千林女性营养与健康研究中心的科学家研究了香菇对日益衰老的微生物组的影响，他们给成年和老年老鼠喂食香菇提取物，为期 4 周。[71] 衰老老鼠体内厚壁菌和拟杆菌的数量较低，但摄入香菇使衰老老鼠体内这些细菌的数量增加了 115%。在人类身上，一项对百岁老人（所谓"超级老人"）的有趣研究显示了同样的肠道微生物组模式。[72] 在老鼠和人体内，香菇或许能够逆转通常伴随衰老而来的微生物组的变化。

猴头菇以其烹饪价值和药用特性而闻名，是中国江南大学的科学家研究的主题，以测试其对微生物组的影响。[73] 在实验室里，他们给患有严重肠道炎症的老鼠喂食相当于人类一汤匙的猴头菇。结果表明，猴头菇可以减少多达 40% 与肠道炎症相关的症状和蛋白质。这种蘑菇在减少产生有害硫毒素的脱硫弧菌的同时，也增加了健康菌——阿克曼氏菌的数量。

饮料

果汁：石榴、蔓越莓和康科德葡萄

喝某些果汁对人体内嗜黏蛋白阿克曼式菌的数量有着积极的影响。这种细菌与减少肠道炎症、对抗肥胖，以及某些癌症免疫治疗的抗肿瘤反应有关。[74]

饮用石榴汁给微生物组带来的益处归功于其生物活性物质——鞣花单宁。正如我们在第三章中了解到的，石榴富含鞣花单宁。阿克曼氏菌可以将这种物质代谢成一种叫作尿石素 A 的代谢物，而尿石素 A 会随尿液排出体外。[75] 研究表明，大约 70% 的人可以通过这种方式代谢鞣花单宁。加州大学洛杉矶分校的研究人员对 20 名健康的志愿者进行了研究，并通过尿检来确定哪些人可以产生尿石素 A。在这些患者中，连续 4 周每天喝 1 杯纯石榴汁会使阿克曼氏菌的数量增加 71%。[76]

蔓越莓含有原花青素，可以增加阿克曼氏菌所生活的肠道中黏液层的厚度。在一项对老鼠进行的研究中，拉瓦尔大学和魁北克大学蒙特利尔分校的科学家测试了蔓越莓提取物的效果，提取物的量相当于人类每天喝一杯蔓越莓汁。他们给健康老鼠喂食标准食物或者高脂肪食物。9 周后，蔓越莓提取物能使阿克曼氏菌的数量增加 30%，还能防止动物增加体重。[77] 食用新鲜或冷冻的蔓越莓是获取其益处的最佳方式，因为将蔓越莓加工成果汁的过程会去除蔓越莓表皮和种子中的一些生物活性物质。[78]

深蓝色、略带紫色的康科德葡萄是由马萨诸塞州康科德市的一名叫伊弗雷姆·布尔的农民培育出来的，被誉为"完美"的葡萄。它是用来制作经典葡萄果冻的葡萄。拉特格斯大学和加州大学旧金山分校的科学家研究了康科德葡萄提取物对连续 13 周被喂食高脂肪食物的老鼠的影响。[79] 每天饮用相当于 1/3 杯康科德葡萄汁提取物的老鼠比不饮用提取物的老鼠增重更少，阿克曼氏菌的数量也是后者的 5 倍。与只吃高脂肪食物的老鼠相比，被喂食康科德葡萄的老鼠在吃高脂肪食物的同时，体重增加也少了 21%。

水果奶昔是一种从饮料里获取水果中生物活性物质的方法。桃子、杏和杧果等核果含有绿原酸，这种生物活性物质也能促进阿克曼氏菌的生长。[80] 樱桃含有花青素，能促进结肠中阿克曼氏菌的生长。密歇根州立大学的科学家将冷冻干燥的樱桃喂给本来就有结肠肿瘤的实验鼠，结果发现，把樱桃和食物混在一起吃可以减少 74% 的肿瘤。[81]

红葡萄酒

红葡萄酒的益处现在可以扩展到改善肠道微生物组和减少体内炎症方面。[82] 人的小肠无法很好地吸收葡萄酒多酚，这意味着葡萄酒多酚会继续穿过肠道，到达结肠，并在那里滋养肠道细菌。这些细菌将多酚转化为可在粪便中被检测到的生物活性代谢物。西班牙巴塞罗那自治大学食品科学研究院的研究人员研究了喝一大杯红葡萄酒（250 毫升）对粪便中红葡萄酒多酚的影响。[83] 他们发现，连续 4 周每天饮用 1 大杯红葡萄酒后，细菌会摄入葡萄酒多酚，产生代谢物，尤其是丙酸、苯甲酸和戊酸，这些代谢物都具有有益的抗炎特性。[84] 因此，无论你是不是葡萄酒鉴赏家，当你喝一两杯红葡萄酒时，好处不仅在于你的味觉所得到的享受，还在于你消化道的另一端摄入葡萄酒后产生的细菌代谢物。

在西班牙的另一项研究中，奥维耶多大学和西班牙高等科学研究理事会阿斯图里亚斯乳制品研究所的研究人员发现，每天只喝 2/3 杯红葡萄酒可以降低血液中一种叫作丙二醛、能损伤 DNA 的毒素的水平，而丙二醛是衰老、氧化应激和体内细胞损伤的标志。研究人员将此归因于他们在这些受试者身上观察到的粪便微生物组的变化。[85-86]

茶

茶中的多酚除了具有抗氧化、抗炎和抗血管生成的特性，还能促进健康，帮助我们的肠道形成更有利的微生物组。正如我们所了解的，绿茶在健康方面具有明星效应，但它并不是增强健康防御能力的唯一一种茶。

中国宁波大学和温州科技职业学院的科学家进行了一项研究，测试绿茶、乌龙茶和红茶对肠道细菌的影响——这三种茶都有有益效果。[87] 研究人员发现，这三种茶中的生物活性物质都是通过小肠进入结肠的，小肠并没有完全吸收它们，因而它们可以在结肠中影响微生物组。研究者用取自年轻、健康志愿者的粪便样本分别培育出了绿茶、乌龙茶和红茶的茶多酚，然后在实验室里观察微生物组的变化。他们发现，茶可以使有益菌双歧杆菌和乳酸菌增加 3%，并且使有害的溶组织梭菌减少 4%，其中乌龙茶的效果最好。研究人员还检测了志愿者喝茶 36 小时后粪便中抗炎短链脂肪酸的浓度。每一种茶都显著提升了醋酸盐、丙酸盐和丁酸盐这三种短链脂肪酸的浓度。令人惊讶的是，与绿茶或乌龙茶相比，红茶多酚的总体表现更好。因此，除了与干细胞有关的益处，红茶对微生物组尤其有益，完全是一种健康的茶。

茶皂素是一种具有类似肥皂属性的天然化学物质，也是茶中发现的数百种生物活性物质之一。澳大利亚伍伦贡大学和中国徐州医科大学的科学家已经证明茶皂素对微生物组有影响。[88] 他们给老鼠喂食高脂肪的食物，导致了老鼠的肠道微生物组受损，并引发了肥胖、脑部炎症和记忆力下降。但给老鼠同时喂食茶皂素和高脂肪食物时，它们肠道里生长的脱硫弧菌（产生有毒硫化氢的细菌）减少了 40%。与只吃高脂肪食物的老鼠相比，吃茶皂素的老鼠体重增加更少，脑部炎症更轻，记忆力也更好。

总的来说，喝红茶、乌龙茶和绿茶可以增加有益细菌，减少有害细菌，并帮助微生物组产生有益于健康的短链脂肪酸。

避免人工甜味剂

到目前为止，我主要介绍的是你可以添加到饮食中的那些有助于让你变得更健康的食物，而不是你应该避免的食物，可是在谈到微生物组时，我想指出一种最好完全避免的物质：人工甜味剂。目前被批准供人类食用的人工甜味剂有糖精、阿斯巴甜、三氯蔗糖、安赛蜜和纽甜。它们将自己被合成后的使命完成得非常漂亮——尝起来非常、非常甜。[89] 糖精的甜度是普通食糖的 300～500 倍，阿斯巴甜是 180 倍，三氯蔗糖是 600 倍。它们的优势在于满足了人们对甜食的喜好，却不会让人们摄入糖的热量。人工甜味剂实现这一优势的方法之一是使肠道对其吸收少，但这意味着它们被直接带到了肠道细菌面前。所以重要的问题是，这些甜味剂会如何影响微生物组？

以色列魏茨曼科学研究院和特拉维夫大学的科学家研究了三种甜味剂——糖精、三氯蔗糖和阿斯巴甜——对肠道微生物组的影响。[90] 他们在老鼠的饮用水中加入人工甜味剂或天然糖（葡萄糖和蔗糖），持续 11 周，并将这些老鼠的肠道细菌与只喝白开水的老鼠进行比较。他们发现糖精对微生物组的影响最大，有益的罗伊氏乳杆菌的数量减至原来的 5/6。还记得吗？罗伊氏乳杆菌是一种重要的肠道细菌，可以影响人体的免疫功能，阻止乳腺肿瘤和结肠肿瘤的发展，并影响肠－脑轴，使其产生社交激素催产素。

人工甜味剂的吸引人之处在于，大多数甜味剂不含任何碳水化合物，所以它们的血糖指数很低。然而，令人惊讶的是，如果给老鼠喂食人工甜味剂、天然糖或普通饮用水，然后测试它们代谢葡萄糖的能力，科学家发现，与饮用糖水或普通水的老鼠相比，饮用人工甜味剂的老鼠的葡萄糖耐量受损更严重。如果你只考虑甜味剂的化学成分，可能会觉得这说不通，但是人们已经研究过甜味剂与微生物组相互作用的可能性。在为了消灭肠道细菌而给老鼠使用广谱抗生素（环丙沙星、甲硝唑或万古霉素）之后，所有老鼠对葡萄糖耐量试验的反应都相似，这表明人工甜味剂与微生物组之间的相互作用与观察到的葡萄糖耐受不良的现象有关。

以色列研究小组还研究了 381 名 40 多岁的非糖尿病健康人士，发现长期食用无热量的人工甜味剂影响他们肠道微生物组的变化。[91] 他们的腰臀比（肥胖的一种衡量标准）更高，空腹血糖水平更高，糖化血红蛋白（反映长期高血糖的血液标志物）的水平也更高。重要的是，研究人员发现，人们对人工甜味剂的反应似乎存在个体差异，这可能也与他们体内微生物组的变化有关。

凯斯西储大学、俄亥俄州立大学、美国国立卫生研究院和苏格兰阿伯丁大学的科学家进行的另一项实验室研究显示，人工甜味剂可能会导致生态失调。他们研究了易患类似克罗恩病这种炎症性肠病的老鼠，并给它们喂食了 6 周的三氯蔗糖麦芽糖糊精，在喂食后对老鼠的肠道细菌进行检测时发现大肠杆菌过度生长。[92]

这些研究显示了合成食品对微生物组的影响。就人工甜味剂而言，其潜在后果可能会影响肠道细菌控制血糖代谢和体重增加的方式。这一点很重要，因为毕竟使用人工甜味剂原本就是为了避免这些问题。

把它们组合在一起

你吃进嘴里的每一样东西——水果、蔬菜、碳水化合物、肉类、垃圾食品、汽水、人工甜味剂——都会滋养你的细胞，然后成为你肠道微生物组的食物。你体内的细菌可以代谢人体无法消化的食物成分，从而产生有益的生物活性物质，保护你的健康。所以，下次你在市场购物、看菜单、准备做饭、抓一包零食，或者拿一瓶饮料时，一定要问问自己：这对我的细菌有什么好处？善待你的细菌，它们反过来也会保护你的健康。

对你体内细菌最好的方式是在饮食中摄入更多的膳食纤维以及更少的动物蛋白和脂肪。植物性食物是纤维和生物活性物质很好的来源，可以滋养和刺激健康的微生物组。然后肠道细菌就会产生可以减少炎症的代谢物，帮助调节血糖和胆固醇，提高免疫力。这不仅对你有利，还对你的后代有利。

要想通过吃东西来援助你的微生物组，你可以勇于尝试水果、蔬菜和坚果之外的食物。食用含有有益细菌的传统发酵食品和奶酪会增加肠道细菌的多样性。有益的肠道细菌也在可可中大量繁殖，而且吃或喝可可还能减少有害细菌的数量。记住，某些果汁（石榴、蔓越莓、康科德葡萄）会增加一种叫作阿克曼氏菌的肠道细菌，这可能有助于优化你的免疫系统，以清除癌症。健康的肠道细菌喜欢喝红葡萄酒和各种茶，包括红茶、乌龙茶和绿茶。

如果你因为某种原因服用抗生素，那么抗生素肯定会破坏你的微生物组，因此你会希望通过饮食来重建自己肠道的生态系统。加工食品常常含有人造化学物质，可能对我们的细菌产生负面影响，从而影响我们的健康，甚至可能会影响我们的后代。所以请记住：就健康饮食而言，它涉及的不仅仅是你一个人，你还需要照顾好你体内的微生物组。

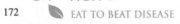
影响微生物组的主要食物		
益生元类		益生菌类
杏	小扁豆	卡芒贝尔奶酪
芝麻菜	猴头菇	豪达奶酪
芦笋	杧果	韩国泡菜
竹笋	菜豆	中国泡菜
黑豆	（特级初榨）橄榄油	帕尔马干酪
红茶	乌龙茶	德国酸菜
小白菜	桃子	酸面包
西蓝花	豌豆	酸奶
卷心菜	石榴汁	
花椰菜	裸麦粗面包	
樱桃	红葡萄酒	
鹰嘴豆	芜菁甘蓝	
康科德葡萄汁	香菇	
蔓越莓汁	番茄	
黑巧克力	芜菁	
绿茶	核桃	
羽衣甘蓝	白蘑菇	
奇异果	全谷物	

第九章
指引基因的命运

　　污染、工业毒素、紫外线辐射和情绪压力都会对我们的遗传密码造成损害。当 DNA 受损时，基因就会失灵，你会看到衰老、皮肤起皱等结果。或者，这些影响可能是潜在的，你根本看不到，却能导致癌症或损害大脑、心脏、肺和其他器官。但是食物和饮料可以帮助你保护自己的 DNA 抵抗环境侵害，以及自然发生的突变。

　　我们在阅读有关饮食与健康的内容时，经常会遇到抗氧化剂这个术语。它们被吹捧为超级食物中含有的天然物质，可以中和自由基，并带来抗癌、抗衰老等一系列益处。这一基本认知是正确的。自由基是一种由氧和氮构成的高度活跃的化学物质，是人体自然化学反应的产物。我们的身体天生就会使用细胞产生的抗氧化剂来努力降低自由基的水平。如果自由基的水平超过了天然抗氧化剂的水平，就会导致细胞产生氧化应激。当自由基泛滥时，它们就会像化学弹片那样伤害我们的 DNA。

　　许多食物含有具有抗氧化特性的生物活性物质。这些食物和它们的抗氧化剂经常因中和自由基、减少细胞压力和保护 DNA 的能力而受到称赞。当然，你也几乎随时都可以看到人们推销膳食补充剂和具有抗氧化特性的功能性食品。销售抗氧化产品已经成为一门大生意——预计到 2024 年将成为一个价值 2780 亿美元的市场。[1]

但我们还是来看看保护我们 DNA 的食物及其生效方式的科学证据和临床证据吧。

首先，我们有颇受欢迎的具有抗氧化特性的维生素：维生素 C。维生素 C 是人们最常食用的膳食补充剂之一，天然存在于许多植物性食品中。维生素 C 的抗氧化作用已在许多实验室研究中得到证实，但一如既往，临床证据是最重要的。[2]

中国香港专业教育学院（沙田分校）的研究人员进行了一项小规模但令人大开眼界的临床研究，以检验喝橙汁对 DNA 的保护作用。[3]橙子以富含维生素 C 而闻名。研究人员招募了 6 名受试者，让他们每人喝 1.75 杯经过巴氏杀菌的橙汁，并且分别在饮用前和饮用两小时后采集他们的血液样本。在另一次试验中，研究人员对同样的受试者重复了该试验，但这次给他们的是安慰剂饮料，由水、糖和维生素 C 片组成，而不是橙汁。在两次试验之后，研究人员使用了一种叫作彗星试验的特殊测试来分析受试者饮用饮料前后，其血液保护 DNA 的能力。在彗星试验中，白细胞被暴露在过氧化氢中，这也是头发漂白剂中使用的化学物质。过氧化氢会造成大量的自由基损伤，并破坏白细胞中的 DNA。如果喝橙汁有保护作用，当细胞暴露在漂白剂中时，DNA 受到的损伤就会变小。

研究发现，喝橙汁确实提高了血液保护 DNA 的能力。与饮用富含维生素的糖水相比，饮用橙汁的人的 DNA 损伤降低了 19%。对 DNA 的这种保护作用在饮用果汁两小时后就显现了出来。橙汁这种对 DNA 的保护作用超出了维生素 C 的功能范围，这表明，橙汁的益处不仅仅来自维生素 C。橙子含有许多生物活性物质，包括柚皮素和橙皮苷，它们也是抗氧化剂。这将支持一种流行的观点，即食用天然食品所获得的综合的抗氧化效果可能比吞下补充剂更好。说到橙子，如果你吃整个水果，而不是只喝果汁，你会得到更多的益处。橙子含有膳食纤维，正如我们在第八章了解到的，膳食纤维对你的微生物组有益。虽然鲜榨橙汁是一个不错的选择，但是一定要小心加工过的果汁。许多果汁只是含糖饮料，实际的水果含量非常少。

吃含有抗氧化剂的食物只是保护遗传密码的一部分。问题在于：用抗氧化剂中和自由基就像军队拦截空中的导弹一样。如果只有几枚导弹，拦截会很成功，但如果空中的导弹太多，一些导弹就会穿过大气层，在地面上造成破坏。这个类比同样适用于健康。如果体内的自由基含量很低，抗氧化剂就能轻松地将其拦截。但如果负担过重，正如你在经常接触环境毒素的人、吸烟者，或患有慢性炎症的人身上看到的那样，那么食物（或补充剂）中的抗氧化剂虽然也能提供有用的保护，却只是部分保护。

好消息是，抗氧化剂并不是唯一能够防止基因受损的机制。食物可以触发天生就内置于我们的 DNA 的健康防御机制。有些食物可以加速受损 DNA 的修复。我们所吃的食物也能通过所谓表观遗传变化来开启或关闭某些基因。除了饮食，运动、睡眠和环境也可能有好的（和坏的）表观遗传效应。但是，具有积极表观遗传影响的食物可以释放有益基因或关闭有害基因，以预防和对抗疾病。食物也可以通过保护端粒来影响 DNA。大家还记得吗？端粒是覆盖 DNA 链末端的保护帽，具有保护作用的端粒可以减缓衰老对端粒的破坏。你可以将许多大家熟悉且美味的食物添加到日常饮食中，通过食用这些食物来激活 DNA 的保护措施。所以，我们吃的东西可以保护我们的 DNA 免于受损，并提高我们的 DNA 原本就有的帮助我们抵抗疾病的能力。

在讨论那些可以保护 DNA 的食物和饮料之前，我们先来看看与 DNA 损伤有关的疾病。

与 DNA 损伤有关的疾病

DNA 损伤存在于许多严重的疾病中，包括所有癌症。皮肤癌可能是最常见的，它是由太阳（紫外线）辐射引起的，而这种辐射会破坏暴露在阳光下的每一寸皮肤中的 DNA（大家想想看：在海滩上被晒伤）。这是一个被叫作"区域癌化"的过程。其他癌症与职业、环境和饮食有关，特定器官中的 DNA 因患病而不断受损。这些癌症包括肺癌、膀胱癌、食管癌、胃癌和结肠癌，来自空气和饮食中的伤害都会改变你的 DNA。癌前病变，如结肠息肉、乳腺原位癌、宫颈上皮内瘤变和皮肤癌的先兆光线性角化病，都充满了含有受损 DNA、需要修复的细胞。

由致病细菌和病毒引起的感染可导致 DNA 突变，从而产生肿瘤，引发癌症，例如宫颈癌、肝癌（肝细胞癌），以及口腔癌和上呼吸道癌。有些人携带遗传突变，身体的 DNA 修复机制因此被减弱。对这些人来说，癌症很可能是避免不了的命运。存在这种风险的一些病症有着拗口的名字，如李－佛美尼综合征（与本书作者无关）、共济失调毛细血管扩张症和林奇综合征。如果你患有其中一种疾病，那么你的 DNA 不能很好地保护你，而且它还极其需要帮助。在这种情况下，那些有助于保护 DNA 的食物就变得异常宝贵。

DNA 损伤可能是化疗和放疗等传统癌症治疗方法的一种副作用。在杀死癌细胞的同时，这些不加区别的治疗实际上也会对正常健康细胞的 DNA 造成附带损害。这可能导致第一次癌症治疗成功并存活下来的患者遭受继发性癌症。常见的医学成像程序，从 X 射线到计算机断层成像（CT）扫描，再到磁共振成像和正电子发射断层成像（PET）扫描，都会产生伤害正常 DNA 的辐射。

自身免疫病不仅会在受过度活跃的免疫系统影响的器官中造成 DNA 损

伤，甚至还会对血液循环中的白细胞造成损伤。人们已经在患有狼疮、类风湿关节炎、乳糜泻和炎症性肠病（如克罗恩病和溃疡性结肠炎）的人群中发现了这些情况。[4]

表观遗传变化可能是有害的，也可能是有益的，这些变化贯穿人的一生。DNA 表达方式的变化可以代代相传。人们发现这些变化在一系列引人注目的疾病中发挥着作用，包括精神分裂症、自闭症谱系障碍、阿尔茨海默病、帕金森病、重度抑郁症、动脉粥样硬化和自身免疫病。[5] 显然，在 DNA 保护系统本该发挥作用的地方出现了各种各样的健康威胁，而具有 DNA 保护性的正念饮食可以增强你的健康防御能力。

影响 DNA 修复的食物

大多数营养学教材都描述了微量营养素作为正常 DNA 组成部分的重要性。这些营养素包括菠菜、胡萝卜、红辣椒、小扁豆、菜豆、蘑菇、鸡蛋、鱼肝油、沙丁鱼和鲭鱼中所含的维生素 A、B 族维生素、维生素 C、维生素 D 和维生素 E。杏仁、燕麦片、香蕉和豆腐中含有镁，牡蛎、螃蟹和龙虾中含有锌，这些矿物质都是维持 DNA 修复机制所必需的。但是有一点越来越明显：无论是维生素、矿物质，还是生物活性物质，天然食品的益处比任何单一成分的都要多。因此，我特别关注跟天然食品和饮料有关的临床研究与实验室研究得出的数据，以及来自真实世界人群的流行病学研究的数据。

浆果汁

橙汁可能是早上的首选饮料，但其他诱人的选择也可以给 DNA 提供保护作用。从食杂店到果汁吧和奶昔摊，混合浆果汁随处可见。红色和深色

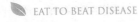
浆果含有许多生物活性物质，包括花青素和其他具有抗氧化作用的多酚。

德国凯撒斯劳滕大学进行的一项研究招募了 18 名健康的男性志愿者 [6]，并让他们喝一种混合浆果汁，由红葡萄、黑莓、酸樱桃、黑加仑和花楸果（也称野樱莓）果汁制成。研究对象连续 3 周每天都喝这种果汁，一天总共喝 3 杯，分成均等的 3 份，在不同的时段饮用。3 周过后，他们被要求在接下来的 3 周内不吃浆果。研究人员在研究开始和整个过程中都抽取了血样。彗星试验表明，饮用果汁一周后与饮用果汁前相比，血液对 DNA 的保护显著增加了 66%。在停止饮用果汁后，这种保护作用就会减弱，血液中的 DNA 损伤会稳步恢复到以前的水平。为了弄清这种影响是否与浆果的生物活性物质有关，研究人员去除了果汁中的多酚，然后重复这项研究。这一次，当志愿者饮用这种饮料时，他们的血液没有显示出对 DNA 的保护作用，因此我们可以确定这种效果就是生物活性物质带来的。

奇异果

鲜绿色的奇异果片让你的早餐盘看起来很诱人，它那草莓般的味道更是令人垂涎。正如我们在第八章了解到的，奇异果能对微生物组产生有益的影响。奇异果还含有高水平的维生素 C、绿原酸和奎尼酸，每一种都有抗氧化作用。[7] 苏格兰罗伊特研究所的研究人员检测了奇异果减少 DNA 损伤的能力。[8] 他们招募了 14 名健康的志愿者，每天给他们吃一个、两个或三个奇异果。参与者在三个时间段吃不同量的水果，并在每个时间段的开始和结束时被抽取血液进行彗星试验。结果表明，无论数量如何，食用奇异果都能减少约 60% 的 DNA 损伤。当研究人员更仔细地观察 DNA 时，他们发现每天吃三个奇异果实际上能使 DNA 的修复活性增加 66%。所以，吃奇异果不仅能中和自由基，还能提高受损 DNA 的修复速度，使其恢复原状。

胡萝卜

你想喝胡萝卜汁或胡萝卜汤不只是因为它们的美味。正如它的名字，胡萝卜富含一种叫作类胡萝卜素的生物活性物质，也就是植物性食物中随处可见的红色和黄色色素。就抗氧化能力而言，类胡萝卜素可谓威力强大。

英国卡德拉姆生命科学研究所的研究人员想要研究吃胡萝卜对 DNA 的保护作用。[9] 他们招募了 64 名男性志愿者，在他们正常饮食的基础上，连续 3 周每天给他们吃相当于 2.5 杯胡萝卜（大约 5 个中等大小的胡萝卜）的量，用的是塞恩斯伯里超市里的冷冻胡萝卜，先在沸水中煮 10 分钟，沥干水，然后在食品料理机中绞碎。研究人员在研究开始时、3 周后、6 周后分别抽血。吃了 3 周胡萝卜后，受试者血液中 DNA 的修复活性有所增加，但 DNA 损伤率没有降低。这意味着胡萝卜无法防止 DNA 损伤，但是能够修复已经存在的损伤。有趣的是，含有类胡萝卜素的膳食补充剂可以减少 DNA 损伤，符合它们众所周知的抗氧化作用。这是一个很好的例子，说明与补充剂相比，天然食品能够以不同的方式给你的健康带来益处。

西蓝花

的确，吃西蓝花对你有益处，其中一个就是保护你的 DNA。[10] 来自意大利米兰大学和丹麦哥本哈根大学的研究人员招募了 27 名每天吸烟超过 10 支的年轻的男大学生。[11] 香烟烟雾中含有大量叫作活性氧的化学物质，这种化学物质肯定会导致 DNA 损伤。因此，吸烟者是一个完美的研究群体，以确定西蓝花是否能提供任何保护。研究人员将西蓝花（马拉松品种）蒸 15 分钟，然后每天给受试者吃 1.3 杯蒸熟的西蓝花，持续 10 天。他们

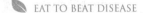
在研究开始和结束时抽取血液样本，并通过彗星试验测试西蓝花减少DNA损伤的能力。西蓝花干预使吸烟者血液中的DNA断裂减少了23%。停止食用西蓝花后，研究人员再次对受试者进行血液检测。不出意料的是，吸烟者血液中DNA的损伤程度又回到了吃西蓝花之前的水平。

富含番茄红素的食物：番茄、西瓜、番石榴、粉红葡萄柚

你下次去海滩的时候，可以考虑在出发前喝一小杯番茄、西瓜、粉红葡萄柚或番石榴汁。它们会保护你免受阳光的伤害。这些水果的橙红色来自番茄红素，你在前几章中已经看到了番茄红素的其他好处，但它还可以保护DNA免受太阳电离辐射的伤害。[12]

波兰国家公共卫生研究所的科学家想要研究番茄红素的作用。他们从华沙招募了健康、不吸烟的30岁女性，收集她们的白细胞，然后将白细胞暴露在X射线下，用彗星试验分析辐射带来的破坏效果。辐射损坏了DNA，杀死了大部分细胞。然而，如果这些细胞在辐射前一小时或者临辐射前暴露于番茄红素中，那么DNA损伤会显著减少，更多的细胞会存活下来。这说明番茄红素具有保护作用，特别是在低水平的情况下。然而，如果在暴露于辐射中之后再往细胞中添加番茄红素，那么番茄红素起不到任何保护作用，DNA损伤会显著增加。

这一发现表明，番茄红素在遭受辐射损伤后无法修复DNA，但在暴露于辐射前可以起到保护作用。正是由于这些研究结果，下次去看牙医或者登机之前可以考虑喝一小杯番茄汁或西瓜汁，因为牙医可能会给你的牙齿拍X光片，而飞行过程中的辐射则是无法避免的。

番茄红素也能防止感染引起的DNA损伤。幽门螺杆菌会感染胃部，破坏细胞，引起胃炎、胃溃疡，甚至胃癌。全世界有40多亿人感染幽门螺杆

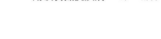

菌，因此这是一个全球性的健康问题。[13]这种细菌通过产生活性氧来破坏环境，在胃里造成氧化应激和 DNA 损伤。

韩国延世大学和日本东京医科齿科大学的科学家进行了一项研究，发现幽门螺杆菌造成损害的过程发生得非常快。胃细胞被感染 15 分钟后，自由基就会产生。一旦受到感染，自由基的产生过程至少会持续 1 小时，胃细胞中 DNA 受到破坏的数量也会随之越来越多。[14]但是如果这些细胞在感染幽门螺杆菌 1 小时前预先经过番茄红素的处理，具有破坏性的活性氧的数量会减少 60% 以上。番茄红素使细胞的 DNA 损伤降低了近 40%，从而拯救了细胞。番茄红素对胃细胞的保护作用与其对华沙女性白细胞的保护作用是一致的。

海鲜

海鲜中的多不饱和脂肪（ω-3 多不饱和脂肪酸）除了具有抗血管生成的作用，还能保护你的 DNA。海洋中的 ω-3 有很多来源，你可能会惊讶地发现，虽然三文鱼是其中一种来源，但它并没有排在名单的首位。下次你去鱼市或餐厅时，要考虑海洋 ω-3 的这些首要来源在 DNA 修复方面的优势，这也是你之前在第六章中读到的：鳕鱼（鳕鱼科的白肉鱼类）、海参（一种亚洲美食，与海星有亲缘关系）、菲律宾蛤仔和鸟蛤、金枪鱼（当心汞的高含量）、黄尾鱼和腌鲻鱼卵（风干的鲻鱼卵在地中海地区被视为美食）。

有益于健康的 ω-3 多不饱和脂肪酸具有抗氧化作用，可以对抗自由基造成的 DNA 破坏。[15]但它也能改善细胞内的 DNA 修复，而这些细胞如果不加以控制的话，有可能会继续发展，引发癌变。[16]哈佛医学院和国家癌症研究所的研究人员对 1125 例结直肠癌患者进行了研究。[17]（这些患者参与

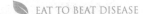

了两项大型研究，分别是护士健康研究和卫生专业人员随访研究。）研究人员观察了癌症样本，寻找 DNA 不稳定的迹象。如果癌症的 DNA 是稳定的，那么它的细胞会略微趋于稳定，行为也更容易预测。如果癌症的 DNA 不稳定，情况就会失控，甚至变得更加危险。DNA 稳定的癌症被称为微卫星稳定（MSS），而 DNA 高度不稳定的癌症被称为高度微卫星不稳定（MSI-H）。正如我们在第四章所说，细胞天生就能替换受损的部分来修复 DNA。

研究人员发现，与摄入 ω-3 多不饱和脂肪酸量少的人相比，摄入海洋 ω-3 多不饱和脂肪酸量多的人患侵略性更强的高度微卫星不稳定的结肠癌的风险低 46%。每天的高摄入量相当于 3.5 盎司鱼肉中健康脂肪的含量，这样一块鱼肉如一副扑克牌大。这些数据表明，食用富含 ω-3 多不饱和脂肪酸的食物不仅能通过抗氧化作用减少 DNA 损伤，还能帮助身体提高修复 DNA 的能力。

太平洋牡蛎

如果你爱吃牡蛎，那么你会喜欢这个研究结果：牡蛎能保护你的 DNA。在一百多种不同的海水双壳类动物中，太平洋牡蛎是一种相对较小的甜牡蛎，在世界各地被广泛养殖和食用。它不产生珍珠，但它具有抗氧化的益处。牡蛎肉含有大量的牛磺酸，可以保护 DNA 免受自由基的伤害。它还含有半胱氨酸和生物活性肽，能产生一种名为谷胱甘肽的强大的抗氧化剂。[18]

虽然牡蛎在生食吧是一种美味，但牡蛎还可以烤着吃，做成炖菜，甚至制成酱汁。这种酱汁特别有效，因为牡蛎汁被渐渐熬干，实际上会产生一种含有浓缩生物活性物质的提取物。经典的蚝油是 19 世纪在中国广东被发明的一种浓稠的深色酱料。在中国和东南亚的烹饪中，人们通常在炒芸薹菜（如西蓝花和小白菜）时使用它，以添加丰富的鲜味。

法国国家科学研究中心和费城福克斯·蔡斯癌症中心的研究人员研究了牡蛎提取物对人体的抗氧化作用。[19]他们招募了7名健康的男性，让他们服用太平洋牡蛎提取物。这些提取物是在80℃的高温下加热新鲜牡蛎1小时，然后将其干燥成粉末制成的。粉末被做成药丸状的食品补充剂服用，每天3次，连续8天。研究人员在整个研究过程中都抽取了血样，施加伤害并检测血液中的DNA损伤，以观察牡蛎提取物的效果。值得注意的是，食用牡蛎提取物能使DNA损伤减少90%。牡蛎提取物还能使血液中具有保护作用的抗氧化剂谷胱甘肽的水平提高50%。

你下次享用一盘牡蛎时，可能想知道它们是不是太平洋牡蛎。现在，你可以在炒菜时加入蚝油，将其用作调味剂和DNA保护剂。

具有表观遗传效应的食物

除了保护或修复DNA，食物还可以通过表观遗传变化这一过程来影响DNA的功能。请记住，表观遗传的影响指那些来自外部环境的影响，比如饮食或环境。这些影响要么释放那些原本沉默、不起作用的DNA，要么阻止本该活跃的DNA。例如，暴露于有毒物质下所引起的一些表观遗传变化会对你的健康有害，但研究表明，某些食物可以引起有益的表观遗传变化，从而扭转局势，促进健康。

我们快速回顾一下不同的表观遗传变化：甲基化是指一种化学物质甲基聚集在DNA链的顶端，使基因沉默，无法发挥功能来产生蛋白质。去甲基化使曾经被阻断的蛋白质得以合成。组蛋白修饰可以解开或重组DNA，改变其可用性，从而有利于健康，但这取决于受影响的基因本身。通过了解表观遗传效应，你可以选择具有关闭有害基因或激活有益基因能力的食物，从而产生更多有益的蛋白质。当有益的DNA被激活，有害的DNA被抑制，你就是在促进自己的健康。[20]

大豆

大豆除了具有让癌症挨饿的抗血管生成作用，从表观遗传学的角度来看，它还可以激活肿瘤抑制基因的功能来抑制乳腺癌。[21]这些基因的作用是阻止肿瘤生长。如果基因的活性被阻断，乳腺癌细胞就会更容易生长，尽管癌症还必须攻克其他的健康防御系统才能致命。但大豆的表观遗传效应尤其重要，因为人们对大豆与乳腺癌的关系存在一些误解。

密苏里大学和艾奥瓦州立大学的研究人员研究了给女性服用大豆生物活性物质（异黄酮）来激活这些肿瘤抑制基因的效果。[22]他们招募了34名健康女性，让她们参与一项具有前瞻性、随机、双盲[1]的临床试验。研究人员给这些女性服用高剂量或低剂量的大豆生物活性物质，每天2次，持续10天。每日的低剂量相当于吃1.2杯毛豆，而高剂量相当于4杯毛豆。当女性摄入高剂量的大豆时，血液中一种大豆异黄酮——染料木黄酮——的水平更高。

研究人员专门研究了一种名为视黄酸受体-β2（RAR-β2）的肿瘤抑制基因。肿瘤抑制基因是基因组的守护者，可以预防癌症的发生。以视黄酸受体-β2为例，这种保护基因在乳腺癌中经常被发现失活或不起作用。大家可以回想一下，甲基化会阻碍DNA特定部分的功能。[23]研究人员发现，即使食用了低剂量的大豆异黄酮，视黄酸受体-β2这种肿瘤抑制基因仍然可以被激活。这意味着吃大豆能抑制更多的肿瘤，对癌症的生长也有更强的抑制作用。食用大豆异黄酮的受试者体内的另一种肿瘤抑制基因——细胞周期蛋白D2（CCND2）的水平也有所提高。[24]

---

[1] 为使实验结果不受观察者主观影响所采用的一种方法，即受试者和研究者均不知道研究分组和研究目的的设计。

这些发现对携带乳腺癌易感基因突变的女性具有实际意义，因为携带这种基因的人患乳腺癌、卵巢癌和胰腺癌的风险更高。由于唾液可以很方便地用来对 DNA 进行检测，越来越多的女性开始了解她们乳腺癌易感基因的状况。因为乳腺癌易感基因是一种肿瘤抑制基因，一旦出现突变，就意味着你的身体对癌症的保护措施更少。一项对乳腺癌易感基因突变患者进行的研究表明，她们还有其他肿瘤抑制因子的活性被阻断，包括视黄酸受体－β2 和细胞周期蛋白 D2。[25] 大豆通过表观遗传变化帮助激活这些抗癌基因，这在一定程度上解释了为什么大豆或许有助于消除乳腺癌易感基因突变带来的危险。吃大豆可以激发 DNA 的表观遗传变化，从而起到预防乳腺癌的作用。

十字花科蔬菜

你已经知道了西蓝花的价值，但它所属的整个十字花科蔬菜家族也可以在 DNA 中诱发有益的表观遗传变化。西蓝花、小白菜、羽衣甘蓝和卷心菜都含有生物活性物质萝卜硫素。例如，英国诺里奇食品研究所的科学家发现，当结肠癌细胞暴露于萝卜硫素中时，该细胞内的基因活性发生了巨大的变化。萝卜硫素使这种癌症中 63 个基因的活性降低了一半。[26] 其他研究表明，十字花科蔬菜中的萝卜硫素会使肿瘤抑制基因的活性出现一种表观遗传上的增强，这一点与大豆很相似，因为它能够激活一种对抗癌症的固有防御机制。[27]

咖啡

咖啡豆含有多酚类物质，可以触发对人体有益的 DNA 功能。与大豆相似，咖啡多酚在表观遗传学上也能激活肿瘤抑制基因视黄酸受体-β2。南卡罗来纳大学的科学家在实验室中记录了这些功能，他们将人类乳腺癌细胞暴露在咖啡中发现的两种生物活性物质里：绿原酸和咖啡酸。[28] 这两种多酚都改变了癌细胞，使其 DNA 中的肿瘤抑制因子被释放，从而阻碍了癌细胞的生长。

茶

与咖啡类似，绿茶中的主要生物活性物质是表没食子儿茶素没食子酸酯，它会引起表观遗传变化，放大肿瘤抑制基因的影响，从而抑制癌症形成的能力。结合其抗血管生成功能和有益于微生物组的作用，茶有抗癌方面的临床证据就不足为奇了。[29] 绿茶还会使细胞经历表观遗传变化，从而增加一种名为谷胱甘肽硫转移酶（GST）的天然抗氧化酶的产量，这种酶通过中和自由基而进一步保护 DNA。[30]

姜黄

如果你曾经在印度、印度尼西亚或泰国餐馆吃过饭，你很可能吃过姜黄，这是东南亚菜中常用的一种香料。这种香料也被用在芥末中，使其具有独特的金色。姜黄是一种热带植物，它的地下茎被收获、煮熟、在烤箱中干燥，然后磨成粉，制成一种橙色的香料，数千年来一直用在烹饪和阿育吠陀医学中。姜黄里的主要生物活性成分是姜黄素。姜黄素可引起许多有益的表观遗传效应，增加我们体内肿瘤抑制基因的活性，而我们已知这些基因可以对抗结肠癌和白血病的生长。[31]

姜黄素的表观遗传效应也保护你的血管健康。[32] 中国科学院的科学家发现，在患有高血压的实验鼠中，食用姜黄素可以让它们的基因产生一种名为金属蛋白酶组织抑制物（TIMP）的蛋白质，从而减少为心脏供血的冠状动脉的损伤。这种蛋白质能减少炎症。而炎症破坏血管壁，导致血管因胆固醇斑块而变窄，但姜黄素的表观遗传作用能够保护心脏免受炎症的影响，避免因动脉阻塞而最终导致心脏病发作。

姜黄素对大脑也有益处。韩国釜山国立大学的科学家证明，当脑癌（胶质瘤）细胞暴露于姜黄素中时，姜黄素会引发表观遗传效应，造成癌细胞自杀并死亡。[33] 在韩国，同一个研究小组将取自大脑的健康的神经干细胞暴露在姜黄素中，看看会发生什么。结果，姜黄素刺激干细胞成长为成熟的正常神经元。这意味着姜黄素这种香料所含的表观遗传能力可以起到三重作用：预防癌症，减少血管炎症，帮助神经元生长。

香草

地中海菜肴中常用的多种香草都含有一种叫作迷迭香酸的生物活性物质，因最初在迷迭香中被发现而得名。迷迭香酸也存在于罗勒、马郁兰、鼠尾草、百里香和薄荷中。波兰波兹南大学的科学家研究了迷迭香酸的表观遗传效应，发现它可以防止人类乳腺癌细胞中的肿瘤抑制基因被阻断。[34]

🌿 保护端粒的食物

端粒保护染色体末端免受损伤，从而在保护 DNA 方面发挥着重要作用。端粒会随着年龄的增长而自然缩短，就像保险丝慢慢烧光一样，所以任何能帮助端粒存活更长时间的行为都将有助于保护你的 DNA 并对抗衰老。让我们来看看那些被证明可以防止端粒缩短的食物和饮料。

咖啡

咖啡成为饮料已经有六百多年的历史了。如果你和我一样，那么你每天早晨也会习惯于喝杯咖啡来开启自己全新的一天，主要是因为它含有咖啡因。但事实证明，除了提神醒脑，咖啡还有其他益处和生物活性物质。它可以降低你的死亡风险。

欧洲癌症与营养前瞻性调查对 521,330 名男性和女性进行了一项大规模研究，结果显示，饮用含咖啡因和不含咖啡因的咖啡都能降低死亡率，具体来说，男性的死亡率会降低 12%，女性的死亡率会降低 7%。[35] 咖啡最大的益处在于它降低了死于与消化相关的疾病的风险，这是有道理的，因为肠道会暴露在高浓度的咖啡所含有的生物活性物质中。

咖啡因可能会给你想要的刺激，但它可能不会在你喝咖啡时对你的 DNA 起到重要的保护作用。在实验室研究中，咖啡因实际上缩短了端粒。[36] 然而，喝咖啡却有相反的效果。在美国的一项名为国家健康与营养调查（NHANES）的研究中，研究人员记录了 5826 名成年人的咖啡和咖啡因摄入量，并表明多喝咖啡与端粒变长有关。[37] 研究对象每天喝一杯咖啡，他们的端粒就会延长 33.8 个碱基对。这意味着每天喝一杯咖啡可以有效延缓衰老。咖啡所含的生物活性物质远不止咖啡因，很可能多种生物活性物质共同协作，发挥保护端粒的作用。（还记得吗？咖啡对血管生成防御也有好处。）

第三项大型研究——护士健康研究支持咖啡有益这一发现。研究人员使用食物频率问卷调查了 4780 名女性的咖啡摄入量，然后通过血液样本测量了她们的端粒。[38] 与不喝咖啡的女性相比，每天喝三杯或三杯以上咖啡的女性端粒更长。

人们以前认为咖啡有可能带来患心脏病的风险，因为咖啡因会加快心率。从理论上讲，这是有道理的，可当对喝咖啡的人进行实际的人群研究时，情况正好相反。英国约克大学的研究人员对人类研究进行了荟萃分析，调查了 3271 人的咖啡摄入量和心脏病发作后的死亡率。（荟萃分析允许研究人员分析多项研究，并使用统计方法结合研究结果，综合所有的发现，用现有的证据得出一个共同的真相。）当荟萃分析被应用于咖啡时，人们发现，少量饮用咖啡的人（每天 1 ～ 2 杯）死于心脏病的风险降低了 21%，而大量饮用咖啡的人（每天两杯或更多）死于心脏病的风险降低了 31%。咖啡中的许多生物活性物质可能对心脏起作用，从而降低患病风险。依据所有临床证据得出的咖啡对健康的净效益就是一个很好的例子，足以说明我们为什么必须分析（并食用）整个食品，而不是只依据该食品中的某个成分（就咖啡而言，这个成分是咖啡因）就得出一个笼统的结论。

茶

考虑到茶具有越来越多的健康特性，那么一个显而易见的问题是，喝茶是否有益于你的端粒。中国香港中文大学的研究人员对年龄在 65 岁以上的 976 名男性和 1030 名女性进行了研究。[39] 参与者的平均年龄为 72 岁，这对端粒研究很重要，因为端粒会随着年龄的增长而缩短。研究中的每一个人都报告了他们对 13 种中国常见的食品类别的食用数量和频率，其中就包括茶。研究人员抽取血液，测量白细胞中的端粒长度。结果是惊人的：喝茶与端粒长度的增加有关，但这一关联仅在老年男性中存在，在女性中不存在。对男性饮茶量进行分析时发现那些每天喝 3 杯或以上茶的人与那些喝不到 1/3 杯茶的人相比端粒更长。端粒长度的差异相当于高饮茶量者和低饮茶量者之间增加了 5 年寿命的差异。在老年人群中，没有其他食物群与端粒延长有关。该研究没有具体询问哪种茶，但绿茶和乌龙茶是中国人最常喝的茶。

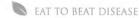
为什么女性不能享受茶对端粒的延长作用呢？这项研究还有另一个在统计学上有意义的发现，那就是烹饪时产生的油烟对女性（而非男性）有负面影响，缩短了她们的端粒。研究人员指出，在中国文化中，承担大部分做饭任务的女性可能都会站在锅里加热到极高温度的食用油旁边，而此时产生的油烟会生成破坏端粒的化学副产品，从而有可能抹去茶的任何保护作用。

坚果与种子

坚果与种子如今是很受欢迎的零食，所有的证据都表明它们对健康有益。它们是膳食纤维的良好来源（对微生物组而言），并含有强大的生物活性物质，如没食子酸和鞣花酸。至少有两项大型研究表明，吃坚果和种子可以降低死亡率。[40] 由 22,742 名男性医生参与的医师健康研究表明，与很少吃坚果或根本不吃坚果的人相比，每周吃 5 份或 5 份以上坚果的人的死亡风险低 26%。地中海饮食预防研究显示了更高水平的益处。该研究评估了西班牙 7447 名有心血管疾病风险的健康人群，那些每周吃 3 份坚果的人与不吃任何坚果的人相比，死亡率低 39%。

考虑到坚果摄入量与死亡率之间的关联，犹他州杨百翰大学的研究人员研究了坚果摄入量是否会影响端粒长度。他们对 5582 名年龄在 20 岁至 84 岁之间的男性和女性进行了调查，这些人参加了由美国国家健康统计中心牵头的国家健康与营养调查项目，被询问坚果和种子的食用量与频率。[41] 在这项研究中，"坚果和种子"包括杏仁、杏仁黄油和杏仁酱、巴西坚果、腰果和腰果酱、栗子、亚麻籽、榛子、夏威夷果、花生和花生酱、碧根果、松子、开心果、南瓜子、西葫芦籽、芝麻和芝麻酱、葵花子和核桃。研究人员随后检验了参与者的血液，以确定端粒长度，并寻找其与饮食的相关性。

他们的分析表明，食用的坚果和种子越多，端粒就越长。每天食用 10 克坚果或种子，端粒在 1 年内就会延长 8.5 个单位。10 克大约是 1 汤匙坚果，相当于 9 个腰果，或 7 个核桃，或 6 个杏仁，或 4 勺亚麻籽、南瓜子、葵花子，或 2 茶匙芝麻。这些量很容易就可以在一天内以多种不同的形式摄入，可以是纯粹的坚果、烘烤的一块糕点或者沙拉中的添加物。

对衰老而言，这有什么好处呢？正常情况下，端粒每年减少 15.4 对碱基对。（美国）国家健康与营养调查的发现表明，每吃 10 克坚果或种子，端粒长度就会增加 8.5 个单位，研究人员计算出，每天吃半把坚果或种子，细胞衰老的速度大约会减慢 1.5 年。

地中海饮食

除了美味和食材新鲜，以及所有对血管生成、干细胞和微生物组的益处，地中海饮食还与健康衰老和改善端粒长度有关。哈佛大学研究人员牵头的一项研究调查了护士健康研究中的 4676 名健康的中年女性，以研究饮食模式与端粒之间的关系。[42] 这些女性填写一份食物频率问卷，然后研究人员分析她们所吃的食物与地中海饮食的相似程度。用于该分析的评分系统基于较高的蔬菜（不包括土豆）、水果、坚果、全谷物、豆类、鱼和单不饱和脂肪摄入量，适度的酒精摄入量，较低的红肉和加工肉类摄入量。研究人员抽取参与者的血液，测量她们白细胞中的端粒长度。饮食模式与地中海饮食最相似的女性端粒明显更长。相比之下，那些吃更典型的西方饮食（饱和脂肪和肉类含量较高）的女性则恰恰相反。事实上，那些饮食最不像地中海饮食的人的端粒比平均端粒要短。

地中海饮食由富含抗氧化剂、DNA 修复和抗炎活性的食物和饮料组成，可以减缓端粒缩短。[43] 然而，这项研究的重要发现在于，饮食中的单一食

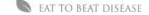
物本身并不是增加端粒长度的灵丹妙药。整体饮食模式才是最重要的因素。

富含蔬菜的亚洲饮食

作为一种饮食模式，植物性饮食无疑比富含动物蛋白的饮食更有益于你的健康。除了地中海饮食，亚洲饮食是另一种典型的富含植物性食物的饮食模式，而且被认为是健康的。第一项全面收集数据并分析这种饮食的研究是中国－康奈尔－牛津项目，营养与健康领域的开拓者 T. 科林·坎贝尔在他里程碑式的著作《中国健康调查报告》中全面地描述了这个项目。这项研究详细阐述了亚洲地区营养、心脏病、癌症和糖尿病之间的关系，被广泛认为是有史以来最全面的营养学研究之一。

科学家最近研究了亚洲饮食和端粒长度之间的关系。中国四川大学、华西第四医院、中山大学和甘孜藏族自治州人民医院的研究人员对中国西南部的 553 名成年人（272 名女性和 281 名男性）进行了研究，他们的年龄在 25 岁到 65 岁之间。[44] 参与者填写了一项饮食调查，询问他们在前一年具体吃了哪些食物。调查结果揭示了四种来自现实生活的饮食模式：（1）以水果、蔬菜、全谷物、坚果、鸡蛋、乳制品和茶为主的富含蔬菜的饮食模式；（2）"男子气概"模式（研究人员使用的术语），富含动物蛋白和酒精；（3）以米、红肉、泡菜为特色的传统模式；（4）高能量密度模式，主要食用高糖饮料、小麦粉和油炸食品。然后，研究人员抽取参与者的血液，测量白细胞中的端粒长度，并将四种饮食模式与端粒长度联系起来。

只有富含蔬菜的饮食模式与更长的端粒有关，而且有趣的是，这种现象仅限于女性。这项研究发现，四种饮食模式中的任何一种都不影响男性体内的端粒长度。端粒长度和饮食之间的关系在性别上的差异，原因尚不清楚，但这是在提醒我们，世界上没有一种适用于所有人的健康饮食。这方面仍需更多研究，才能为端粒的延长提出具体的饮食建议。

整体饮食和生活方式的改变

由索萨利托预防医学研究所的迪安·奥尼什和加州大学旧金山分校的诺贝尔奖得主伊丽莎白·布莱克本领导的一项名为"通过营养干预和生活方式干预调节基因表达"的重要研究探索了一种全面、包容的饮食方法和生活方式。该项目的研究人员研究了 24 名被诊断为患有低风险前列腺癌的男性，他们自愿接受为期 3 个月的全面的饮食和生活方式干预。[45] 干预措施包括为期 3 天的住宅静修，随后每周都接受研究人员对他们生活方式的问询，每周与护士电话联系，每周 6 天做瑜伽，每周 6 天锻炼（每天步行 30 分钟），以及每周 1 小时的互助小组会议。干预组的饮食成分与地中海饮食相似，受试者还服用了 ω–3 多不饱和脂肪酸（鱼油）、维生素 C 和维生素 E，以及硒补充剂。

研究人员分别在为期 3 个月的干预开始和结束时抽取血液，分析参与者白细胞中的端粒酶活性——端粒酶有助于延长端粒。结果显示，在干预饮食和生活方式后，端粒酶的活性显著增加了 30%。端粒酶活性的增加延长了细胞的寿命，增强了细胞正常运作的能力。[46] 端粒酶水平越高，端粒就越长，这对健康来说是一件好事。

5 年后，"通过营养干预和生活方式干预调节基因表达"项目的研究人员跟踪调查了 10 名参与者，并将他们的血细胞和端粒与另外 25 名选择不进行干预的低风险前列腺癌患者进行了比较。[47] 研究人员发现，在接受饮食和生活方式干预的组中，端粒明显比最初的基线更长。在没有进行干预的组中，端粒长度实际上缩短了。坚持这个项目被证明是有益的。在干预组中，那些坚持干预饮食与生活方式的人比那些松懈的人端粒更长。

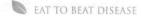
🌿 损害我们 DNA 健康防御机制的食物

有些食物对你的 DNA 不是很好，甚至会对它造成损害。虽然本书关注的是饮食的包容性，但我觉得有必要告诉大家那些可能会损害我们 DNA 的食物和饮食模式。

高脂肪食物

你下次想吃一片脆培根或切成漂亮的大理石花纹般的肋眼牛排时，首先要考虑一下你的 DNA。高脂肪食物可以通过表观遗传效应改变你的健康。瑞典乌普萨拉大学医院的研究人员研究了饱和脂肪对志愿者的表观遗传影响。[48] 他们招募了 31 名年龄在 18 岁至 27 岁之间、体重正常的健康男性和女性，给他们吃了 7 周的高热量松饼。松饼有两种：一种用大量（过量）的饱和脂肪（精制棕榈油）制成，另一种用多不饱和脂肪（葵花子油）制成。这项研究的目的是比较两种脂肪摄入过多导致的体重增加。每个参与者所吃的松饼的数量是专门为使其体重增加 3% 而设计的。

研究人员发现饱和脂肪与多不饱和脂肪有不同的效果。吃饱和脂肪的参与者内脏脂肪和肝脏脂肪都增加了。他们的血甘油三酯水平上升了 14%。相比之下，那些吃用不饱和脂肪制成的松饼的人，其瘦体重[1] 增加了，[49] 血甘油三酯水平则降低了 8%。

研究人员特别感兴趣的是，这些与脂肪相关的效果伴随的表观遗传变化是什么。因此，他们在研究开始和结束时对参与者的腹部脂肪进行了活检，以便分析脂肪细胞的基因组变化。两组基因均表现出表观遗传变化。

---

[1] 人体除脂肪组织以外的骨骼、肌肉、内脏器官及神经、血管等成分的重量。

事实上，1442 个基因因吃脂肪之后发生甲基化而沉默。吃用不健康的饱和脂肪制成的松饼实际上改变了脂肪细胞产生的 28 种蛋白质，而用多不饱和脂肪制成的松饼并没有显著改变基因表达。虽然基因甲基化的确切后果尚不清楚，但这项研究清楚地表明，过量食用高脂肪食物不仅会导致体重增加，还会改变你 DNA 的功能。

在实验室中，高脂肪饮食已被证明会导致不良的表观遗传变化，从而使肝脏无法再生。由于肝脏是血液排毒的关键，这可能导致毒素的积累，并使身体处于促炎状态。[50]

加工肉类

每个人都知道吃加工肉类算不上健康饮食，但更能说明问题的是，几项大规模研究表明，吃加工肉类实际上会缩短端粒。动脉粥样硬化的多种族研究（MESA）是对美国 6 个地区（来自巴尔的摩、芝加哥、北卡罗来纳州福赛斯县、纽约、洛杉矶、明尼苏达州圣保罗）不同种族的 6000 名男性和女性所进行的一项研究。[51] 研究人员研究了这组人中的 840 名白人、非裔美国人和西班牙裔人，让他们记录自己在过去一年中对 12 个不同类别的食物的日常摄入量和频率：全谷物、细粮、水果、蔬菜、非煎炸海鲜、坚果和种子、乳制品、红肉、加工肉类（包括火腿、热狗、午餐肉、香肠、内脏和蹄髈）、油炸食品（包括土豆、鱼和鸡肉）、含糖汽水和咖啡。研究人员采集了他们的血液样本，测量了白细胞中端粒的长度，并将端粒长度与他们报告的饮食联系起来。

动脉硬化的多种族研究的发现很有启发性。只有一种食物与端粒缩短有关：加工肉类。事实上，每天多吃一份加工肉类，端粒就会减少 0.07 个单位。正常的衰老每年会使端粒缩短 15.4 个单位，这意味着如果你每年吃 220 份加工肉类或者每周吃 4 ～ 5 天午餐肉，每一年都会使你的衰老加速一年。

　　由美国国家心肺血液研究所资助的一项重大研究——强心家族研究也发现，加工肉类与较短的端粒之间存在联系。这项研究探索了美国 13 个印第安人部落中患心血管疾病的遗传因素和其他因素。研究人员让 2864 名美国印第安人报告他们在过去一年里食用的加工肉类和未加工肉类，然后抽他们的血并测量端粒长度。与动脉粥样硬化的多种族研究得出的发现一致，这项分析表明，每一份加工肉类都与端粒缩短 0.021 个单位有关。[52] 食用加工肉类导致端粒缩短的原因尚不清楚。肉类加工可以产生一种叫作晚期糖基化终末产物（AGE）的化学物质。众所周知，这些化学物质会引发炎症，从而导致细胞发生氧化应激并损害 DNA。人们可能还在加工肉中发现了其他影响端粒的化学物质。

　　强心家族研究的一个意外发现是，每天吃 1 ~ 2 次未经加工的红肉实际上可以延长端粒。对这一意外结果的可能解释是，在红肉中发现的某些生物活性物质，如 B 族维生素、血红素铁和肌肽，可以减少端粒缩短。[53] 不过，吃红肉也有很多缺点。除了含有与患癌症和心血管疾病的风险增加有关的不健康的饱和脂肪，红肉还含有左旋肉碱，你的肠道细菌会将其代谢为一种名为氧化三甲胺（三甲胺 –N– 氧化物）的有害化学物质。氧化三甲胺与肥胖症、糖尿病、胃肠癌和心脏病的发生有关。[54] 俄亥俄州克利夫兰诊所的科学家进行的一项研究表明，饮食中的左旋肉碱会加速老鼠体内阻塞血管的动脉粥样硬化的发展。[55]

　　烹饪红肉的方法，比如烧烤，也会产生像杂环胺这样的致癌化学物质，这些物质存在于焦煳的烤肉中。酥脆的烤肉可能很好吃，但也可能致命。所以，当你要吃肉的时候，考虑一下这些风险，并且要避免烤煳。

含糖饮料

汽水和软饮料通常被视为现代工业的产物，但事实上，用天然香草和水果给水增添味道的做法起源于古代。1767 年，化学家约瑟夫·普里斯特利向水中注入二氧化碳，发明了对水进行碳酸化处理来制造气泡的做法，为今天的碳酸饮料奠定了基础。添加大量的糖和果汁来增加汽水的甜味在 20 世纪开始流行。正如我们在第八章了解到的，人工甜味剂可以改变微生物组，但是加糖饮料对 DNA 有什么影响呢？我们在第四章中曾经讨论过，研究表明，喝汽水的幼儿端粒较短，但实际情况远不止于此。

加州大学旧金山分校、加州大学伯克利分校和斯坦福大学的研究人员评估了糖对 5309 名成年人 DNA 的影响，这些人的健康数据是美国国家健康统计中心负责的国家健康与营养调查的一部分。这些多年收集的有关食品和健康参数的数据包括含糖汽水、非碳酸含糖饮料（果汁、能量和运动饮料、含糖水）、无糖汽水和 100% 果汁的摄入量。[56] 除了饮食信息，参与者还提供了可以测量端粒长度的血样。

国家健康与营养调查于 2014 年发表的研究成果显示，美国人平均每天摄入的含糖饮料为 17 液量盎司 [1]（相当于一罐半汽水）。研究人员随后分析了现有的数据，发现每天喝一罐汽水会使端粒缩短 0.01 个单位，加速衰老。对那些每天喝一瓶 20 盎司汽水的人来说，端粒缩短相当于每年加速衰老 4.6 年。研究人员指出，这种端粒缩短的加速程度与吸烟引起的端粒缩短程度相似，也是 4.6 年。

好消息是端粒缩短似乎是可逆的。适度体育锻炼所带来的积极作用能够增加端粒长度（4.4 年），其增长幅度与国家健康与营养调查研究中含糖汽水和饮料造成的端粒减少的长度差不多。[57] 这个例子说明我们所做的每件事都有一个加性（或净）效应 [2]。做出更多好的选择会让你的端粒变长，而糟糕的选择则会损害你已经得到的益处。

---

[1] 1 美式液量盎司约合 29.57 毫升。
[2] 在多基因决定的数量性状中，各基因独自产生的效应。

加州大学旧金山分校和加州大学伯克利分校的研究人员进行的另一项研究调查了饮用汽水对 65 名年龄在 18 岁至 45 岁之间的孕妇的影响。研究人员要求这些女性报告她们的饮料摄入量，并在研究开始时、分娩后 3 个月和 9 个月抽取她们的血液用于测量端粒。结果显示，当女性减少含糖饮料的摄入量时，她们的端粒会延长。[58]

把它们组合在一起

过舒服的生活对你的 DNA 来说充满了危险。你无法避开所有的伤害，因为衰老最终不可避免地会让你付出代价。不过你可以有意识地将饮食选择作为对策，来保护、修复和纠正你的 DNA，以保护健康。关于食物，我们每天都可以做出一些简单的决定。含有具有抗氧化特性的生物活性物质的食物可以中和血液中有害的氧化化学物质。但请记住，这只能保护 DNA 免受伤害。有些食物实际上可以通过激活细胞机制来修复问题，从而帮助修复 DNA。

具有表观遗传效应的食物可以通过释放保护健康的基因来影响你的DNA，比如阻止癌细胞生长的肿瘤抑制基因。如果能让你的 DNA 以这种方式工作，它就能拯救你的生命。

最后，能保护和延长端粒的食物可以保护你的 DNA，帮助对抗衰老的影响。虽然端粒确实会随着年龄的增长而缩短，并使我们的 DNA 暴露在损害之下，但食物和饮食模式可以减缓这种缩短，在某些情况下甚至可以延长端粒。你的 DNA 不仅仅是遗传密码的蓝图，还是一条需要保护、修复的信息高速公路，在一些情况下它还需要改变路线，以抗击环境的攻击和衰老的破坏，保护我们的健康。

影响 DNA 的主要食物

抗氧化作用	增强 DNA 的修复能力	影响表观遗传	延长端粒
腌鲻鱼卵	腌鲻鱼卵	罗勒	杏仁酱
西蓝花	胡萝卜	小白菜	杏仁
鸟蛤（蛤蜊）	鸟蛤（蛤蜊）	西蓝花	巴西坚果
番石榴	鳕鱼	卷心菜	腰果酱
鳕鱼	奇异果	咖啡	腰果
奇异果	菲律宾蛤仔	绿茶	栗子
菲律宾蛤仔	海参	羽衣甘蓝	咖啡
混合浆果汁	金枪鱼	马郁兰	亚麻籽
橙汁	黄尾鱼	薄荷	绿茶
橙子		迷迭香	榛子
蚝油		鼠尾草	夏威夷果
太平洋牡蛎		大豆	花生酱
番木瓜		百里香	花生
粉红葡萄柚		姜黄	碧根果
海参			松子
番茄			开心果
金枪鱼			南瓜子
西瓜			芝麻
黄尾鱼			西葫芦籽
			葵花子
			芝麻酱
			核桃

第十章
激活你的免疫指挥中心

似乎每一个祖母在选择有利于战胜疾病的正确食物方面都有着她自己的智慧。就你的免疫力而言，人们现在正通过健康防御的新视角来审视一些饮食传统。现代免疫学正在告诉我们哪些食物会影响免疫，以及它们是如何起作用的。

以鸡汤为例，这是已知的最古老的家庭疗法之一。我们现在知道，用鸡肉和骨头做成的汤确实含有天然的生物活性物质，在实验室里，这种物质可以改变我们免疫系统的炎症反应。身体炎症越少，感冒和流感症状带来的痛苦就越少。[1] 或者考虑一下"感冒要吃，发烧要饿"的妙方。事实上，禁食循环有助于身体去除已经过了全盛期、疲惫又衰老的免疫细胞，并使身体从干细胞中再生出新的免疫细胞，让这些细胞为战胜感染做好准备。[2]

新的发现表明，特定的食物可以帮助调整你的免疫系统，让它保持最佳状态，并帮助你抵御疾病。有一个简单的方法能帮助你理解饮食对免疫系统的影响。我们吃的和喝的东西可以增加或削弱免疫系统保护我们健康的两个武器——先天性免疫系统和获得性免疫系统。在本章中，我们将找出证据，证明特定食物可以通过免疫系统增强身体抵抗疾病的能力。

让我们先来看一些由免疫系统造成的重大疾病。这将有助于你思考利用饮食获得益处的不同情况。

🌿 与免疫有关的疾病

免疫系统与健康有着千丝万缕的联系，每一种疾病都与之息息相关。有两种情况将免疫与健康密切联系在一起。首先是免疫系统被削弱、无法阻止入侵者生根的情况。其次是免疫系统过度兴奋，导致炎症并意外破坏我们健康的组织的情况。

免疫系统变弱造成的疾病

让我们先来看看免疫力下降导致的疾病。一个崩溃的免疫系统会为威胁生命的感染打开一扇门，但感染只是一种危险。癌症也会在人体内扎根，因为无效的免疫系统无法检测到癌细胞。这种免疫系统变弱的问题可以通过免疫疗法来解决，即帮助免疫系统定位并摧毁癌细胞的新型药物治疗。这些药物已经在一些癌症的治疗上取得了突破性进展，包括恶性黑色素瘤、肺癌、肾癌、膀胱癌、头颈部癌和宫颈癌，还有一些血癌（如大 B 细胞淋巴瘤和急性淋巴细胞白血病）。

这些经美国食品药品管理局批准的疗法可以帮助你身体的免疫系统发现并摧毁癌症。但癌症是可以被身体自己发现的，并且可以被一个完整、最有效的免疫系统消灭。有些癌症，如多发性骨髓瘤和白血病，属于免疫细胞疾病，会毁掉免疫细胞保卫健康的能力。

　　具有讽刺意味的是，基于高剂量化疗和放疗的传统癌症治疗实际上削弱了免疫系统。这些疗法摧毁快速生长的细胞，因而是一种有效的抗癌手段。但在治疗过程中，大量免疫细胞和其他健康的细胞也会受损，阻碍身体抵御癌症的能力。

　　某些病毒引起的感染也会破坏人体产生适当的免疫反应的能力。如我在第五章所述，艾滋病是人体感染人类免疫缺陷病毒引起的免疫功能受损的典型例子。人乳头瘤病毒削弱了免疫系统检测和摧毁受感染细胞的能力，从而增加了宫颈癌、阴茎癌、口腔癌和上呼吸道癌的风险。[3] 人乳头瘤病毒疫苗可以训练免疫系统摧毁致癌病毒。乙型肝炎和丙型肝炎是另一种感染，会损害人体免疫系统发动攻击以消灭受感染细胞的能力。[4] 这些类型的肝炎也会导致肝癌。

　　有些疾病实际上会破坏免疫系统。尽管 1 型和 2 型糖尿病是两种不同类型的疾病，但它们都会让人更容易被感染。肥胖也会使人更容易受到感染，并在体内造成慢性、低度的炎症状态，损害免疫反应。[5] 在这些情况下，食用增强免疫力的食物是有益的。

　　在我们继续了解之前，有一个重要的警告：并不是所有的免疫缺陷都可以通过饮食来解决。要想让食物发挥作用，你首先需要有一个完整的免疫系统，各方面都完好无损。然而，在某些遗传性疾病中，免疫细胞存在缺陷，无法正常工作，因而饮食因素不太可能有帮助。其中一些具有危及生命的免疫缺陷的疾病有着拗口的名字，如共济失调毛细血管扩张症、白细胞异常色素减退综合征和重症联合免疫缺陷病。

✿ 免疫系统过度活跃造成的疾病

　　免疫力下降的对立面是免疫系统过于活跃。其结果是患有自身免疫病，即免疫系统在错误的时间、错误的地点活跃，导致慢性炎症并损害器官。自身免疫病的一个典型例子是 1 型糖尿病，在这种疾病中，身体会对胰腺中产生胰岛素的胰岛 β 细胞产生所谓自身抗体。这些细胞被破坏后无法合成足够的胰岛素，身体就无法正常处理血糖。在类风湿关节炎中，自身抗体会破坏关节，导致严重的残疾和致残性疼痛。

红斑狼疮俗称狼疮，实际上涵盖多种自身免疫病，这些疾病中的抗体对不同的器官发动恶性攻击，包括心脏、肺、肾脏、皮肤、关节、大脑和脊髓。

硬皮病是一种潜伏的疾病，器官在受到免疫系统的攻击后，就会被坚硬的瘢痕组织所取代。

尽管多发性硬化的确切病因仍不确定，但这种疾病所造成的损伤来自自身抗体，它破坏脊髓和大脑中神经细胞的绝缘层，并逐步摧毁它，直至死亡。

甲状腺也可能成为自身免疫的目标。在桥本甲状腺炎中，抗体会攻击甲状腺，破坏其分泌甲状腺激素的能力。格雷夫斯病也涉及攻击甲状腺的抗体，但情况正好相反，人体会产生抗体，而这些抗体会模仿一种向人体发出产生甲状腺激素信号的激素。其结果是甲状腺释放出大量的甲状腺激素，并带来许多副作用。[6] 患有乳糜泻的人会受到因饮食中麸质的刺激而产生的自身抗体的折磨，这种抗体会引发令人痛苦的肠道炎症，破坏小肠内壁的细胞。[7]

过度活跃的免疫会导致慢性炎症。哮喘患者有一个"好战"的免疫系统，当他们暴露在各种环境中时就会导致肺部出现严重炎症。银屑病患者的皮肤和关节会发炎。在炎症性肠病（克罗恩病和溃疡性结肠炎）中，肠道会出现大量的炎症反应，导致肠出血、胃气胀和腹痛。在溃疡性结肠炎中，持续不断的炎症会导致结肠癌。

刺激免疫系统的食物

在了解那些有助于免疫防御的食物之前，我们先来看看增强免疫功能的食物。如果你需要从更活跃的免疫系统中获益，那么这些食物可能对你很重要。值得注意的是：网上有很多关于据说能够增强免疫力的食物的说法，但很多都没有证据支持。在这一章中，我将介绍那些已经被证明对人体具有免疫益处的特定食物的研究。

蘑菇

白蘑菇是所有可食用蘑菇中最常见的一种，可以做成沙拉生吃，也可以和世界各地的食材一起烹饪。白蘑菇是生物活性物质的良好来源，包括刺激免疫系统的膳食纤维 β - 葡聚糖。澳大利亚西悉尼大学的研究人员对20名健康的志愿者进行了研究，这些志愿者被要求正常饮食，或在正常饮食之外添加白蘑菇。[8] 吃蘑菇的参与者每天吃 100 克煮过的蘑菇。为了测试蘑菇是否影响免疫功能，研究人员测量了受试者唾液中两种抗体（免疫球蛋白 A 和免疫球蛋白 G）的水平。免疫被激活后，唾液中会产生更多的抗体。研究人员发现，参与者体内免疫球蛋白 A 的水平稳步上升。在食用蘑菇 1 周后，免疫球蛋白 A 的水平上升了 55%；在食用蘑菇 2 周后，免疫球蛋白 A 的水平继续上升，比基线水平高出了 58%。食用蘑菇会激活肠道，从而刺激免疫系统产生抗体。然后抗体循环至黏膜，并由黏膜在唾液中分泌抗体。

实验室里的其他一些研究使用了香菇、舞茸、金针菇、鸡油菌和平菇等其他食用蘑菇的提取物，并证明它们也能激活免疫防御系统。[9] 除了它们的烹饪价值，一些最受欢迎的食用蘑菇还有提高免疫力的功效。

陈年大蒜

大蒜作为一种食材和一种健康药物已为世人所知。古希腊人用大蒜来增强运动员和士兵的力量，并将其用于具有治愈效果的补品中。新鲜大蒜有一种强烈的刺鼻气味，因适合烹饪而受人喜爱，但是它放久了之后几乎没有任何气味。人们发现陈年大蒜是一种膳食补充剂，并保留了强大的生物活性物质，比如可以影响免疫系统的芹菜素。

位于盖恩斯维尔的佛罗里达大学的研究人员研究了在感冒和流感季节，陈年大蒜对 120 名 20 多岁和 30 岁出头的健康男性和女性免疫系统的影响。[10]研究人员让两组受试者分别服用放置了 90 天的陈年大蒜的提取物或安慰剂，并抽取他们的血液以分析免疫反应。受试者被要求每天写一份疾病日记，记录所有生病的症状，如流鼻涕、头部充血、喉咙痛、咳嗽、发烧或身体疼痛，并记录他们是否因病重而无法上学或工作。

研究结束时，服用陈年大蒜提取物的那组受试者血液中循环的免疫 T 细胞和自然杀伤细胞明显多于服用安慰剂的那组。值得注意的是，服用陈年大蒜提取物的人体内的 T 细胞具有超强的能力，其自我复制速度是服用安慰剂的人的 8 倍。大蒜也能增强自然杀伤细胞的活性，使它们比服用安慰剂的人的类似细胞活跃 30%。

疾病日记显示，服用大蒜提取物的人感冒和流感的症状减少了 20%，感到身体不适而无法参与常规活动的次数减少了 60%，请病假的次数减少了 58%。这项研究表明，陈年大蒜与增强免疫细胞活性、减少疾病之间有很好的关联性。

日本京都府立医科大学的研究人员进行的另一项研究招募了无法做手术的癌症患者。[11]他们在服用陈年大蒜 6 个月后，血液中循环的自然杀伤细胞的活性有所增加。这为研究陈年大蒜是否有助于增强接受免疫治疗的患者的抗癌免疫反应打开了大门。

这些研究提供了临床证据，证明陈年大蒜可以增强我们对日常感染甚至潜在癌症的免疫防御能力。

西蓝花苗

用西蓝花苗做沙拉很美味，这些 3～4 天大的植物卷须有一种清淡的坚果味道。记住，西蓝花含有萝卜硫素，这是一种有效的生物活性物质，能激活免疫系统，而且出乎意料的是，西蓝花苗中萝卜硫素的含量是普通成熟西蓝花的 100 倍。[12] 你把西蓝花苗完全嚼碎时就能尝到它的味道了。咀嚼很重要，因为咀嚼会破坏植物细胞壁，释放一种叫作黑芥子酶的酶。这种酶也很重要，因为它能将萝卜硫素（自然状态下在植物中不活跃）转化为口腔中的活性形式。被激活的萝卜硫素可以影响你体内的细胞。

北卡罗来纳大学教堂山分校、斯坦福大学和瑞士巴塞尔大学儿童医院的研究人员通过一项涉及流感疫苗的临床试验，研究了食用西蓝花苗对免疫系统的影响。[13] 他们想知道西蓝花苗是否能帮助身体在接种疫苗后增强反应能力。科学家招募了 29 名将近 30 岁的健康志愿者，让他们连续 4 天每天喝 2 杯混合了西蓝花苗的奶昔，或者是添加了安慰剂的奶昔。志愿者在喝奶昔的第二天接种了鼻喷雾流感疫苗。该疫苗将一种活的但已变弱的流感病毒注入鼻腔黏膜。

结果显示，喝西蓝花苗奶昔的志愿者血液中的自然杀伤细胞是喝安慰剂奶昔的志愿者的 22 倍，前者的自然杀伤细胞也有更强的杀伤力。事实证明，喝西蓝花苗奶昔的人鼻子的细胞中残留的流感病毒也更少，这表明他们的身体更有效地清除了入侵者，吃西蓝花苗可以增强你对流感病毒的免疫力。

特级初榨橄榄油

特级初榨橄榄油是地中海饮食的重要组成部分，它所含的生物活性物质，如羟基酪醇、刺激醛和油酸，可以增强你的免疫系统。

塔夫茨大学、马萨诸塞大学、西班牙食品科学技术和营养研究所的研究人员设计了一项临床研究，看看用特级初榨橄榄油替代典型的美国饮食中所使用的食用油（黄油和玉米油）是否会改善一个人的免疫反应。研究人员从波士顿地区挑选了 41 名年龄在 65 岁以上的超重或肥胖志愿者。[14] 研究对象吃的是典型的美国饮食：饱和脂肪含量高，精制和加工过的谷物，膳食纤维含量低。研究人员给所有受试者一瓶食用油和涂抹酱。其中一组得到的是来自西班牙的特级初榨橄榄油，液体形态，可以涂抹在面包上。[15] 另一组则得到了玉米油、大豆油和黄油酱的混合物。在三个月的时间里，参与者继续吃典型的美国饮食，但使用指定的食用油和涂抹酱。两组人平均每天消耗大约三汤匙的油。血液分析显示，橄榄油组免疫 T 细胞被激活的能力增强了，数量增加了 53%，同样的免疫细胞在食用玉米油、大豆油和黄油组却没有变化。

橄榄油也有助于减少身体对过敏原的反应。在特级初榨橄榄油中发现的具有生物活性的羟基酪醇能帮助免疫细胞产生具有平息炎症作用的白细胞介素 -10。[16] 这些综合作用表明，用特级初榨橄榄油替代美国人日常饮食中使用的其他食用油既能增强免疫力，又有抗炎作用。

重要的是，并不是所有的橄榄油都含有相同数量的羟基酪醇。西班牙格拉萨研究所的一项研究比较了在由单一品种的橄榄制成的四种西班牙特级初榨橄榄油（阿尔贝吉纳、欧西布兰卡、曼萨尼亚、皮瓜尔）中发现的多

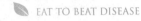
酚。[17]用皮瓜尔橄榄制成的橄榄油中羟基酪醇的含量最高。

鞣花酸

许多受欢迎的食品都含有鞣花酸，这种强大的生物活性物质具有保健、防御和激活功能。栗子、黑莓、黑覆盆子、核桃和石榴中的含量最高。正如第六章所述，鞣花酸具有抗血管生成作用，可以饿死肿瘤并阻止它们生长。但是在免疫方面，鞣花酸可以通过提高免疫细胞检测和摧毁癌细胞的能力来帮助免疫细胞。

意大利罗马第二大学的科学家在膀胱癌中发现了这种免疫效应。[18]在实验室里，鞣花酸减缓了膀胱癌细胞的生长，阻止它们产生刺激肿瘤血管的蛋白质。他们已经根据鞣花酸抑制血管的作用预料到了这种反应。然而，他们还发现了一个具有重要意义的惊喜。鞣花酸还能使癌细胞分泌的具有掩盖功能的免疫蛋白程序性死亡配体−1（PD−L1）减少60%。程序性死亡配体−1可以帮助伪装癌细胞，使它们逃过人体免疫细胞的检测，有效地隐藏癌细胞。当癌细胞不能产生足够多的程序性死亡配体−1时，癌细胞就更容易被免疫系统发现，然后免疫系统就会召集免疫部队来消灭癌细胞。

当鞣花酸被注射到生长在老鼠体内的膀胱肿瘤中后，肿瘤的生长被抑制了61%。这些结果表明鞣花酸具有抑制癌症的能力，能够帮助身体的两个健康防御系统——血管生成和免疫发挥作用。鞣花酸是第一种已被证明能以伪装蛋白程序性死亡配体−1为目标的膳食性生物活性物质。这正是免疫疗法的目标——帮助免疫系统消灭癌症。虽然鞣花酸研究是在实验室里进行的，但它表明，某些食物可能具有免疫治疗作用，可以用作癌症的补充治疗，或者帮助身体自行进行监测，以预防癌症。

🌿 增强免疫力的果汁

蔓越莓汁

多年来，喝蔓越莓汁一直被吹捧为预防膀胱感染的一种方法。日本札幌医科大学的研究人员在一项针对患复发性尿路感染（UTI）的女性进行的临床研究中证实了这些益处。这些女性连续 24 周每晚睡觉前都要喝半杯蔓越莓汁。在 50 岁以上的女性中，喝蔓越莓汁的人的感染复发率比喝安慰剂饮料的女性低 40%。[19]

对这种效果的普遍解释是，蔓越莓汁可以改变尿液的酸度，防止细菌在尿液中找到感染的立足点。但事实证明，原因远不止于此。位于盖恩斯维尔的佛罗里达大学的研究人员设计了一项研究来研究蔓越莓汁如何影响免疫系统。[20] 他们招募了 45 名健康志愿者，让他们饮用蔓越莓汁或颜色与蔓越莓汁一模一样的安慰剂饮料，二者的卡路里含量相同，但后者不含蔓越莓或蔓越莓中的生物活性物质。[21] 这项研究是在 3 月至 5 月的春季流感季节进行的。在接下来的 10 周里，每名受试者每天都要喝一瓶 15 盎司（约两杯）的指定饮料。与陈年大蒜的研究相同，每个人都写了一份疾病日记，记录研究过程中出现的任何感冒或流感症状。

血液分析表明，饮用真正的蔓越莓汁对 $\gamma\delta T$ 细胞（一种特殊的免疫 T 细胞）有着有益的影响。这些细胞存在于肠道内壁和人体的其他黏膜上，包括尿路。它们最先对试图通过侵入这些黏膜来获得立足点的细菌和病毒做出反应。与服用安慰剂的受试者的细胞相比，饮用蔓越莓汁的受试者血液中的 $\gamma\delta T$ 细胞分裂和扩张的能力要强两倍，从而增强了免疫防御能力。

喝蔓越莓汁的受试者的免疫细胞在喝过蔓越莓汁后产生的 γ 干扰素的

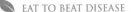
数量增加了 148%，这种干扰素是一种化学信号，能增强免疫系统对感染的反应。实际上，安慰剂组产生的这种免疫信号要少 25%，这使得他们更容易受到感染。

所有这些变化都与疾病日记中的报告有关，喝蔓越莓汁的那组报告有感冒和流感症状的要少 16%。喝蔓越莓汁有好处显然不仅仅是一个都市传说。蔓越莓不仅能激活膀胱的免疫系统，还能激活全身的免疫系统。

康科德葡萄汁

除了上一章所介绍的保护 DNA 的特性，康科德葡萄汁还具有增强免疫力的作用。这种紫色的葡萄汁含有能够影响 T 细胞的生物活性物质，如花青素、原花青素和羟基肉桂酸。在葡萄汁中发现的其他生物活性物质，如维生素 C 和褪黑素，也可以激活免疫系统。[22]

位于盖恩斯维尔的佛罗里达大学研究蔓越莓汁作用的那组研究人员还对康科德葡萄汁及其对免疫系统的影响进行了随机、以安慰剂做对照的临床研究。[23]78 名年龄在 50 岁到 75 岁之间的健康男性和女性每天饮用 12 盎司（1.5 杯）的康科德纯葡萄汁或一种与此类似的安慰剂饮料，连续饮用 9周。血液分析显示，饮用康科德葡萄汁的受试者比饮用之前多了 27% 起保护作用的 γδT 细胞。服用安慰剂组的 T 细胞数量没有变化。

任何饮料，即使是康科德葡萄汁这种天然含糖的饮料，在饮用时都必须考虑一个重要的健康因素，那就是它对血糖的影响。果汁可能含有大量的糖，饮用后会提高胰岛素水平，给新陈代谢带来压力。糖尿病患者和其他需要注意血糖水平的人在饮食中添加果汁时应该谨慎，需要与医生协商。癌症患者也需要对高糖饮料保持警惕，因为越来越多的证据表明，糖确实能刺激癌细胞并帮助它们生长。

蓝莓

蓝莓凭借自己的生物活性物质，已被证明具有显著的影响免疫的能力。路易斯安那州立大学的研究人员对 27 名近 60 岁、患有代谢综合征的人进行了随机、用安慰剂做对照的临床试验，以研究蓝莓的免疫效果。[24] 代谢综合征是心血管疾病发展的前兆。在 6 周的时间里，参与者每天在吃早餐和晚餐时都各喝一次蓝莓奶昔或安慰剂奶昔。蓝莓奶昔的量为 12 盎司（1.5杯），由冷冻干燥的蓝莓粉混合酸奶或牛奶制成。每杯奶昔中蓝莓粉的含量相当于两杯新鲜蓝莓。[25] 安慰剂使用相同的原料，只不过没有蓝莓。

研究前后的血液检测显示，饮用蓝莓奶昔的人血液中一种叫作髓样树突状细胞的免疫细胞增加了 88%。这些细胞有助于启动身体对抗感染的免疫反应。饮用安慰剂奶昔的受试者的髓样树突状细胞或任何其他免疫细胞则没有变化。

在研究结束时，饮用蓝莓奶昔的人的炎症标志物水平也下降了，这表明即便是在增强免疫功能的同时，蓝莓也能平息过度的炎症。

北卡罗来纳州的阿巴拉契亚州立大学、蒙大拿大学和田纳西州的范德比尔特大学的研究人员合作进行了一项研究，旨在确定剧烈运动后蓝莓对身体的影响。[26] 众所周知，高强度的锻炼会引发免疫细胞的短暂上升，在锻炼后又会立即下降。研究人员招募了 25 名 30 岁出头的身体健康的志愿者，测量了他们的基本氧气摄入量、心率和呼吸。其中有一半的人连续 6周每天都吃包装好的袋装蓝莓（每份相当于 1.7 杯）。他们遵循严格的饮食指南，所以每个人都有相似的饮食。另一半人则按规定饮食进食，但不吃蓝莓。

在吃蓝莓 6 周后，参与者在跑步机上跑步 2.5 小时。研究人员在他们跑步前抽取了他们的血液。然后，在锻炼前 1 小时，蓝莓组吃比平时更多的蓝莓（375克，或2.7杯新鲜蓝莓）。在参与者结束跑步后，研究人员立即采集了另一份血液样本。1小时后，他们最后一次抽血，观察参与者的免疫细胞发生了什么变化，以及吃蓝莓的效果。研究人员对血样中的不同免疫细胞（包括T细胞、B细胞和自然杀伤细胞）进行了分析。

结果令人大开眼界。在运动前，吃蓝莓的人自然杀伤细胞的数量几乎是不吃蓝莓的人的两倍。正常情况下，自然杀伤细胞水平在剧烈运动后会迅速下降。但在食用蓝莓的那组人当中，自然杀伤细胞水平在停止运动后至少1小时仍继续上升。

蓝莓增加自然杀伤细胞数量的能力是显著的。自然杀伤细胞对消除被病毒感染的细胞或肿瘤细胞的免疫反应至关重要，还可以帮助免疫系统形成对外来入侵者的记忆。这项研究特别有意思，因为它揭示了这种免疫效果所需的蓝莓量：每天1.7杯蓝莓。

辣椒

辣椒属于辣椒属，与辣椒素这种携带热量的强大的生物活性物质同名。辣椒明亮的红色、黄色和绿色也会提醒你去注意玉米黄质、叶黄素和 β-胡萝卜素等生物活性物质的存在，这些物质都有自己的生物活性。辣椒素能激活免疫系统，并被证明能增加血液循环中白细胞和产生抗体的B细胞的数量。[27]

康涅狄格大学的科学家研究了辣椒素对肿瘤免疫反应的影响。[28] 在实验室里，患有纤维肉瘤（一种侵袭性肿瘤）的老鼠接受辣椒素注射。它们的肿瘤要么停止生长，要么在某些情况下完全萎缩并消失。当科学家在显微镜下观察肿瘤残留时，他们发现与没有使用辣椒素治疗的肿瘤相比，使用辣椒素治疗的肿瘤中死亡细胞的数量是前者的42倍。他们发现这种反应与免疫系统杀死癌症的反应是一致的。

科学家研究了辣椒素对患有结肠癌的老鼠的免疫系统的影响，而且肿瘤还在生长中。他们发现辣椒素能激活免疫细胞树突状细胞，而这些细胞实际上有辣椒素的特定受体。[29] 就像一把钥匙开一把锁一样，辣椒素能激活免疫细胞。同样，当老鼠使用辣椒素治疗时，肿瘤的生长显著减缓。辣椒素刺激老鼠的免疫系统产生细胞毒性 T 淋巴细胞，从而杀死癌细胞。

虽然这些实验将辣椒素作为一种针剂注射到肿瘤中，但它们表明，辣椒中的生物活性物质具有激活免疫系统并将其武装起来对抗癌细胞的能力。为了了解这些老鼠实验中使用的辣椒素的效力，科学家每次只使用了 200 微克辣椒素，这相当于 1/5 个哈瓦那辣椒中含有的辣椒素。

太平洋牡蛎

正如我在第九章告诉大家的，太平洋牡蛎有保护 DNA 的特性。这种牡蛎是世界上养殖最多的牡蛎之一，它有一股奶油味，吃起来咸咸的，从而成为海鲜美食家的热门选择。虽然牡蛎以具有催情作用而闻名，但它在增强免疫力方面的功能应该得到更多的关注。这种功能来自牡蛎中发现的蛋白质。

中国山东大学的科学家从当地的鱼市购买了太平洋牡蛎，并从中提取了刺激免疫系统的肽。[30] 他们连续 14 天将牡蛎提取物喂给长着肉瘤的老鼠，并将牡蛎提取物的效果与化疗药物环磷酰胺的效果以及完全不进行治疗的效果进行了比较。结果表明，与未经治疗的老鼠相比，食用牡蛎提取物的老鼠的肿瘤生长降低了 48%。虽然接受化疗的老鼠肿瘤萎缩的幅度最大，但化疗也损伤了脾脏和胸腺。由于这两种器官都是免疫器官，这种损伤会对免疫防御系统造成不利的影响。相比之下，食用牡蛎提取物的老鼠的免

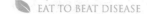
疫器官实际上变大了，这表明牡蛎提取物通过改善免疫功能发挥了抗癌作用。而且，食用牡蛎提取物的老鼠体内对抗癌症的自然杀伤细胞的数量是未经治疗的老鼠的两倍，比接受化疗的老鼠多 38%。

有意思的是牡蛎含有多种免疫刺激物，甚至超过了它所含的肽。中国台湾中台科技大学的一组科学家发现，太平洋牡蛎含有一种刺激免疫系统的多糖。含有这种牡蛎多糖的提取物可以刺激 T 细胞和自然杀伤细胞。[31]当这些牡蛎多糖被喂给长了黑色素瘤的实验老鼠时，与未经治疗的老鼠相比，前者的肿瘤生长降低了 86%。[32]

中国台湾大学的科学家发现，牡蛎也有抗炎的益处。他们配制了一种溶液，方法是将牡蛎煮 4 小时，然后将牡蛎肉与酒精混合，提取其中的生物活性物质，包括蛋白质和 β‑葡聚糖。[33]然后，科学家将提取物喂给患有肠道炎症的老鼠。它们对蛋白中的卵清蛋白严重过敏，而这种过敏引起严重的腹泻和肠道炎症损伤。然而，当这些老鼠食用牡蛎提取物时，它们对卵清蛋白的反应要温和得多。它们的腹泻改善了 30%，肠道炎症减少了 37%。在显微镜下，它们的肠道细胞看起来几乎正常，尽管暴露在过敏原中。

喜欢吃贝类的人要注意了：带有咸味的牡蛎现在具有激活免疫防御系统、抗炎和 DNA 保护的功能。这些好处应该会让它的声誉超越催情的范畴。

甘草

甘草——甘草的根，而不是糖——传统上被用作调味品以及治疗胃病和呼吸道疾病的草药。现在人们发现它能够增强免疫力。甘草所含的众多生物活性物质包括异丙基喹啉、光甘草定和 18β‑甘草次酸。18β‑甘草次酸是一种天然甜味剂，甜度是糖的 50 倍，但不会显著提高血糖。事实上，甘草次酸会让细胞对胰岛素的作用变得更加敏感，从而降低血糖。

蒙大拿州立大学研究甘草的科学家发现，甘草甜素能提高人体对病毒感染的免疫力。[34] 他们给感染轮状病毒的老鼠喂食甘草甜素，轮状病毒是一种高度传染的病原体，会侵入肠道并导致腹泻。在人类中，轮状病毒导致全球 30% 以上的儿童死于感染性腹泻。[35]

他们的研究结果表明，给老鼠喂食甘草甜素能使它们的身体清除病毒的能力提高 50%。这是通过提高肠道中招募免疫 T 细胞来对抗感染的基因的活性来实现的。淋巴结中保护肠黏膜的 T 细胞的数量随之增加。有趣的是，肠道中的 B 细胞也增加了。大家还记得第五章的内容吗？ B 细胞会产生抗体来对抗感染，而且会记住细菌和病毒的样子，这样它们就能对未来的感染做出反应。

注意：高水平的甘草次酸会干扰身体对钠的调节。这意味着大量食用甘草会导致盐潴留和高血压，[36] 还会改变血液中的钾含量，而钾会影响心脏，还会与某些药物相互作用。[37] 由于其潜在的副作用，在使用甘草补充剂时应格外小心。适量食用，并注意你的血压。

甘草还含有生物活性多糖。这些多糖可以促使身体产生一种叫作白细胞介素 –7 的蛋白质信号，告诉身体产生更多的免疫 T 细胞。这可以促进体内的抗癌反应。天津中医药大学的科学家熬制干的甘草根，从中制造出含有多糖的提取物。他们通过连续两周每天给患结肠癌的老鼠喂食甘草提取物来测试其抗肿瘤效果。[38] 有肿瘤的老鼠的体重通常会减轻，就像患有癌症的人类一样。然而，值得注意的是，喂食甘草提取物的老鼠实际上体重增加了，与此同时，它们的肿瘤缩小了 20%。老鼠的免疫器官——脾脏和胸腺——的大小和重量都有所增加，这表明免疫活动增强了。

血检结果显示，被喂食甘草的老鼠的辅助性 T 细胞和细胞毒性 T 细胞的数量均有所增加。在研究过程中，这些老鼠保持了它们正常的机能、行为和外表。相比之下，没有吃甘草的老鼠变得消瘦，就像癌症患者一样，

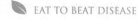

它们的皮毛也变得暗淡无光。

当科学家将甘草提取物的抗肿瘤效果与老鼠的化疗效果进行比较时，他们发现喂食甘草提取物可以取得化疗 61% 的抗肿瘤效果，却没有副作用。这种类型的研究为甘草等传统药物可以带来益处提供了科学依据，说明甘草可以促进免疫健康。

能够平息炎症和自身免疫的食物

有时候，让过度活跃的免疫系统平静下来与增强免疫系统一样重要。自身免疫病看似非常顽固，医生们只能使用高剂量的类固醇来抑制免疫系统。但类固醇有一个问题，它有副作用，会导致意想不到的后果，比如骨质疏松，皮肤变薄，形成白内障，影响伤口愈合，甚至导致精神病。类固醇虽然常常有效，但充其量也只是一个不完善的解决方案。对患有自身免疫病的人来说，食用能够抑制免疫系统的食物是重要的一步。正确饮食可以帮助保护你的器官免受自身免疫系统和治疗自身免疫病的药物的误伤。

一些食物可以减少炎症，从而减轻自身免疫病带来的痛苦。许多生物活性物质能够通过镇定炎症免疫细胞来达到这一目的。其他食物也有益生元作用，可以滋养健康的肠道细菌，正如我们在第八章中了解到的，肠道细菌可以帮助微生物组产生自己的抗炎代谢物，如丁酸盐。这些代谢物可以减慢过度活跃的免疫细胞的活动速度。炎症平息后，人体可以更加容易地恢复正常的免疫平衡，达到体内平衡。一种有效的膳食方案甚至可以让自身免疫病患者避免用药。

任何经历过类风湿关节炎、狼疮、硬皮病、多发性硬化或炎症性肠病等有着疼痛和致残症状的人，或者照顾过这些疾病患者的人，都能证明为这些疾病找到缓解症状的方法的重要性。一旦渡过难关，预防未来疾病突发这一目标就成了自身免疫病患者和他们的医生共同关心的重要问题。缓解期的整体生活质量更高，所以能保持缓解状态的饮食策略就是一个巨大成功。

避免突发疾病的一种方法是避免已知会引发炎症的饮食模式。[39] 法国古斯塔夫·鲁西研究所的研究人员在对 67,581 名女性进行的一项研究中发现，食用富含肉类或鱼类蛋白的食物会引发炎症，并增加患炎症性肠病的风险。[40] 糖和软饮料摄入量高、蔬菜摄入量低的人患溃疡性结肠炎（另一种炎症性肠病）的风险较高。[41] 由于一些饮食模式会引发炎症，所以如果你想让免疫系统平静下来，避免食用这些食物就变得很重要。

在下一节中，我将分享一些证据，关于某些重要食物和饮食模式有助于镇定过度活跃的免疫系统，并作为整个健康防御策略的一部分，帮助保持免疫平衡。

含维生素 C 的食物可以治疗狼疮

狼疮不是单一的疾病，而是一系列严重的自身免疫病，原因在于自身抗体攻击关节、肾脏、心脏、肺、皮肤和其他器官。全世界大约有 500 万人患有狼疮，治疗方法为使用药效不断增强的药物来抑制免疫系统，但这往往伴有严重副作用的风险。

含有维生素 C 的食物可以帮助降低身体的自身免疫反应。日本宫城县癌症中心研究所的研究人员对饮食和狼疮进行了为期 4 年的研究。他们研究了来自日本东北部宫城县 21 家医院的 196 名女性，她们患有不活跃或轻度狼疮，平均年龄为 40 岁。研究人员评估了这些女性因狼疮导致的器官损害和目前狼疮的活动性，并让她们填写了一份食物问卷。

在对所有的饮食参数进行分析之后，研究人员发现，与维生素 C 摄入量低的女性相比，摄入维生素 C 含量高的食物最多的人，其狼疮的活跃风险要低74%。[42] 显示出最有利影响的维生素 C 的摄入量是每天 154 毫克，相当于 1.5 个大橙子，1.5 杯切片草莓，2 杯生西蓝花，或 8 杯生圣女果（可以做成 1 份很好吃的番茄酱）。其他维生素 C 的良好来源包括卡姆果（一种巴西水果）、针叶樱桃（西印度樱桃）、番石榴和葡萄柚的果汁。宫城县的这项研究首次表明，饮食中的维生素 C 与狼疮活动性之间存在联系，而且很容易就能对狼疮活动性产生影响。

维生素 C 通过多种方式影响免疫系统，包括增加机体免疫调节性 T 细胞的产量。[43] 我们在第五章中提到过，调节性 T 细胞有一个独特的功能。它会降低免疫反应，以恢复体内的免疫平衡。[44] 对像狼疮这样的自身免疫病，提高调节性 T 细胞的水平或许可以让免疫系统保持平静，预防疾病突发。这就是食用维生素 C 的益处所在。

绿茶

绿茶再一次成为健康的助推器，这次是针对自身免疫病。你所熟悉的主要生物活性物质——表没食子儿茶素没食子酸酯，能减少促炎 T 细胞的数量，从而降低免疫系统的活性。与此同时，这种物质能增加调节性 T 细胞的产量，使免疫系统的活动性恢复到正常水平。[45] 别忘了，表没食子儿茶素没食子酸酯还具有抗血管生成和保护 DNA 的作用，充分显示了大自然母亲如何在单一的生物活性物质中融合多种益处。

塔夫茨大学美国农业部老年人营养研究中心的科学家研究了表没食子儿茶素没食子酸酯对老鼠的影响，这些老鼠患有类似于人类多发性硬化的自身免疫性脑病。在老鼠身上，这被称为实验性自身免疫性脑炎。这些老鼠大脑中的神经被剥去了绝缘层，就像在多发性硬化患者身上看到的一样，结果导致神经耗损、大脑炎症和瘢痕形成。然而，在老鼠口服表没食子儿茶素没食子酸酯后，它们的症状远没有之前那般严重，而且免疫细胞产生的炎症蛋白更少。研究人员在检查老鼠的大脑时发现老鼠的整体炎症和神经损伤减少了。[46] 因此，绿茶能够使过度活跃的免疫系统恢复到更平衡的状态，减少大脑中的免疫破坏。[47]

日本静冈县立大学、关西医科大学、国立长寿科学研究所和东京大学的研究人员合作，研究绿茶对另一种自身免疫病——狼疮的疗效。[48] 他们采用了不同的方法，让老鼠自行产生类似狼疮中的自身抗体。这些自身抗体会引发严重的肾脏损伤，而这正是狼疮患者害怕的并发症之一。科学家在第一组老鼠的饮食中加入绿茶粉，持续 3 个月。第二组则吃老鼠平时吃的食物。[49] 血液检测显示，与正常进食的老鼠相比，食用绿茶提取物的老鼠体内的自身抗体水平明显较低。事实上，与吃普通食物的老鼠相比，吃绿茶提取物的老鼠的免疫沉积物水平下降了 80% 以上。当科学家检查肾脏时，他们发现被喂食绿茶提取物的老鼠因其自身免疫病造成的损害是另一组的 1/4。由于肾脏损伤较少，吃绿茶提取物的老鼠存活的时间是正常饮食的老鼠的两倍。

中国台湾"国防医学院"的科学家也发现了类似的保护作用。[50] 当容易得狼疮的老鼠食用表没食子儿茶素没食子酸酯 5 个月后，它们的肾脏损伤减少了许多。此外，他们还发现绿茶能增加调节性 T 细胞的数量。这些细胞抑制了免疫反应，降低了疾病的严重程度。[51]

在对人类进行的研究中也已经观察到了这种益处。伊朗阿瓦士·荣迪沙帕尔医科大学的研究人员对 68 名年龄在 15 岁到 55 岁之间患有狼疮的女性进行了随机、双盲、用安慰剂做对照的临床试验。[52] 在 3 个月的时间里，一组研究对象每天服用绿茶提取物胶囊，胶囊中含有相当于 4.7 杯绿茶里表没食子儿茶素没食子酸酯的量；另一组服用安慰剂。研究人员通过常规的医学检测和实验室测试来监测两组研究对象狼疮的活动性。参与者提供了血样和尿样，并填写了关于食物和生活方式的调查问卷。

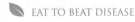
3 个月后，研究人员发现，服用绿茶提取物的女性狼疮的活动性降低了
1/2。相比之下，服用安慰剂的参与者没有明显变化。绿茶组血液中作为狼
疮标志物的抗 DNA 抗体的水平较低。当对生活质量调查进行分析时，研究
人员发现，与服用安慰剂的女性相比，服用绿茶提取物的女性在身体机能
和整体健康方面有 30% 的改善。

总的来说，这些研究为绿茶的作用描绘了一幅令人信服的画面，它能
镇定过度活跃的免疫系统，防止出现症状和给器官带来损伤。

可以镇定自身免疫病的饮食模式

生素饮食

生食指食用天然和未经加工的食物，也就是说食物没有煮熟或没有加
热到 40 ℃以上。尽管在一些土著文化中人们会吃生的食物，但生食主义的
现代概念起源于 19 世纪末和 20 世纪初德国反对"危险"文明的生活改革
（回归自然）运动。虽然从技术上讲，生食可以是杂食性的，不过健康文化
版的生食是素食或纯素食。生食的支持者声称生食比熟食含有更多的天然
营养和抗氧化剂，毒素也更少。批评人士则指出，生吃食物会增加患食源
性疾病的风险，还可能无法为你的身体提供足够均衡的营养，而且一些关
于生吃食物的观点是基于烹饪有危害的谬论。事实上，基因研究已经表明，
人类的身体已经进化到了适应吃熟食的阶段。[53]

有些生食饮食还被称为活食饮食，因为它重视发芽的植物，人们认为
这种植物在发芽过程中产生有益的酶。活食饮食包括含有大量乳酸菌之类
的有益细菌的发酵食品。总之，生的、活的和纯素食的饮食被认为不易引

起炎症和激起免疫反应。因此，以植物为主的生食或许能够平息自身免疫病，如类风湿关节炎。

芬兰图尔库大学中心医院的研究人员研究了生食对 43 名患有慢性和活动性类风湿关节炎的人的影响，其中大多数是近 50 岁和 50 多岁的女性。[54] 所有患者的关节肿胀，血液中炎症标志物的水平有所上升。研究人员将患者随机分为两组，一组吃未经烹饪的活素食饮食，另一组吃杂食性饮食，持续一个月。干预饮食由浸泡过、发芽、发酵、混合或脱水的植物性成分组成。配料包括杏仁酱、苹果、鳄梨、香蕉、甜菜根、蓝莓、胡萝卜、腰果、花椰菜、发酵食品（黄瓜、德国酸菜、燕麦）、无花果、大蒜、小米、红卷心菜、海藻、芝麻、芽菜（绿豆芽、小扁豆芽、小麦芽）、草莓、葵花子、日本酱油、发芽小麦和西葫芦。所有动物产品均不包括在内。研究人员对受试者进行了访问，并做了尿检，以确保他们遵守饮食规定。他们取了血样和粪便样本，并将症状的改善程度评为"高"或"低"。

结果显示，食用活素食饮食的患者中，有 28% 属于"高"改善组，而食用杂食性饮食的对照组患者均未获得"高"评分。在活素食饮食组中，粪便微生物组的组成发生了显著变化，但杂食组没有。这些发现表明，活素食饮食可以使能减少炎症的微生物组发生变化，从而改善类风湿关节炎的症状。

高蔬菜、低蛋白饮食

免疫抑制饮食可以帮助多发性硬化患者避免疾病的突然发作或复发。意大利唐·卡洛·尼奥基基金会的研究人员探索了 12 个月的植物性饮食对多发性硬化的干预效果。[55] 他们招募了 20 名志愿者，这些志愿者都有复发 - 缓解型多发性硬化的历史，也就是多次令人沮丧的疾病复发。之所以选择这些参与者，是因为他们在过去 12 个月里自我报告的饮食模式属于两个不同的组别。其中一组吃的是高蔬菜、低蛋白的饮食，主要包括新鲜水果、蔬菜、豆类、坚果、全谷物和特级初榨橄榄油。他们摄入的鱼、家禽肉、鸡蛋和乳制品非常少，吃少量糖或盐，不喝酒，不吃红肉或其他任何种类的饱和动物脂肪。另一组报告说，他们吃的是典型的西方饮食，包括普通的红肉、加工肉、精制谷物、含糖食品，以及其他饱和脂肪。在研究过程中，一名专业营养师每 4 个月对参与者进行一次回访，以确保他们的饮食模式仍然保持不变。

在研究开始和结束时，参与者收到了一份对他们多发性硬化症状的评估。结果显示，与食用西方饮食的人相比，食用高蔬菜、低蛋白饮食的参与者多发性硬化的复发率降低为原来的 1/3，而且他们报告中的残疾率也更低。事实上，那些吃西方饮食的人在过去 12 个月里的残疾率增加了。血液分析显示，素食者血液中被激活的免疫 T 细胞较少，单核细胞水平较低，而单核细胞与炎症有关。这与防止多发性硬化复发及其产生的症状是一致的。

研究人员之所以采集粪便样本，是因为他们在寻找参与者的饮食、微生物组和免疫反应之间的联系。他们发现了一个联系：以植物饮食为主的参与者体内一种叫作毛螺菌科的肠道细菌的含量高出 35%，这种细菌能产生我们在第八章了解到的抗炎短链脂肪酸。毛螺菌科还帮助调节性 T 细胞成熟。调节性 T 细胞可以抑制多发性硬化的免疫反应，从而抑制这种疾病。[56] 虽然这项研究只涉及少数患者，但两种饮食模式和 T 细胞活性的关系在改善人体机能方面的差异是令人鼓舞的，并可能促使那些受多发性硬化影响的人改变他们的饮食模式，转而以植物为主。

自身免疫方案饮食

另一种饮食模式被称为自身免疫方案饮食，它在很大程度上借鉴了旧石器时代的饮食。人们已经对其进行探索，将其用作一种缓解炎症性肠病症状的策略。炎症性肠病患者有严重的胃肠道症状，如腹部绞痛、胃气胀、腹泻、直肠出血、食欲不振和体重意外下降。虽然被称为生物疗法的一些复杂的药物可能有疗效，但它们并不总能使疾病得到缓解，还伴有副作用。

　　让我们先来看看旧石器时代的饮食。这种饮食是一种排除方案，所依据的观点是旧石器时代人类食用的食物与现代加工食品相比不会引起身体炎症。事实上，虽然很少有证据表明旧石器时代的人真正吃了什么，但一些小型研究已经对旧石器时代的饮食进行了评估，以确定其对肠道炎症的影响，并推测抗炎作用对过度活跃的免疫系统有益。

　　由加州斯克里普斯研究所领头的一组研究人员想看看一种更为严格的旧石器时代饮食——自身免疫方案饮食是否会对炎症性肠病患者有益。在这个方案中，所有被认为会刺激肠道并导致肠道"渗漏"的食物都被排除在外。根据自身免疫方案背后的原则，这些食物包括所有谷物、坚果、种子、乳制品、茄科蔬菜（番茄、土豆和辣椒）、所有植物油和所有甜味剂。（请记住，这些食物中有许多我都在本书中讨论过，已经告诉了大家它们能增强各种健康防御系统，从而对健康有益的有力证据。）自身免疫方案允许吃大多数蔬菜、富含 ω−3 多不饱和脂肪酸的海鲜、动物蛋白（包括肝脏）、特级初榨橄榄油、发酵食品和一些水果。要想启动这个方案，首先得有一个排除阶段。在这个阶段，所有"惹麻烦"的食物都被排除在外。受试者在接下来的一个月里严格保持该饮食，直到炎症性肠病的所有症状消失，整体健康状况有所改善。然后，被排除在外的食物被慢慢地重新引入，一次一种，以恢复饮食的多样性，直到炎症性肠病的症状再次出现。"惹麻烦"的食物被排除，你的饮食也会保持在身体可承受的范围内。

　　在斯克里普斯的临床研究中，15 名患有活动性炎症性肠病（克罗恩病或溃疡性结肠炎）的患者接受了为期 11 周的自身免疫方案饮食。[57] 虽然这

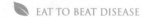
是一项小研究，采用自身免疫方案之后却非常明显地降低了炎症性肠病的严重程度。对患有克罗恩病的参与者而言，该方案使他们在用于评估病情严重程度的哈维－布拉德肖指数上的得分提高了51%。在患有溃疡性结肠炎的参与者中，该方案在6周后显著减少了他们直肠出血的次数，部分参与者的梅奥评分（一种计算疾病严重程度的评分体系）提高了83%。到第6周，73%的患者出现了缓解，并且在整个为期11周的研究中一直处于这种状态。

研究人员还发现，采用自身免疫方案后，患者的肠道炎症有所减轻。在研究过程中，一种叫作钙防卫蛋白、可以反映炎症的蛋白质下降了76%。[58]通过使用内窥镜对肠道进行目视检查，研究人员发现，在研究的第11周结束时，患者的肠壁有所改善。

在评估斯克里普斯的研究结果时，人们需要牢记一个重要因素，饮食并不是治疗这种疾病的唯一手段。半数患者也接受药物治疗，包括英夫利昔单抗、阿达木单抗和维多珠单抗等生物疗法。尽管还需要进行更多的研究来单独测试这种饮食，但它与药物治疗相结合是有帮助的，虽然它不能代替药物治疗。斯克里普斯的研究也没有考察将食物重新引入饮食的益处，而这在现实生活中非常重要，因为在现实生活中，饮食需要更多样化。由于自身免疫方案是一种排除性饮食，所以人们不太容易长时间地坚持。虽然我不认为长期的排除性饮食是健康饮食的理想选择，但找出会引起症状的食物并避开它们肯定是有用的。仅这一点就可以为活动性炎症性肠病患者带来缓解。

把它们组合在一起

通过吃东西来帮助你的免疫系统保护健康就像戴着耳机听音乐。你只要注意音量，很容易就能欣赏到音乐。有时候你需要把音量调高，有时候你需要把音量调低到可以忍受的水平。有时候你需要增强免疫系统来保护自己免受感染，比如在流感季节。在有压力的情况下，我们需要增强免疫力。强大的免疫防御系统可以保护你免受源于身体外部的各种疾病，比如感染，但它也可以保护我们免受体内发展出来的疾病，比如癌症或自身免疫病。如果你得了癌症，你肯定需要尽一切可能保护你的免疫系统，让它在发现和消灭癌细胞方面发挥最佳作用。如果你接受大剂量的化疗和（或）放疗，就尤其应该关注这一点，因为这两种疗法都会对免疫系统造成破坏。在癌症治疗过程中，提高免疫力的饮食可能会使你的治疗更加成功。

重点在于：用你拥有的一切来保护你的免疫系统。如果你正在接受一种新的癌症免疫治疗，而这种治疗依赖你的免疫系统来消灭癌细胞，那么你的免疫系统处于最佳状态就变得至关重要。你的医生无法为你做到这一点，但你可以在家里合理饮食。

同时也要记住，你的肠道微生物组是通过肠内的一层类似果冻卷的肠相关淋巴组织（GALT）与你的免疫系统进行沟通的。当你的肠道细菌健康时，这些淋巴组织会帮助你的免疫系统保持健康。因此，第八章中提到的所有保持微生物组健康的食物也有助于增强免疫防御能力。所以千万不要将不同的健康防御系统孤立开来，只关注其中一种——它们其实在共同发挥作用。我在本书中讨论的五个健康防御系统都以协作的方式相互作用，以维持你的健康。

另外，自身免疫病是严重疾病，你的免疫系统会过于激进，可能对你的器官造成严重甚至危及生命的损害。某些食物和饮食模式可以镇定免疫系统，减少症状，防止自身免疫病突发。这些疾病告诉我们，在谈及免疫时，你应该将目标锁定在适居带上，因为在那里，免疫系统既不是太活跃，也不会太不活跃，而是刚刚好。对自身免疫病而言，这可能需要你持之以

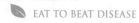

恒地微调自己的饮食，以减轻体内的炎症。

正如你所了解的，吃东西以增强免疫力的古老智慧已经进入了科学时代。利用本书的信息，我们可以比以往任何时候都更容易地将有关影响免疫系统的食物的知识应用到日常生活中。

影响免疫系统的关键食物

增强免疫系统		镇定免疫系统
陈年大蒜	金针菇	针叶樱桃（维生素 C）
黑覆盆子	甘草	西蓝花（维生素 C）
黑莓	舞茸	卡姆果（维生素 C）
蓝莓	（特级初榨）橄榄油	圣女果（维生素 C）
西蓝花苗	平菇	葡萄柚（维生素 C）
鸡油菌	太平洋牡蛎	绿茶
栗子	石榴	番石榴（维生素 C）
辣椒	香菇	橙子（维生素 C）
康科德葡萄汁	核桃	草莓（维生素 C）
蔓越莓汁	白蘑菇	

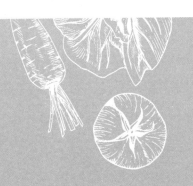

PART
THREE
第三部分

计划、选择与行动
让食物发挥作用

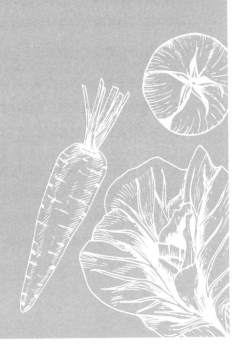

重要的不是你现
在有多优秀，而
是你将来会有多
优秀。

——阿图·葛文德

现在是改善你对待食物的方式和选择吃什么的时候了。每天，你都在做一些重要的选择，这些选择可以让你更长寿，活得更好，而不会患上可怕的慢性疾病。在本书的第三部分，我将向大家介绍如何将你们刚刚掌握的关于健康防御系统和影响它们的众多食物的新知识付诸实践。

我已经创建了一个 5×5×5 计划，可以让大家非常容易地将有益于健康的食物融入日常生活。我的方法不是一刀切式的饮食，也不是减肥计划，而是一个简单的方法。无论你做什么、住在哪里，它都可以帮助你有意识且持续地做出健康的选择。

最棒的是，你将要学习的方法不是基于排除、限制或剥夺某些食物，而是基于你最喜欢的食物——你自己的个人喜好。如果对你有益的食物正是你所爱的，那该有多好啊。根据我在第一部分和第二部分与大家分享的各项研究，这完全是可能的。

在开始几个章节中，你将学习如何重新思考你的厨房，发现一些特别的食物，把 5×5×5 计划付诸实践，并学到一些简单、美味的食谱，以此开始自己新的健康生活。最后，我将为你提供一个独特的视角，让你了解"以食为药"运动的前沿：已被证明可以抵御疾病的食品剂量。你可以通过吃来战胜疾病，我将告诉你如何做到这一点。

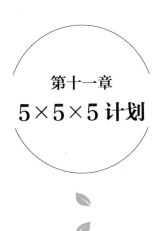

第十一章
5×5×5 计划

　　你已经成功了！你首先了解了帮助身体抵御疾病的健康防御系统，然后了解了增强这些防御系统的食物和饮料。现在，你已经准备好采取行动，让自己的身体更健康，并准备好与疾病做斗争。本章主要介绍如何应用这些新知识。我要给你一个终生饮食计划，这一计划旨在强化你已经学过的五个防御系统：血管生成、再生、微生物组、DNA保护和免疫。

　　这不是减肥计划，不是健身食谱，也不是让你头脑清醒的计划。它不是指导你如何严格饮食的每日或每餐计划，而是一个更好的计划。这个计划给你充分的自由，因为我不会把你每天必须吃（或不吃）的所有东西都告诉你。相反，我将为你提供一种全新的快乐方式，把增强健康防御系统的食物融入你的生活方式，让你看起来更好，感觉更好，活得更久。

　　我把这个计划称为5×5×5计划。简单地说，这是一种靠饮食战胜疾病的方法。它将帮助你利用身体自身的能力来治愈自己，拯救自己的生命。我推出的这个5×5×5计划可以增强人体的5个健康防御系统，方法便是

将至少 5 种你喜欢吃且有利于健康的食物加到每一餐和零食中，并且每天
5 次在吃饭或吃零食时享用它们：早餐、午餐、晚餐，以及吃零食或甜点的
时候。

　　由于 5×5×5 是一个计划，不是一个处方，无论你现在采用的是旧石
器时代饮食法、Whole30 饮食法、奥尼什饮食法、低碳水化合物饮食法、
植物性饮食法、无麸质饮食、无过敏原饮食，还是生酮饮食，都不影响你
采用它；如果你目前没有采用任何饮食计划，那就十分容易。5×5×5 计
划并不排斥任何人，因为它是一个更大的概念，你可以轻松地将其他方案
纳入其中。任何人都能做到。

　　这个计划只属于你自己，对你来说是独一无二的，因为它是你根据
自己的食物偏好——你喜欢什么来创建的。而且，如果你喜欢严格的指导
方针，并且是一个习惯计算热量、寻找每周计划的饮食法爱好者，那么
5×5×5 计划也能给你提供帮助。

　　5×5×5 计划很灵活，不需要太多的投入就可以实现，因此很容易坚
持。它也不会给你设定限制。你只需将有益食物添加到饮食中，无须将食
物排除在外。这个计划鼓励你添加已经选中的食物，而不是减少食物。如
果你喜欢批量准备和一次准备很多餐，那么这个计划是有效的。如果你每
天都准备新的饭菜，或者喜欢剩饭剩菜，这个计划也会奏效。

　　5×5×5 计划中的所有内容都以你在本书中读到的科学知识做支撑，
它具有普遍的吸引力，因为它提供了许多选项。因此，它适合新手、健康
爱好者、营养师和健康教练。

　　5×5×5 计划并不是一个需要花费 7 天、10 天或 30 天才能完成的累
人的项目。相反，这个计划的目的是让你更容易坚持并长期将其融入自己
的日常生活。它机动灵活，考虑到了每一天的不同、人与人之间的差异，
以及随时变化的情况。

我将告诉大家这个计划如何因人而异，这样你就可以在不同的环境和不同的情况下采用不同的健康饮食。对大多数人来说，每一种情况下都强制执行单一的饮食计划是不现实的。我的理念是，你的饮食应该能够适应你可以找到的食物、不同的社交场合和预算。5×5×5 计划之所以有效，是因为它追求的不是完美，而是选择。每天的选择都很重要，更重要的是，它们会累积起来!

🌿 如何使用 5×5×5 计划

■ 首先，借助我在 238 页列出的食物清单，从 200 多种至少对你 5 个健康防御系统之一有益的食物中找出你最喜欢的那些。这可以帮助你创建个性化的首选食物清单。

■ 然后，每天选择吃其中的 5 种食物。确保每种食物至少有益于 1 个防御系统，并确保所选的 5 种食物覆盖了所有 5 个防御系统。

■ 最后，要在一天内吃到所有这 5 种食物，既可以在一餐中吃到它们，也可以在正餐、零食或其他享受美食的时候吃下它们。大多数人每天都会与食物相遇 5 次（早餐、午餐、零食、晚餐、甜点），你会发现在这 5 种情况下自己最容易将所选择的食物融入其中。你还可以与其他人共享。吃这些食物的次数是多还是少完全取决于个人喜好。你只需确保每天吃到所有这 5 种食物即可。

之后，我将在第十四章提供一个膳食样餐指南，介绍每天如何应用这个计划，并分享一些容易制作的美食食谱。这些食谱将向大家表明，促进健康的食材能轻松融入你一周的生活。我还将提供如何按照这种计划进食的更具体的细节。但我首先要告诉大家我设计这个计划时的一些指导原则。

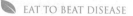
🌿 生活并不总是完美的

积极的食物选择可以增强你的健康防御能力，但是时不时，你就会陷入一种不容易甚至无法做出正确选择的境地。所以经常地、规律地做出好的选择可以帮助抵消我们偶尔做出的不太健康的选择的影响。这也是为什么了解你的整体健康风险如此重要——你可以在附录 B 的风险评估中了解到自己的整体健康风险。风险评估可以让你意识到自己的状况有多么紧迫，或者自己还有多少回旋的余地。如果你处在绿色区域，你还比别人多一点回旋的余地。但是如果你处在黄色或红色区域，并且处于一种无法做出健康选择的情况下，那么你最好尽快回头，重新获得在 5×5×5 计划内掌控选择权的能力。

在我本人的生活中，如果我知道自己将身处只能选择不太健康的食物的情况下，我会在前一天、当天晚些时候或者第二天吃很多更健康的食物。你吃的健康食品越多，胃里——以及生活中——不健康食品的空间就越小。让好的取代坏的吧。

🌿 吃自己喜欢吃的

5×5×5 计划给了你选择吃什么和什么时候吃的自由。首先，从一份已知可以增强防御系统的食物清单中选择你最喜欢的食物。这些食物会成为你个人健康计划的一部分——你只需选择它们。每个人都喜欢吃自己喜欢的食物。我的意图是创建一个计划，既不是告诉你必须吃什么的处方，也不是告诉你必须从你的饮食中删除什么的禁令。

当那些严格控制饮食的人不得不放弃太多自己喜欢的食物时，他们往往会旧瘾复发，重拾一些旧习惯（通常是不健康的）。如果你像我一样，你会厌倦一遍又一遍地吃同样的东西。5×5×5计划的设计是为了避免这个问题，它从你的个人喜好开始，允许你改变自己吃的食物。当你吃自己早已喜欢上的食物时，你会更容易坚持健康的习惯。

使其个性化

我的理念是，世界上没有一种适合所有人的健康法。我们做医生的都知道，未来对病人的治疗将越来越个性化。我们正从千篇一律的方法转向根据每个人的身体（细胞，甚至基因）的特定需求和欲望，为他们提供独一无二的建议。我们的目标是根据每个患者的体质和情况，将最佳治疗方法和生活方式的改变结合在一起。

但你不必等到未来才能受益于个性化的保持健康的方法。你可以根据自己的喜好、食物过敏和敏感性、健康风险和担忧、生活环境、预算，以及其他对你重要的因素，每天吃一份个性化的食谱，用5×5×5计划来制订自己的解决方案。如果你因为药物原因不能吃某些食物，那也是个性化的。选择你喜欢的健康食物，避开你不喜欢的食物。

使其可持续

一个明智的计划往往是你能够持之以恒去做并且为你量身打造的。如果你试图让自己去适应为别人设计的计划，那就像试图挤进一双太小的鞋子。你不会感觉很好，也无法忍受太久。为了长寿和预防疾病，你需要饮食上的多样化。健康回报不是来自菜单上的某一种食材。随着时间的推移，真正让你增加战胜疾病概率的是进入你体内的各种食物的组合。5×5×5计划是可持续的，因为它因人而异，基于你的喜好，并能适应生活环境，所以你可以坚持下去。

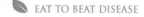
使其具有适应性

每个人的情况都会随着时间的推移而变化，每一天都不同，甚至在同一天的不同时候也会不同。例如，在你上班的地方，你获得的食物与周末在家时不同。你在餐馆里的选择与你在自家厨房里的大不相同。当你被邀请去别人家做客时，他们慷慨地决定给客人吃的食物可能完全不同于你通常自己选择吃的食物。如果你在旅途中或者在度假，那么与你在家里所吃的食物相比，目的地可能会有全新的食物可供选择。5×5×5 计划的设计是灵活的，能适应生活中的所有变化。

就像生活中的许多领域一样，能够随机应变和具有弹性是成功的关键。我喜欢将用饮食抵抗疾病视为综合格斗。在综合格斗中，两名选手进入一个笼子，进行五分钟一回合的比赛。他们不局限于一种打斗方式，比如拳击。相反，他们在面对对手时可以使用多种格斗方式（合气道、拳击、柔道、柔术、功夫、摔跤）。得分和获胜这个目标会让人不再严格坚持某一种方式或理念。武术大师李小龙被视为综合格斗的先驱之一，他曾解释说，他的格斗风格之所以有效，是因为他根本就没有风格。他把各种武术技巧融入自己的练习，以便灵活变通。李小龙甚至用剑法打败过对手。

就食物而言，这种灵活性对人的长期健康同样重要。我的意思是：首先，你需要有一种敏锐的情境觉知（你的情绪、饥饿和压力水平会如何影响你的食物选择），有基于科学证据的正确信念，并且有行动的意愿。其次，你需要使用所有可用的工具。并非每个人都总能找到有机的，非转基因的，可持续耕种的，本地种植的，草食的和野外捕获的食物。人们一天天地忙个不停，经常以极快的速度移动。很多时候，他们无法获得在一个更理想的环境下想要吃的食物，或者没有足够的时间去吃这些食物。

5×5×5 计划却能在这些情况下发挥作用。它是一种灵活的选择食物的方法，可以让你使用任何你能得到的健康的食物、饮料和食材，以保持健康的饮食，激活你对抗疾病的防御系统。一定要注意周围的健康选择，对有可能很难获得高质量又健康的食品这个情况有所预判，并且随机应变。一旦学会了灵活应对，那么为了战胜疾病而吃东西就会成为一种自然而放松的日常反应。

将 5×5×5 计划付诸行动

5×5×5 计划将你在这本书中学到的所有信息整合成一个简单的行动计划，它将增强你的健康，满足你的味蕾，并保护你免受疾病的攻击。

下述是它的原理，这三个"5"各自代表你可以为自己的健康而采取的一种行动。

5 个健康防御系统。

每天选择的 5 种保护健康的食品。

每天 5 次吃这些食品的机会。

我们现在来给它们下个定义吧。

5×5×5 计划中的第一个 5：健康防御系统

人体有 5 个健康防御系统：血管生成、再生、微生物组、DNA 保护和免疫。这些系统促使你的健康保持一个完美的平衡状态。当你的健康出现轻微的紊乱时，系统会自我调整来解决这个问题，并在幕后继续正常运作，所以你甚至不会注意到——这就是你希望自己的健康一辈子都保持的状态。

如果你每天都为每个系统做些什么，你就会增强对疾病的整体抵抗力，并养成覆盖你的健康基础的终生习惯。要想支持和加强所有这 5 个防御系统，你就要使用第二个 5。

5×5×5 计划中的第二个 5：保护健康的食品

第二个 5 指你至少需要选择 5 种最喜欢的食物，将它们纳入你每天的饮食。吃自己喜欢的东西并不需要得到许可，因为我将帮助你创建自己最喜欢的食物清单。这个清单将从一个食品和饮料数据库中提取，而该数据库又被证明与 5 个健康防御系统中的一个或多个有科学关联。一些你喜欢的食物会影响一个健康防御系统，而另一些则会影响不止一个，还有一些甚至会增强所有这 5 个防御系统。（我将在第十三章中与你们分享这个清单。）

令人惊讶的是，当你每天选择 5 种不同的食物来增强 5 个健康防御系统中的某一个时，累积起来，你每周要吃 35 种促进健康的食物，或者一年要选择的健康食物多达 1820 种！这些都是你为自己的健康而做的储蓄，它们对抵消我们偶尔做出的不太健康的食物选择大有帮助。让我们算算：假设你每年做出 100 个糟糕的食物选择（油炸食品、烤红肉等）。只要你遵循 5×5×5 计划，那么 95% 的食物选择仍然是健康的。再说一遍，一定要让好的选择多于坏的选择。

需要说明的是，你每天并不是只吃这 5 种食物，它们是你刻意选择与其他食物一起吃的食物，而且可能不会每天都是同样的。如果你喜欢的话，你可以每天重复吃这 5 种食物，但关键是每天至少吃 5 种。当然，这并不是限制你的健康选择。你仍然可以吃自己喜欢的健康食材。你添加的健康食物越多，就越能滋养自己的防御系统，建立自己的健康银行。

5×5×5 计划中的第三个 5：吃健康食物的时机

最后一个 5 指我们吃正餐和零食的时间。我们大多数人其实每天会吃
5 次东西：早餐、午餐和晚餐，也许还有零食和甜点。这意味着你每天有 5
次机会来吃你选择的 5 种健康食品。好消息是，这 5 种情况只是选择问题。
你可以选择一餐吃掉每天选择的 5 种食物，也可以选择将它们分散在数餐
中。这可以让你灵活应对，养成健康的饮食习惯，以适应不断变化的环境，
包括在你过于忙碌、可能不得不省掉一餐的时候。

我用 5 餐来强调次数的重要性。我不建议你少吃或多吃几餐。如果你
喜欢多吃或少吃几餐，你仍然可以使用 5×5×5 计划。哪怕你喜欢整整一
天都不让嘴巴闲着，也可以使用 5×5×5 计划。大多数人发现，在每天有
5 次接触食物的情况下将这 5 种食物纳入饮食最容易，但是你爱怎么做都可
以，只要有效果。

一旦开始，你就会发现这是非常容易做到的事，因为它很灵活，因人
而异，很现实，也容易养成习惯。最重要的是，它基于你自己的喜好。

让我们开始吧。

🌿 **步骤一：创建个性化的首选食物清单**

对于 5×5×5 计划，你首先需要根据自己真正喜欢的食物创建个性化
的首选食物清单。你可以根据下列总清单中的所有食物来创建自己的列表。
你已经在本书中读到过对这些食物的介绍。现在拿一支笔，看一遍这个清
单，在自己喜欢的食物或饮料旁边打钩。要诚实。慢慢来，因为有些食物
你可能无法立即识别出来。对于自己不熟悉的食物，可以用搜索引擎查一
查，看看上面的图片。你能认出来吗？你以前吃过吗？就算你不是健康食

物爱好者，有了5×5×5计划，你也很快就会在挑选有利于你健康防御系统的食物方面成为专家。对于任何你不喜欢的，过敏的，或者只是不能忍受的食物，忽略它（不要钩选它）。

首选食物清单（按类别）

水果

- ☐ 针叶樱桃
- ☐ 苹果（澳洲青苹）
- ☐ 苹果（蛇果）
- ☐ 苹果（斑皮苹果）
- ☐ 杏
- ☐ 苦瓜
- ☐ 黑果腺肋花楸
- ☐ 黑李子
- ☐ 黑覆盆子
- ☐ 黑覆盆子干
- ☐ 黑莓
- ☐ 黑莓干
- ☐ 蓝莓
- ☐ 蓝莓干
- ☐ 卡姆果
- ☐ 樱桃

- ☐ 樱桃干
- ☐ 蔓越莓
- ☐ 蔓越莓干
- ☐ 枸杞
- ☐ 石榴
- ☐ 覆盆子
- ☐ 草莓
- ☐ 葡萄柚
- ☐ 葡萄
- ☐ 番石榴
- ☐ 奇异果
- ☐ 荔枝
- ☐ 杧果
- ☐ 油桃
- ☐ 橙子
- ☐ 番木瓜
- ☐ 桃子

☐ 柿子

☐ 粉红葡萄柚

☐ 无核葡萄干

☐ 西瓜

☐ 李子

蔬菜

☐ 陈年大蒜

☐ 芝麻菜

☐ 芦笋

☐ 竹笋

☐ 比利时菊苣

☐ 小白菜

☐ 西蓝花

☐ 球花甘蓝

☐ 西蓝花苗

☐ 卷心菜

☐ 刺山柑

☐ 胡萝卜

☐ 花椰菜

☐ 芹菜

☐ 圣女果

☐ 菊苣

☐ 辣椒

☐ 中国芹菜

☐ 芥蓝

☐ 茄子

☐ 阔叶菊苣

☐ 蕨菜

☐ 卷叶菊苣

☐ 四季豆

☐ 羽衣甘蓝

☐ 韩国泡菜

☐ 芥菜

☐ 洋葱

☐ 中国泡菜

☐ 绿叶菊苣

☐ 紫土豆

☐ 红菊苣

☐ 红叶莴苣

☐ 红黑皮番茄

☐ 罗马花椰菜

☐ 芜菁甘蓝

☐ 圣马扎诺番茄

☐ 德国酸菜

☐ 菠菜

☐ 西葫芦花

☐ 牛皮菜

☐ 橘红色番茄

□ 特雷维索菊苣

□ 番茄

□ 芜菁

□ 山葵

□ 西洋菜

豆类 / 菌类

□ 黑豆

□ 鸡油菌

□ 鹰嘴豆

□ 金针菇

□ 小扁豆

□ 猴头菇

□ 舞茸

□ 羊肚菌

□ 菜豆

□ 平菇

□ 豌豆

□ 牛肝菌

□ 香菇

□ 大豆

□ 松露

□ 白蘑菇

坚果、种子、全谷物、面包

□ 杏仁酱

□ 杏仁

□ 大麦

□ 巴西坚果

□ 腰果酱

□ 腰果

□ 栗子

□ 奇亚籽

□ 亚麻籽

□ 榛子

□ 夏威夷果

□ 花生酱

□ 花生

□ 碧根果

□ 松子

□ 开心果

□ 裸麦粗面包

□ 南瓜子

□ 米糠

□ 芝麻

□ 酸面包

□ 西葫芦籽

□ 葵花子

☐ 芝麻酱

☐ 核桃

☐ 全谷物

海鲜

☐ 凤尾鱼

☐ 北极红点鲑

☐ 大眼金枪鱼

☐ 黑鲈鱼

☐ 蓝鳍金枪鱼

☐ 青鱼

☐ 腌鲻鱼卵

☐ 鱼子酱（鲟鱼）

☐ 鸟蛤（蛤蜊）

☐ 东方牡蛎

☐ 鱼卵（三文鱼）

☐ 鲻鱼

☐ 鳕鱼

☐ 大比目鱼

☐ 海鲂

☐ 鲭鱼

☐ 菲律宾蛤仔

☐ 地中海鲈鱼

☐ 蚝油

☐ 太平洋牡蛎

☐ 鲳鲹鱼

☐ 虹鳟鱼

☐ 蛏子

☐ 红鱼

☐ 三文鱼

☐ 沙丁鱼

☐ 海鲷

☐ 海参

☐ 刺龙虾

☐ 墨鱼汁

☐ 剑鱼

☐ 金枪鱼

☐ 黄尾鱼

肉类

☐ 鸡肉（深色肉）

乳制品

☐ 卡芒贝尔奶酪

☐ 切达干酪

☐ 埃丹奶酪

☐ 埃门塔尔奶酪

☐ 豪达奶酪

☐ 亚尔斯贝格奶酪

☐ 明斯特奶酪

☐ 帕尔马干酪

☐ 斯蒂尔顿奶酪

☐ 酸奶

香料 / 香草

☐ 罗勒

☐ 肉桂

☐ 人参

☐ 甘草

☐ 马郁兰

☐ 牛至

☐ 薄荷

☐ 迷迭香

☐ 藏红花

☐ 鼠尾草

☐ 百里香

☐ 姜黄

食用油

☐（特级初榨）橄榄油

糖果

☐ 黑巧克力

饮料

☐ 啤酒

☐ 红茶

☐ 洋甘菊茶

☐ 混浊苹果汁

☐ 咖啡

☐ 康科德葡萄汁

☐ 蔓越莓汁

☐ 绿茶

☐ 茉莉花茶

☐ 混合浆果汁

☐ 乌龙茶

☐ 橙汁

☐ 石榴汁

☐ 红葡萄酒（赤霞珠、品丽珠、味而多）

☐ 煎茶

现在后退一步，好好看看自己的杰作。恭喜你，你刚刚从总清单中选择了你喜欢的食物。每一样都有激活至少一个健康防御系统的证据。现在，让我们把这一信息纳入下一步。

🌿 步骤二：拍下来

既然你已经确定了自己喜欢的食物，接下来就应该证明你的偏好如何帮助你的每一个健康防御系统。翻到本书的附录 A，打印一张 5×5×5 每日工作表。该工作表有几页，食物被分别列了不同的防御系统标题下：血管生成、再生、微生物组、DNA 保护和免疫。拿起从步骤一中得出的清单，并将步骤一中被选中的食物转移到工作表中它们分别激活的防御系统下面。如果你选中的一些食物多次出现在工作表上，那也不用担心，这是因为有些食物会影响多个防御系统。每次你喜欢的食物出现在工作表上时，一定要核查一下。

一旦你把自己喜欢的食物转移到工作表上，拿出手机，给每一页工作表拍张照。这是你个人 5×5×5 首选食物清单的记录，你可以随身携带，并随时查阅。

既然手机里有了首选食物清单，你就能很容易地在食杂店、餐馆，甚至晚宴上调出列表，快速地选择食物。刚开始时，你可能会经常查看这个列表，可一旦熟悉了自己的偏好，那么确定自己最喜欢的健康食物就会成为你的第二天性。当你在市场上决定买什么的时候，这些照片也能组成一张很棒的全年购物清单。

🌿 步骤三：每天选择 5 样

现在可以启动整个 5×5×5 计划了。一周里的每一天，你都要检查自

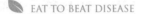
己的首选食物清单，从每个防御类别中选择 1 种食物，一共 5 种不同的食物。如果某些食物影响不止一个防御系统，那也不是什么问题。这 5 种食物就是你当天要吃的。这样一来，你每天都能帮助 5 个防御系统中的每一个。

除了这 5 种食物，你可以自由选择一天剩下的时间里要吃的食物（请选择健康的食物——从本书的清单中随便选择）。写下或记下你每天选择的 5 种食物。要想简单一点的话，你也可以将其记录在手机上的备忘录应用程序中。或者，你可以把这些食物写在一张纸上，或者写在记事簿或日记本上。如果在你的移动设备上，那这张清单会时刻不离身。如果你是在为一周的用餐或购物制订计划，那么你要从周日清单开始列起，并规划出你想纳入这一周饮食的所有食物。

许多食物影响不止一个防御系统。这是一件好事。例如，蘑菇既能增强免疫力，又能增强你的微生物组。橙子能抗血管生成，同时又有助于修复 DNA，并平静你的免疫系统。我的规则是这样的：如果你选择了一种具有多种功能的食物，它只会算你所选 5 种食物中的一种。你仍然需要为那一天找另外 4 种食物来影响每一个防御系统。即使你选定的某种食物有助于所有防御系统，你也得再选 4 种食物以保证每天总共摄入 5 种食物。

这些行动很容易坚持，而且并不要求你彻底改变自己今后的饮食。这是将保护健康的食物添加到你生活方式中的一种切实可行的方法。你可能会发现，在采用了 5×5×5 计划后，你感觉很好，想每天增加更多的食物。我鼓励你这样做。我还想向你发起挑战，让你尝尝一些你没有意识到自己会喜欢的新食物。你只需在复选框中打个钩并拍一张新照片。你的首选食物清单应该随着时间的推移而成长和变化。最终，你会发现自己每顿饭都选择了多种健康的食物，因为你知道哪些食物能改善健康。你的朋友、家人和同事会问你为什么选择盘中的食物，你可以告诉他们一些他们不知道的知识。用饮食来战胜疾病将成为一种本能和乐趣。

如果你有兴趣根据食物对抗特定疾病的能力来选择食物，我将在本章的后面和第十五章向你介绍如何做出这些选择。要想快速了解哪些食物会影响哪个防御系统，请参见附录 A。

🌿 步骤四：吃这 5 种食物

现在，你可以付诸行动了。去买这 5 种你选定的食物，在你选择的时间吃它们。灵活性很重要，因为你吃某些食物的计划和便利性可能会随着时间和环境而改变。这完全取决于你。关键是每天都要激活这 5 个健康防御系统。这就是 5×5×5 计划。最终，你会很自然地做出很多好的选择，每天吃的几乎所有的食物都会保护你的健康。

🌿 步骤五：掌控自己的生活

我经常被问到的一个问题是：这个计划是否与旧石器时代饮食法、鱼素饮食法、生酮饮食法、素食饮食法、严格素食饮食法、无麸质或无乳制品饮食法，或其他的饮食法相容？答案是肯定的。只要遵循特定的饮食理念，你就仍然可以使用这个计划，因为首选清单中食物的选择范围非常广。你只需要熟悉，按照你的饮食规定不能享用哪些食物，然后把它们从你的偏好清单中剔除即可。

另一个问题是：如果我漏了一天呢？ 5×5×5 计划就是要尽你所能并将眼光放远——记住，这一计划的目标是让你一生都保持健康，降低患病风险。从长远来看，背离这个计划几天不会损害你的健康，而且没有必要"作弊"，因为 5×5×5 计划从一开始就由你来决定自己的每一个选择。

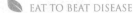 5×5×5 原型

我们大多数人都会遭遇一些对持续又健康的饮食构成挑战的常见情景，因此，我创建了一系列原型，以告诉大家如何使用 5×5×5 计划来引导你的生活。看看这些原型中是否有符合你的生活的（可能都不符合，那也没关系）。这些只是例子，而每个人都是不一样的，但是我将提供一些帮助过其他人（和我自己）稳健地走在健康饮食之路上的建议。我希望这些建议能对所有人都有价值，即使你认为自己不属于其中任何一种情况，也无论如何都要使用它们！

"忙碌的家长"

如果你有孩子，你肯定知道我在说什么。你可能有不同年龄的孩子，甚至还可能有一个婴儿。你觉得自己每时每刻都被孩子、伴侣、老板、自己的大家庭和那些很难抽出时间与其相聚的朋友拉向不同的方向。你觉得自己在生活中的任何一个领域都很难做到出类拔萃，因为你的精力太分散。如果孩子年龄太小或者生病，你的睡眠可能会严重不足或一再被干扰。你可能需要接送孩子去学校或者托儿所，或者带着孩子从一个活动场所赶到另一个活动场所。在人生的这个阶段，你很难找到时间来照顾自己，但你真心希望自己众多优先考虑的事项中包含健康的饮食。如果没有合适的燃料，你的健康就会受损。孩子需要你为他们树立行为榜样，而且他们应该有健康的父母。你的伴侣也一样。规划好饮食可以帮助你在这段忙碌的时间里获得更好的健康。

如果你需要提前做计划，那么 5×5×5 计划可以这样帮助你：

■ 周日抽一点时间来看看你的首选食物清单。看看未来这一周的安排。

选择你每天想要摄入的 5 种食物。

■ 如果你有伴侣，让他（她）单独列一个清单，这样你就可以比较或组合购物、计划和烹饪清单。

■ 批量烹饪你选定的有助于健康防御的食材，这样你就可以准备好一周的食物，并将剩饭剩菜用作午餐。如此一来，你既可以在晚餐和午餐时吃你选的 5 种食物，同时又只用花最少的精力去想每天要吃的健康食物。一天的准备和烹饪可以覆盖你工作日期间每天需要的 5 种食物。

批量烹饪有一些点子：

□ 做一锅汤或炖菜，既可以当晚餐也可以当第二天的午餐。

□ 烤一些蔬菜，一周内可以将其添加到多顿饭中。

□ 大量烹煮像藜麦和糙米这样的谷物以供一周食用。

■ 与此同时，将一些健康的零食放在触手可及的地方，如坚果和水果。

■ 使用食杂店的送货上门服务，请他们将新鲜农产品和其他食材送到你家门口，以节省你的时间。

■ 每次在网上订购食物时，请参考你的首选食物清单。

"飞行常客"

你是一个忙碌的专业人士，也许你正在发展自己的事业，也许你的工作需要你经常出差。你觉得自己总在奔波，从一个地方到另一个地方。让我们面对现实吧，每次你不得不在旅行途中吃东西时，不管是在机场，在飞机上，在公共汽车上，在汽车里，还是在酒店里，你吃的食物通常对你没什么好处。事实上，这些食物常常很糟糕。每顿饭都在外面吃会让你变老。而且，由于你是在旅途中，所以很难始终如一地做出健康的选择。

你会遇到一些必须使用综合格斗技术的特殊情况，并且运用手头的所有食物来适应环境。如果你必须在机场里或飞机上吃东西，那么首先要打开你的相机应用程序，同时查看并对比有限的菜单上是否有你首选食物清单上的食物，然后点它们。记住，每顿饭或零食都是一次加强身体防御系统的机会。如果你住在酒店，必须叫客房服务，或者必须在餐厅吃饭，也可以采用同样的方法。

如果你需要踏上旅途，那么5×5×5计划可以这样帮助你：

■ 在你准备动身的时候，看一看自己的首选食物清单，挑出你在目的地最有可能找到的食物。当你到达目的地时，这会让你在心理上适应自己的选择。

■ 在离开家之前，从首选食物清单中选择那些不易腐烂、容易打包的食物随身带上，比如坚果、混合坚果、自制早餐棒和巧克力。

■ 在餐厅用餐时，一打开菜单就对比你的首选食物清单，并尽可能多地点你每天选择的5种食物。如果你没有发现任何符合你需要的食材，可以向厨房提出特别要求，让他们提供满足你5×5×5计划需求的食材。

■ 有时候你会发现开胃菜里有你首选食物清单中的良好食材，而主菜里没有。在这种情况下，你可以点两份含有健康食材的开胃菜来代替不太健康的主菜。

■ 如果你打算在酒店住几天，而且觉得自己干劲十足，想保持健康饮食，那就预订一个带冰箱的房间。你可以去附近的市场按照首选食物清单购买食材，并放进冰箱里。

■ 在当地的咖啡店买咖啡和茶，或者自带旅行途中方便使用的茶包。（我个人最喜欢的是血管生成基金会与哈尼·桑尔丝公司合作研发的一种特制的血管生成调配茶。）

"年轻的摇滚明星"

每个人年轻时都是摇滚明星。我们设定的原型是这样的。你20多岁，和室友住在一起，或者一个人住。你努力工作，也尽情玩耍。你享受着自由与独立。外表出众、感觉良好对你来说很重要，所以你去健身房，跑半程马拉松，或许还有一个教练。保持健康是你的追求，但健康的饮食却不是你的习惯。让我们面对现实吧，你晚上出去时，有时可能会在聚会上玩过头，而且你肯定知道这不利于健康。可你还年轻，身体复原力强，所以很容易从过度放纵中恢复过来。读了本书之后，你现在知道当下对自己造成的伤害会在以后的生活中影响你。虽然你的健康防御系统此刻仍在发挥着神奇的作用，但经年累月的损害可能会让你在 10 年或 20 年后的生活中遭受严重的痛苦。你既不想让那样的事情发生在自己身上，又不想花时间担心未来。

下面便是使用 5×5×5 计划来兼得鱼与熊掌的方法：

■ 每天早上检查你的首选食物清单，标出当天要吃的 5 种食物。找到这些食物，吃掉它们，将它们从每日清单上划掉——把这当作你每天个人挑战的一部分。如果你在这一天的早些时候吃掉大部分首选食物，那么你在这一天的晚些时候就会有更多回旋的余地，来和朋友们一起去探索可能遇到的新食物。

■ 下载一个能让你追踪每日目标达成情况的应用程序。既然你是言出必行的人，你每天至少应该能吃 5 种首选食物。

■ 如果你要锻炼，那就在锻炼之前或之后吃掉这 5 种食物中的大部分，这些食物就会成为你健康和健身计划的一部分。

■ 如果你每天都喝咖啡或茶，想想看：你刚刚摄入了其中一种首选食物，所以现在只需要再选 4 种食物。

■ 通过竞争来激励自己。找一个愿意接受友好挑战的朋友或同事，看看谁能百分之百地坚持 5×5×5 计划，且时间最长。

■ 为自己做饭。学会自己做饭，拥有一些我将在下一章介绍的基本装备就能让健康烹饪变得比较容易。经常做饭比每天外出就餐能让你更灵活地调整并坚持 5×5×5 计划。

"中年圣人"

这是另一个经典的原型。在建立了自己的事业和家庭之后，你终于（基本上）对生活有了一个很好的把握。你擅长计划，并成功地掌握了家庭、工作、社交生活和个人兴趣之间的平衡。你可以控制自己的决定和资源。现在，你了解自己，对自己喜欢什么和不喜欢什么都能坦然接受。

就食物而言，你知道自己会吃什么，也知道自己可能不会去尝试什么。你已经有选择地养成了自己的习惯。尽管你认为自己比实际年龄要年轻，但事实是，你的朋友们已经开始显老了，并且患上了你十年前没有想过的疾病。你甚至可能因为慢性疾病失去一些朋友或家人。不管你喜不喜欢，死亡的阴影正慢慢笼罩你的心。

即使你很睿智和有主见，你仍然可以通过下面的方式使用 5×5×5 计划：

■ 运用你的自我认知和经验，在清单上所有你喜欢的食物旁打钩，找出那些你最喜欢的食物。在那些食物旁画一个圈。

■ 提前为周末做计划，提前选择你每天想吃的 5 种食物。要非常专注，准确地想好你会如何达到自己在 5×5×5 计划中定下的目标，一定要专注于那些能够给你带来最大享受的食物。

■ 如果你下馆子，那么要想想去哪里吃饭有可能找到首选食物清单上的食物。你可能已经知道哪些餐厅会使用你清单上列出的那些更健康的食材。看看你一顿饭可以吃多少种你清单上的食物。

■ 如果你在家里还算不上一个熟练的厨师，那么烹饪健康的食物或许能成为你的新爱好。观看在线烹饪教程或者上烹饪课来提高你的厨艺吧。

自己做饭不仅能给你健康这个礼物，还能将这个礼物送给家人和朋友。（我将在下一章介绍很多有用的厨房技巧，所以一定要去看看。）

重病在身的人

如果你正在与疾病做斗争，当你读这本书的时候，你可能会有一种紧迫感。你想战胜疾病，恢复你或你关心的人的健康。尽管这种疾病会让你感到难以承受，不过你或许有家人、朋友和医生在尽力为你提供帮助。你可能没有精力去计划饮食或做饭。如果你就是那个病人，你现在可能根本不想吃东西。但要记住，食物是一种武器，可以激活身体天然的健康防御系统。只要适当地激发，你的健康防御系统就知道如何让你的身体回到一个稳定的健康状态。

下面是你在患病的情况下采用 5×5×5 计划的实用方法：

■ 坚持与医生讨论你饮食上的任何变化。

■ 向你的家人、朋友或支持网络寻求帮助，让他们帮你查看首选食物清单，把清单过一遍。你告诉他们该钩选哪些框。如果他们已经知道你喜欢什么食物，那就让他们为你打钩，然后你再检查一遍清单，确保没有出错。让他们用手机拍照，作为他们想给你带点吃的时的参考。

■ 请那些帮你购买食品、制订饮食计划和做饭的人拿上你的首选食物清单，制订一周计划。

■ 你可能吃得不多，所以尽量把这 5 种食物都整合到 1～2 餐中。

■ 如果你在住院，可以要求见负责饮食的营养师，请他们帮助你满足首选食物清单上的食物。很少有人真正喜欢吃医院里的常规食物，所以你可以问问营养师能否单独为你做一顿饭。如果提出请求时遇到困难，你可以请医院负责维护病人利益的人来帮助你。

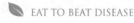
■ 无论患了何种疾病，你都应该特别注意自己所吃的东西，因为饮食有助于增强你身体的健康防御系统，而正确的食物可以和你正在服用的药物一起发挥作用。

🍃 采用 5×5×5 计划的贴心提示

为了帮助你将 5×5×5 计划融入生活，这里有一些贴心提示。下面这5 条提示对指导我本人的饮食非常有帮助。

🍃 退出光盘俱乐部

不管你是怎么长大的，不管你盘子里有多少食物，你都会下意识地吃掉盘子里的每一口，但这非常不健康。我们都有过这种可怕的经历：肚子已经吃饱时，还要被迫吃完别人堆在我们盘子里的所有食物。光盘行动是一个过时的想法，可以追溯到"一战"期间食物匮乏的 1917 年，结果反而成了暴食和肥胖的罪魁祸首。[1]

每餐的分量要适中，吃到你不再饿为止。日本人有个原则叫"hara hachi bun me"，意思是"吃到八分饱"或者"八成饱"。这是一个聪明的方法，因为在你感到饱之前，你的身体已经吃了足够的食物。第一口食物的味道真的很棒。当你开始感到饱了，你可能会注意到食物并不像第一口那么诱人，但你的嘴巴仍然没有停下来。这或许是出于习惯，或许是因为你被迫要吃光盘子里的食物，以免浪费。

我在此允许你把食物留在盘子里。放慢进食速度，让胃里的食物触发饱腹感激素的释放，从而让大脑关闭食欲之门。这可能需要 20 分钟才会发生。如果你吃饭时狼吞虎咽，那么在你天然的饱腹感反应开始之前，盘子里所有的东西都已经进入你的身体。结果你会吃得过多。

食物开始失去吸引力时要停下来，并意识到这一点。吃东西的时候要全神贯注，所以把手机或笔记本电脑收起来，并且关掉电视。不要在盘子里放太多的食物。不要吃到自己需要别人搀扶时才离开餐桌。

🌿 每周少吃几顿饭

大多数对饮食和长寿开展的研究表明，限制热量的摄入可以延长寿命。两年内限制摄入15%的热量不仅能减缓新陈代谢的老化过程，而且在一项研究中还显示能够让体重减轻19磅。[2]除了抗衰老和减肥等好处，限制热量的摄入还有其他益处，因为它能激活你所有的5个健康防御系统。像16∶8饮食法、5∶2饮食法、吃—断—吃饮食法、战士饮食法等都能限制热量，但还有其他简单的方法。

这里就有一个：每周有几天不吃早餐或午餐。如果你过着忙碌而紧张的生活，你可能早已这么做了。你的用餐次数会因此减少15%。然而，即便你决定不吃一顿饭，你也要确保当天仍然吃了清单上的5种食物。只需将这些食物加入至少一餐或者零食就很容易做到这一点。不过说到禁食，一定要注意：极端禁食和生酮饮食对健康个体的长期影响还不明确。就像其他与饮食有关的事情一样，极端措施虽然通常会带来短期效果，却也可能对你的健康产生长期的影响。在省掉几餐饭这个问题上要保持合理的态度。

🌿 吃东西时要谨慎

你每次吃东西的时候都要深思熟虑，花点时间想想你要吃什么，想想原因。你的目的是让身体变得更健康，而不仅仅是往身体里塞进大量食物

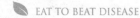
或者热量。食物里含有生物活性物质，要让这些物质为你的健康效力。倾听你身体的反应。在包装食品、加工食品、快餐和网上外卖出现之前，人们吃的都是他们凭本能选择的天然食物。如果任身体自生自灭，那么它的设计完全与其自身相协调，它会告诉大脑它需要什么。我们现在知道这个信号可能也来自你体内的微生物组。吃东西时要带着照顾好肠道细菌的目的。

和喜欢的人一起吃饭

吃不仅是一种生存行为，也是一种文化、传统和享受的行为。在所谓"蓝色地带"——冲绳（日本）、撒丁岛（意大利）、伊卡里亚岛（希腊）、尼科亚半岛（哥斯达黎加）、洛马林达（加利福尼亚州），百岁老人的饮食方式非常不同，有时令人惊讶，但正是这些生活方式让他们走向健康与长寿。不过他们的共同之处是群居和牢固的社会纽带。最好在朋友和家人的陪伴下享受你的食物。

尽可能避免独自用餐。人类是一个群居的物种，以吃为乐通常与他人有关。即使是狩猎采集者也会与自己信任的社交圈一起吃饭，这样就能分享他们采集到的珍贵的食物。在许多文化中，如果一群人一起吃饭，大家就会在厨房里准备更多的食物，所有人便能享用到这些更多样化的食物。一起吃饭通常意味着一起准备饭菜。烹饪会让你理解自己准备的食物，并让你摄入的食材给你的身体带来更好的影响。

尝试新食物

拥有新的经历是自我成长的一部分。这是看电视烹饪节目、美食游记和餐馆菜单的吸引力之一。一旦掌握了5×5×5计划，你就会发现有助于健康防御系统的食物比你想象的还要多。其中有一些你会喜欢，但也有一些你可能不喜欢。不过，肯定会有一些你还没有尝试过的新食物。出于以下两个原因，我建议你每6个月更新一次你的首选食物清单。第一，研究将会揭示这些新食物能战胜疾病的证据，你应该看看自己是否想把它们添加到你的生活中。第二，我鼓励你去探索你还没有尝试过的食物是因为发现是生活乐趣的一部分，尤其是涉及好的食物时。在第十四章，我将给大家一些菜谱和一周饮食计划的一个样本，所以你可以有一个很好的开始。

但我们还是先去厨房吧。

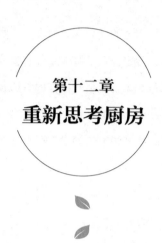

第十二章
重新思考厨房

在知道如何创建自己的 5×5×5 计划之后，你自然需要工具来将它付诸实践，而这一切要从你的厨房开始。你可能是那种生活过于忙碌的人，大部分时间都在外面吃饭，可这并不是通往健康的最佳途径。拥有在家准备一顿健康的饭菜或零食所需的工具能让你轻松地自己动手改善健康。

本章内容将帮助你从你想吃的食物中获得最大的益处。要想通过饮食战胜疾病，你需要选择正确的食物，正确地储存它们，并以最有益于健康的方式制作它们。这些不仅对味道和食品安全很重要，正确的烹饪过程还可以帮助保留，甚至放大促进健康的食材的性能。当你外出就餐时，你无法控制食材或制作过程。当你在家做饭时，你却能完全掌控这一切。

你需要合适的准备食材和烹饪食材的工具，你的食品储藏室里还应该有正确的食材。我将在本章带你重新思考自己的厨房，并告诉你手边需要什么。

厨房一直是我家的核心。从小到大，每当我放学回家，我妈妈总会在灶台上做一些好吃的东西。至今每想起童年时吃过的晚餐的味道，我都倍感亲切。由于我总是对切片、剁碎、混合、翻炒、炖或蒸的东西感兴趣，我妈妈便将她使用的食材和制作方法教给了我。我最终根据她的食谱学会了做我最喜欢吃的菜。

今天的家庭厨房不同于我们祖父母那一代的厨房。一些基本的厨房工具曾经非常普遍，经常作为结婚礼物被送给新人，帮助他们开始新的生活，或者代代相传。如今，尽管许多人也会在电视烹饪节目和信息式广告的影响下拥有胡乱放在厨房里的各种小玩意，但一些家庭厨房却缺少基本的东西。制作美味、健康的食物并不需要很多花哨的设备，不过你应该拥有一些基本的工具。

让我们来看看每一个有健康意识的人的厨房里，从厨柜到食品储藏室应该拥有的一些东西。我也会告诉你每个家庭厨师要想进行简单、健康的烹饪就必须知道的一些最好的方法。

🌿 工具

每个厨房都必须有一些基本的工具，让人以健康的方式准备和烹饪食物。有些人更喜欢简单的极简主义厨房，但他们仍然应该有下面这些基本的工具，只有这样才能在家里快速做出健康的饭菜。

■ 刀具（8 英寸[1] 长的厨刀、削皮刀）：不锈钢或陶瓷刀具拥有良好的切割性能和耐用性。此外，它们很容易清洗。

■ 金属夹钳：夹钳可以帮助你在煮锅或平底锅里移动热食材。

■ 金属滤器：用于过滤意大利面、清洗蔬菜和冲洗水果。

■ 优质平底锅（陶瓷涂层、不锈钢或长柄铸铁平底锅和煎锅）：平底锅不应含有塑料，这样它们就可以被直接从灶台放入烤箱，而且易于清洗。

---

[1] 1 英寸合 2.54 厘米。

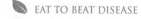
■ 带盖汤锅：用于制作高汤和其他汤。

■ 带盖荷兰铸铁烤箱盘或带盖砂锅：用于在烤箱中制作炖菜。

■ 玻璃或陶瓷盘子：用于烤蔬菜、海鲜和家禽。

■ 烤盘：不锈钢的最好，但铝的导热性更均匀（在铝质平底锅上垫一张羊皮纸进行烘烤）。

■ 竹蒸笼：易清洗，重量轻，无须用油，烹饪速度快。

■ 炒锅：购买铸铁或碳钢炒锅，永远不要买不粘锅，而且要买带全金属把手的（不含塑料）。

■ 电饭煲：很容易就能让你煮好米饭，无须动脑筋。只要加水，然后按下按钮，它就会自动告诉你米饭煮好了。无须观察炉灶，寻找最佳时间，也无须担心米饭会烧糊，粘在锅底。

■ 食物研磨器：用于将食物捣碎并筛去种子、皮和大块残渣。要买那种带多个刀片的不锈钢研磨器。

■ 烤箱：可代替微波炉快速加热食物。

■ 砧板：要买木质的；无论是切还是剁，木头都对刀具最友好，有最自然的表面。

■ 蔬菜削皮器

■ 开罐器

■ 搅拌器：必须是金属的。

■ 刨丝器：用于擦碎奶酪和坚果，也可以用于刮皮。

■ 胡椒研磨器

■ 木勺

■ 不锈钢长柄勺

■ 搅拌机：用来做奶昔和汤。

■ 玻璃液体量杯

■ 不锈钢干量杯

■ 金属量勺

■ 咖啡研磨机：买两个，一个磨咖啡，一个磨香料。

■ 法式滤压壶：可以让咖啡中的生物活性物质留在水中，而不是被困在过滤纸中。

■ 自动加热饮水机：只需按下热水键，即可泡茶，十分方便。

■ 葡萄酒开瓶器或开塞钻

■ 食品储存容器：永远用玻璃的，不要用塑料的。

配备了下面这些"值得拥有"类的设备之后，你可以有更复杂的方法来准备和储存健康的食物。这些设备并非不可或缺，但对你的工具包来说却是很好的补充器具。

■ 浸入式搅拌机：一种手持搅拌机，可以将食物放在容器中搅成泥（非常适合制作混合汤）。

■ 榨汁机：一种制作各种果汁的简单方法。

■ 研钵和研杵：非常适合捣碎大蒜和制作香蒜酱。

■ 蘑菇刷：不需要清洗就可以把蘑菇清理干净。它可以清除野生蘑菇上来自森林地面的尘土，或者农场收获的蘑菇上的堆肥（通常是稻草、马粪和鸡粪）。

■ 铁板：放置在火焰或其他热源上的金属烹饪平板，可以提供一个均匀的加热表面，并防止油脂滴到煤块或火焰上，避免产生有毒的烟气。它应该是铸铁的，可以放在灶台上或烤架上。

■ 高压锅：用于快速烹饪，防止营养流失。

■ 慢炖锅：一种很重的电加热陶瓷锅，白天可以在无人看管的情况下烹煮，让你回家后就可以吃上饭。

为新玩意腾出空间

当我为厨房添置设备时，我做的第一件事就是扔掉旧的东西，为那些对健康有益的新东西腾出空间。如果你仔细看看，就会发现自己可能有一些不再需要、坏了的设备，或许还有几样最好不要的东西。如果你有下面这些东西，赶紧把它们扔掉。

■ 有聚四氟乙烯涂层的不粘锅：一定要避开聚四氟乙烯，因为它很容易在电炉上变得过热。当涂层被加热到高温时，它会释放出有毒的烟雾，从而导致一种叫作聚四氟乙烯流感的疾病，会杀死接触过它的鸟类。在人类身上，这种疾病被称为聚合物烟雾热，可以严重损害你的肺部。[1]

■ 塑料储存容器：随着时间的推移，塑料会分解并污染食物。要把剩菜、汤和炖菜放在玻璃器皿里，而不是放在塑料容器中。

■ 塑料器皿和工具：抹刀、勺子、滤器、量杯等。

■ 聚苯乙烯泡沫杯和塑料杯：这两者都含有溶解于热液体中的化学物质。要用陶瓷杯盛热饮料。只要有可能，去咖啡店买咖啡时要带上自己的杯子。

食品储藏室

食品储藏室"pantry"这个词来自法语中的"面包"一词"pain"（发音像 pen）。在中世纪，食品储藏室是存放面包和其他食物的房间。在现代，食品储藏室通常指厨房里的一个壁橱或厨柜，用来存放不需要冷藏的干货、罐子和包装食品。一旦食品储藏室里有了合适的食材，你就可以定期制作健康饭菜，而且你可以把精力集中在去市场购买新鲜食物上。然而，食品储藏室往往变成一个杂乱的壁橱，闲置的和被遗忘已久的食品占据了架子上的空间，所以我鼓励你定期检查并清理食品储藏室。

里面有没有作为礼物收到的，你却从来没有打算吃的食品？有没有为做某道菜买了之后就再也没有用过的包装食品？有没有你在度假时随手买完就扔进壁橱，如今早已过期的食品？如果这些问题的答案都是"也许"，那么是时候去看看了。现在你就对食品储藏室进行一次检查，然后每6个月检查一次。清理掉所有过期的东西，扔掉你不想吃的东西或者将它们送人。定期清理食品储藏室可以防止过期物品堆积。你还会想起早已买过的有益于健康的食品，可以用来做饭。

下面这些关键的东西才应该放在食品储藏室的架子上。本章最后给出了每样东西的储存时间。

油和醋

■ 特级初榨橄榄油：一定要储备用下列任何一种单一品种的橄榄制成的冷榨橄榄油，因为它们含有最高水平的多酚——科拉喜橄榄（希腊）、莫拉约罗橄榄（意大利）或皮瓜尔橄榄（西班牙）。将橄榄油储存在深色的罐子或瓶子里，避开光线，因为光线会使橄榄油发臭，并降低生物活性物质促进健康的作用。

■ 醋：真正的陈年香醋来自意大利的摩德纳或者雷焦艾米利亚，虽然价格昂贵，但是物有所值。如果当地的商店没有，你可以在网上订购。除了美妙的味道，它还含有生物活性物质类黑精，可以防止 DNA 损伤。[2] 苹果醋是另一种被证明可以降低血胆固醇水平的好食品，可以被储存在食品储藏室里。[3] 要储存在阴凉、黑暗的地方。一些香醋已经陈化了 100 年，很可能比你的食品储藏室还要久。

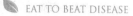
干货

■ 干香料：罗勒、小豆蔻、肉桂、丁香、普罗旺斯香草、肉豆蔻、牛至、红辣椒、迷迭香、百里香、姜黄、香草豆。密封保存在玻璃容器中。

■ 黑胡椒：含有胡椒碱，可增强人体对其他食物中含有的生物活性物质的吸收，如姜黄中的姜黄素。[4] 要买完整的胡椒粒，在需要的时候用胡椒研磨器把它们磨碎。

■ 豆类：各种晒干的豆类（赤小豆、黑豆、鹰嘴豆、蚕豆、小四季豆、大北方豆、小扁豆、菜豆、斑豆）。豆类在 1～2 年内开始失去其天然的水分。它们的维生素最终会降解，5 年后就会消失。[5]

■ 大米：糙米（来自加利福尼亚、印度或巴基斯坦的大米被认为比较安全，含砷的概率较低；尽量不要购买来自阿肯色州、路易斯安那州或得克萨斯州的大米[6]）或发芽糙米（半研磨，留下有益的细菌）。由于糙米中含有天然油脂，其在食品储藏室里只能保存 6～8 个月。

■ 面粉：全麦面粉、无麸质面粉、竹芋粉、椰子粉和苋菜粉。储存于密封容器内。

■ 面条：全麦意大利面、墨鱼汁面、荞麦面（荞麦能增强免疫力）。[7]

■ 咖啡：买烤制过的咖啡豆，需要的时候将其磨碎。储存在密封容器中，避开光线和高温，因为光和热会减弱咖啡豆的味道并降低其生物活性物质的作用。我们目前尚且无法判断冷冻咖啡豆是否能更好地保存风味，也不清楚冷冻对咖啡中的生物活性物质有什么影响。[8]

■ 茶：绿茶、乌龙茶、红茶和洋甘菊茶，可以是袋泡茶或散装茶。储存在深色容器中。

■ 坚果：杏仁、腰果、夏威夷果、碧根果、松子和核桃。由于它们含油量高，大多数都不能长时间储存。你可以冷冻坚果来延长它们的保质期，但我建议你只买够几周吃的就行了。

■ 干果：杏、蓝莓、樱桃、蔓越莓、杧果、番木瓜和葡萄干与坚果混合在一起当零食很好。亚硫酸盐常被用作防腐剂，并可能引起过敏反应，但许多有机品牌不含亚硫酸盐。

■ 干蘑菇：干羊肚菌、牛肝菌、香菇和鸡油菌可以在温水中泡发一会儿，在烹饪过程中会增加菜肴的美味和鲜度。要将这些食材储存在密封容器内。

■ 海鲜罐头：西班牙或葡萄牙产的凤尾鱼罐头、沙丁鱼罐头、鲭鱼罐头、鲣鱼罐头、蛤蜊罐头和小鱿鱼墨汁罐头都是美味佳肴。罐头可以保存数年，但如果罐子漏气或严重凹陷，就要将它扔掉。

■ 全谷物：全麦、荞麦、粗麦粉、二粒小麦、燕麦和藜麦。储存于密封容器内。

■ 种子：奇亚籽、南瓜子、芝麻、葵花子。它们富含天然油脂，在室温下很容易变质，所以不能很好地保存。每次少量购买。

■ 刺山柑：品质最好的罐装西西里刺山柑产自潘泰莱里亚岛。打开后需冷藏。

调味汁和酱

■ 是拉差辣椒酱：一种受欢迎的辣椒酱，由辣椒、醋和大蒜制成，用于蘸食，以泰国东部的沿海城镇是拉差命名。酱汁打开后应冷藏。

■ 辣椒酱：由辣椒制成的辛辣酱，用于烹饪和调味。

■ 罐装番茄：圣马扎诺番茄的番茄红素含量最高。

■ 番茄酱：罐装或管装出售。最好的管装番茄酱是用圣马扎诺番茄制成的，这种二次浓缩的产品有着强烈的味道。开封后，放入冰箱保存，3个月内用完。

■ 凤尾鱼酱：一种由凤尾鱼、盐和橄榄油制成的管装酱，用来给食物调味。未打开的管装凤尾鱼酱可以存放数年，打开后需冷藏。

■ 味噌酱：由用盐发酵过的大豆、大米和大麦制成，充满鲜味。打开后需冷藏。

■ 蚝油：产自亚洲的鲜味酱。打开后需冷藏。

■ 酱油：发酵产品，最好保存在阴凉、黑暗的地方。打开后最好放进冰箱。

天然甜味剂

■ 蜂蜜：来自新西兰的麦卢卡蜂蜜可以刺激免疫系统，与茶和柠檬一起饮用可以缓解咽喉疼痛。[9]

■ 枫糖浆：A 级琥珀色枫糖浆含有 20 多种多酚类的生物活性物质。[10]

■ 枫糖：由枫糖浆制成的天然甜味剂。人们发现它含有 30 种具有生物活性的多酚，其中一些具有抗氧化和抗炎特性。[11]

关于瓶装水的说明

许多人把瓶装水放在食品储藏室里，这很容易发生水合作用[1]，但我建议你不要经常饮用装在塑料瓶里的水。研究表明，即使没有采用含双酚 A 的塑料，被称为微塑料的塑料颗粒也会进到你喝的水中。一项研究发现，8 液量盎司瓶装水中含有多达 2400 片塑料微粒。[12] 你可以在冰箱里放一大玻璃罐冷水，还可以把柑橘片、核果（如桃子）、浆果、芹菜或黄瓜放入水

---

[1] 物质与水发生的化合作用，一般指分子或离子与水结合形成水合物或水离子的过程。

罐，让水中多一些有用的生物活性物质，以制造出提神、略带味道的水。

🌱 基本烹饪方法

健康饮食始于高品质的新鲜食材。不过有了这些食材，你还需要知道如何烹饪它们。我们可以运用许多烹饪方法来制作健康的食物，但有些方法对家庭厨师来说比其他方法更容易。电视上有太多的烹饪节目，你可能已经见过餐馆里使用的几乎所有的烹饪方法，我们还是来看看你在家里可以使用的那些方法吧。

以下是你应该掌握的基本厨房技巧。一旦掌握了这些，你就可以带着自己最喜欢的食物，以不同的方式制作它们。只有这样，你的饭菜才会有吸引力，新鲜又不重复。你可能已经熟悉其中的一些方法，但是既然我们已经把你的计划、工具和食材放在了一起，我们就先来回顾准备饭菜的一些最佳方法。注意，这些方法都不涉及油炸或用微波炉制作食物。

■ 蒸：一种非常健康的烹饪方法，用蒸汽在金属或木质容器中加热和烹制食物。竹蒸笼可以放在铸铁锅里，锅里的水加热至沸腾。你可以用羊皮纸把食物包起来，加入一些液体或香草，然后烘烤。这就是所谓纸包烹饪。里面的液体会在羊皮纸里产生蒸汽，而羊皮纸又会锁住汤汁。

■ 焯水：将蔬菜放入沸水煮很短的时间（具体时间取决于蔬菜的数量和种类），然后停止烹饪，放入冷水，并且沥干。这是翻炒蔬菜之前的一个很好的技巧，可以去掉蔬菜的外皮，并带走蔬菜的一些苦味。

■ 炒菜：用少量热油（不要让它冒烟）在锅里快速翻炒切片食物的方法。这样，在快速烹饪的同时，你还能将食材的外部煎一下，以锁住营养和风味。注意不要用太多的油或把油加热到冒烟的程度。如果你用橄榄油炒菜，就用味道比较淡的橄榄油，而不是特级初榨橄榄油，因为后者会烧焦，给炒菜带来异味。

■ 煎：在炉灶上将加入平底锅的少许油加热，用来烹饪食物，通常是切成片的，直到烹饪结束。

■ 水煮：将鱼等需要小心处理的食物轻轻放入沸水（80～90℃），在低温下慢慢煮熟，汤汁中也含有食物的味道和生物活性物质，可以用来制作酱汁或肉汤。

■ 煨：一种用文火在液体中烹煮食物的方法，先把食物煮沸，然后调低温度，继续烹煮至略低于沸点的温度。把番茄炖成酱汁会使番茄红素变成一种有益且更容易吸收的化学物质。

■ 炖：把食物放在厚底平底锅里煎熟，然后加入液体（通常是高汤）和其他配料，紧紧盖上锅盖。食物慢慢煨熟，所有的味道都融合在一起。炖出来的汁味道很好，可以用来做酱料。

■ 慢炖：受传统烤箱炖法的启发，这种方法以低温在液体中煨上几小时来烹饪食物，通常是在电器中，比如电锅，这样就可以不用人看着了。慢炖对那些不在家或者一天大部分时间都很忙但仍想准备一顿丰盛饭菜的人来说很方便。

■ 加压蒸煮：一种快速蒸煮方法，使用蒸汽在密封的容器内创造高温，以减少蒸煮时间。尤其适用于在高海拔地区进行烹饪，因为那里水的沸点较低，连煮意大利面都很困难。水无法加热到太高的温度，也就无法变成蒸汽。注意：高压锅内安装了特殊的预防措施，防止蒸汽泄漏引起爆炸或严重烧伤。

■ 铁板烧：铁板在西班牙语中的意思是平底锅。这是一种将蔬菜、鱼或肉放在非常热的平坦的金属或石头上又不接触明火的烹饪方法。铁板可以很快将食材外表煎熟，锁住营养和味道，有点像在炒锅中进行翻炒，只不过用的是一个平面。

■ 烧烤：每个人都知道这种原始的烹饪方法，把通常放在金属架上或者串在烤肉铁签上的食物放置在火焰或热炭上。用食物上方的热源进行烧烤被称为顶烘，通常在烤箱中进行。你可能不知道，烧烤肉类（不是蔬菜）会产生多环芳烃（PAH），肉中的油脂滴入火焰和烟雾时就会形成致癌物质。上升的烟雾把致癌物质沉积在烹调的肉上。高温烧烤还会将肉中的氨基酸和蛋白质[13]转化为有毒的杂环胺。提前用橄榄油、姜黄、大豆和水果浸泡动物蛋白已被证明可以减少烹饪过程中形成的致癌物质。[14]如果你在烤架上烹饪蔬菜，要记得用中火。事先一定要彻底清洗烤架，这样你就不会在上一块烤肉的烧焦物中吃到致癌的多环芳烃。在干净的烤架上烤蔬菜不会产生致癌物质，但蔬菜不能被烤焦。记住，烤焦的食物不但味道不好，吃起来也不安全。

　　■　烘烤：在烤箱的干热状态下烹调食物（如蔬菜或肉类）。在极低的烤箱温度（约 121～149 ℃）下，用温度计检查烤肉和蔬菜的熟度的话，可以得到最嫩的烤肉和蔬菜。为了使食物吃起来有味道且保持尽可能多的水分，你可以使用腌料，不断涂抹食物，或者加点橄榄油。

　　■　烘焙：在烤箱中用干热烹调食物，食物开始时通常是面糊或面团。

　　■　浸泡：浸泡是烹饪前的一个准备步骤。不管是烤、煎、炒，还是蒸，要将食物裹上一层调过味的液体，或者将食物浸泡在这种液体中。浸泡食物可以使坚硬的肉类变嫩，并在烧烤时给肉提供一些保护，防止致癌物质的形成。对鱼和蔬菜来说，浸泡时可以增添一些能够促进健康防御系统的香料、香草和油料。

　　■　腌制：一种古老的技术，将蔬菜浸泡在盐水或醋中发酵，以延长食物的可食用期。这个过程会改变食材的口感和味道，形成截然不同的食物。控制盐、醋和天然细菌的使用有助于腌制过程。腌制可以使人们将夏季蔬菜保存到冬季再食用。正如你在第八章了解到的，许多发酵食品，如韩国泡菜、德国酸菜和中国泡菜，都是富含健康细菌的腌菜，所以这些食品能够给人体提供益生菌。

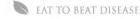
更多有利于健康的烹饪方法

下面是另外一些促进健康的烹饪和制作技巧：

■ 烹制蔬菜时，要充分利用所有可食用的部分。如果是西蓝花，不要只烹制上面的小花球部分，茎也可以一起吃。蘑菇也一样。虽然我们传统的做法是食用顶部，扔掉茎，但要用它们！西蓝花和蘑菇的茎都含有比顶部（小花球和蘑菇菌盖）更高水平的生物活性物质，有利于健康防御。同样，买胡萝卜时，要买新鲜的胡萝卜，包括它们的绿色叶子，烹制的时候也要将叶子加进去，因为它们有很强的抗血管生成特性。当烹制番茄时，要保留番茄的表皮，因为它含有大量的番茄红素。

■ 避免油炸，永远不要重复使用已经用过的油。油每次加热都会分解。当再次加热时，它的化学结构会变得更加不稳定，油脂开始发臭并分解成氧化产物，从而破坏你的 DNA。

■ 如果用油，要选择特级初榨橄榄油。但是不要把橄榄油（或任何其他油）加热到冒烟的程度，否则会产生有毒气体，并把油转化成有害的反式脂肪。如果你要煎或者炒，只能使用铸铁锅、不锈钢锅或陶瓷不粘锅。

■ 用烤箱或在炉灶上再次加热食物，不要用微波炉。避免用微波加热含淀粉的食物，因为高温会使淀粉变成一种有害的聚合物（晚期糖基化终末产物），这种聚合物会在你的体内累积，对器官造成损害。[15] 如果你带午饭去上班，要把食物装在玻璃或金属容器里，而不是塑料容器。如果你的工作场所没有烤箱或炉灶，把热的食物放在保温容器里，那就不用在微波炉里再加热了。

把食物放在冰箱里

当你带着新鲜的食物从市场回来时，要做的第一件事就是把东西放好。

下面是一份应该冷藏的水果和蔬菜清单，以及它们保持新鲜的时间。检查并清理冰箱对健康饮食很重要。知道冰箱里的东西能放多久可以帮助你计划买什么东西以及一次应该买多少。

下面这些食物应该放进冰箱

食物	保鲜期
苹果	3 周
黑莓	2～3 天，单层铺放在纸巾上
蓝莓	1 周
小白菜	3 天
西蓝花（包括球花甘蓝）	1 周
卷心菜	1～2 周
胡萝卜	2 周
芹菜	2 周
牛皮菜	3 天
樱桃	3 天，放在碗里
辣椒（新鲜）	2 周
蔓越莓	4 周
菊苣	5 天
姜（新鲜）	3 周
葡萄	3 天
四季豆	1 周
羽衣甘蓝	3 天
奇异果	4 天
柠檬	3 周

| | 续表 |
食物	保鲜期
生菜	5天
杧果	4天
蘑菇	1周，放在纸袋里
橙子	2周
豌豆（新鲜）	4天，带豆荚
石榴（整个）	3周
红菊苣	4天
覆盆子	3天，单层铺放在纸巾上
菠菜	3天
核果（杏、油桃、桃子、李子）	5天
草莓	3天
西瓜	1周（未切开），2天（已切开）
西葫芦	5天

如何保存海鲜

经常吃鱼对保持健康很重要。如果你经常吃海鲜，肯定已经熟悉了购买和烹制鱼的流程。如果你在鱼类方面是个新手，我想给你概述一下，告诉你这有多么容易。住在海边的人很容易就能从鱼贩子那里买到新鲜的鱼。渔民晚上出海，第二天早上把他们刚捕到的鱼卖给鱼贩子。但是对大多数住在内陆的人来说，食杂店里的鱼是从别处运来的，而且都放在冰柜里。无论你在哪里买的鱼，最好的办法就是把鱼带回家，用冷水冲洗干净，拍干，然后考虑当天吃还是第二天再吃。接着把鱼放进冰箱，放到你打算烹制它。对内陆人来说，在渔船上快速冷冻并用真空包装的鱼是新鲜鱼的一个很好的替代品。

事实上，这种鱼的质量可能更高，因为它在上船几分钟后就被冻住了。如果你买了冷冻鱼，要把它连同包装袋一起放在冰箱的冷冻室里。

活的贝类，如蛤蜊和贻贝，你一回到家就需要立即将它们冷藏。把它们放在空碗里（淡水会杀死它们），用湿毛巾盖住以保持湿度（绝对不要把它们密封在塑料袋里，否则它们会死掉）。把碗放到冰箱里。用这种方法，蛤蜊可以存活 1 周，贻贝可以存活长达 3 天。新鲜的龙虾、螃蟹或之前冷冻过的鱿鱼极易腐烂，必须在购买当天食用。

厨柜或食品储藏室里应该放置的东西

食物	保质期
凤尾鱼酱	数年，开封后放冰箱不到 1 年
豆类（干）	1～2 年
黑胡椒	1～3 年
红茶	2 年
番茄罐头	1 年
刺山柑（密封）	1 年
辣椒酱	1 年以上
咖啡（粉）	3～5 个月
咖啡（豆）	9 个月
干果	6～12 个月
干蘑菇	1 年以上
干香料	1～3 年

续表

食物	保质期
特级初榨橄榄油	2 年
面粉	6 个月
大蒜	2 个月
葡萄柚	1 周
绿茶	1 年
蜂蜜	2 年
枫糖	4 年
枫糖浆	4 年
味噌酱	1 年以上，开封后放冰箱不到 1 年
坚果	6～9 个月
洋葱	2 个月
蚝油	1 年，开封后 6 个月
面条	1～2 年
松子	2 个月
紫土豆	3 周
大米	6～8 个月
种子	2～3 个月
大葱	1 个月
酱油	不定，开封后 2～3 年
是拉差辣椒酱	1 年以上
海鲜罐头	3 年以上
番茄酱	1 年以上，开封后放冰箱 3 个月
番茄(新鲜)	3～4 天
醋	5～10 年以上
全谷物	6 个月

　　你的厨房已经整理过，工具已经买到，厨艺也有了提高。现在，再让我们来看看食物。在本书的第二部分，你了解了许多食品和饮料有益于健康的证据。在第十一章，你从基于科学证据的食物清单中选择了自己喜欢的食物，建立了自己的首选食物清单，来保护你的健康。接下来，让我们来看看如何选择用于烹制和食用的食物。我将告诉大家为什么有些食物真的很特别，并介绍一些大家可能还没有尝试过的食物。对那些愿意尝试的人来说，这些食物很值得探索。

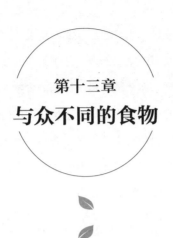

第十三章

与众不同的食物

　　我想告诉大家另外一组我觉得与众不同的食物。每个人对与众不同都有自己的定义，你的想法可能会受到媒介的影响。在电视节目中，大厨前往异国他乡，品尝所谓的奇异食物。烹饪游戏节目以不同寻常的神秘食材为特色。在线健康专家滔滔不绝地谈论来自丛林的最新流行食物。食品公司、健康专家和连锁餐厅都在推销被标榜为超级食品的各种食材。我们可以理解特殊食材所具有的吸引力，但应该依靠科学和证据，而不是商业信息来决定哪些食物与众不同。我们的目标是选择"内容"，而不是风格。

　　在这一章中，我将从烹饪和健康的角度简要介绍一些我认为与众不同的食物。大家可以把这看作一个深挖版本的"吃出自愈力"播放列表。我鼓励大家去寻找这些食物，并尝试一下。这些食物不仅可以很容易地被你纳入5×5×5计划，还会卸下你思维的枷锁，让你的味蕾接触到令人兴奋的新口味。

　　我将自己精选的与众不同的食物分为四类。第一类是"全球发现"，其中包括你可能还没见过，更不用说尝试过的鲜为人知的食物。这些食物在某些地区的饮食文化中属于美食，如果是专业人士制作，它们一定会给你带来味觉上的惊喜。

接着，我们去看看"令人瞠目结舌的食物"，它们的益处令人惊讶，甚至震惊。这些食物中有许多通常不会与健康联系在一起，但现在科学证明并非如此。它们的益处真的会让你瞠目结舌，你会了解到一些很酷的事实，可以在下次社交聚会上给朋友和同事留下深刻的印象。

然后我将向你介绍"大满贯"食物，就是那些我已经在书中提到过的不是对一到两个，而是对所有五个健康防御系统都有影响的食物。吃这些食物对你的健康来说就相当于本垒打。

最后，我将给你一些建议，告诉你如何找到最好的适合你的食物，我将其称为"市场上的佼佼者"。这部分内容将带你进行一次虚拟的市场之旅，告诉你如何像专家一样购物，从最好的一批商品中挑选最好的。

🌿 全球发现

在世界各地，随着文化的融合和新食物的引进，人们的味觉变得越来越复杂。其结果是，在今天的北美、欧洲和亚洲，你可以在当地的食杂店里找到许多曾经被认为是异域风味的食物，比如鱼露、布拉塔奶酪和黑米。你可能会在假期或出差时遇到有趣的食物，也许是偶然的，也可能是因为朋友、同事或当地的人鼓励你开阔视野，尝试新事物。

即使你不是空中飞人，在线视频、烹饪节目、快闪餐厅，甚至是快餐车都能让我们接触到上一代人从未接触过的大多数食物。这些食物为你提供了一个美食之旅的机会。以下是来自世界各地烹饪传统的一些有趣的食物，它们之所以与众不同，不仅因为它们美味，还因为科学证明它们对健康有益。

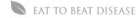
西葫芦花

在夏季，这种花可以在农贸市场上被找到。整朵花都是可食用的，有微微的甜味，花可用于沙拉、汤、意大利面、馅料和烘焙中，它含有一种天然的生物活性物质，名为菠菜甾醇，可以保护 DNA 免于突变，提高免疫力，杀死乳腺癌细胞和卵巢癌细胞。[1]

柿子

柿子是一种类似番茄的甜水果，原产于中国，但在地中海地区和土耳其流行起来，现在你能在世界各地找到它，这是日本的国果。柿子有不同的品种，其中一种叫蜂屋柿，成熟后就会又软又甜，你可以像吃奶油蛋羹一样用勺子吃。柿子提取物已被证明可以杀死结肠癌细胞和前列腺癌细胞。[2]

新鲜山葵

真正的山葵是辣根的一种日本近亲的可食用部分，是一种叫作根茎的茎，生长在地下，在春天或初秋的时候由人工收割。这种根茎被磨碎后可用于制作山葵酱，而山葵酱作为一种芳香刺鼻的美味调味品，可以增加寿司的味道。山葵提取物已被证明可以杀死乳腺癌细胞、结肠癌细胞和肝癌细胞。[3]（注意：餐馆里通常与寿司一起上桌的绿色小丘不是真正的山葵，而是用绿色食用色素增色的辣根粉做成的仿品。）

苦瓜

苦瓜皮薄，外形颇似黄瓜，表面或凹凸不平或带有小刺，是一种珍贵的葫芦，在中国、印度、印度尼西亚和加勒比地区常被用来制作菜肴，也可用于草药治疗。它独特的苦味在烹饪过程中会显著变淡，并在某种程度上增强菜肴中其他食材的味道。就健康益处而言，苦往往代表着更好。研究表明，苦瓜中引起苦味的生物活性物质可以杀死结肠癌细胞和乳腺癌细胞，降低胆固醇，降低糖尿病患者的血糖水平。[4] 作为一个新手，这不是一种你可以独自在家烹饪的蔬菜。第一次品尝苦瓜的苦味，最好是在餐馆或一个知道如何做苦瓜的朋友家里。

蕨菜

在早春时节，世界上有些地方的市场上会有几周的时间出售这种可食用又鲜嫩的绿色卷须状植物。它的名字 [1] 源于小提琴头部的弧形装饰卷轴，就像其他的天然食物一样，它富含生物活性物质，可以激活你的健康防御系统，包括你的干细胞和微生物组。[5] 你可以把它用特级初榨橄榄油煎着吃，也可以将它切成片放在沙拉里生吃。在食用之前，一定要把上面来自森林的泥土洗干净。

松露

这是另一种来自森林的美味。如果你想让自己享受一些真正特别的东西，试着削一些新鲜的松露撒在意大利面、米饭、蔬菜、鱼或家禽肉上。这些表面凹凸不平、高尔夫球状的块状美食（松露巧克力就是以此命名的）是一种地下真菌，由猪和狗在法国、意大利和西班牙的秋冬两季搜寻出来。

---

[1] 蕨菜的英文是"fiddlehead"，其中"fiddle"是小提琴的意思。

松露释放出一种独特的气味，这种气味是由类似人类信息素的天然化学物质产生的。它还含有一种叫作花生四烯乙醇胺的免疫增强剂，作为神经递质具有双重功能。值得注意的是，花生四烯乙醇胺能激活大脑中受大麻刺激后产生愉悦感的奖赏中心。[6]松露中的其他生物活性物质则保护 DNA，改善肌肉功能和能量代谢。[7]松露是世界上最昂贵的食物之一，如果有机会，一定要尝尝这种难得的美食。

下面是一些来自海洋的全球发现，能激活你的味蕾，增强你的健康防御系统。

腌鲻鱼卵

腌鲻鱼卵是在地中海发现的一种鲻鱼的咸干鱼卵。撒丁岛的经典款叫作 Bottarga di Muggine，你可以在意大利的专卖店里找到。这是一种真正的美食，可以像奶酪一样磨碎之后撒在意大利面或米饭上，给菜肴增添丰富的海鲜味。和大多数鱼卵一样，腌鲻鱼卵是 ω–3 多不饱和脂肪酸的来源。它还有一个额外的益处：这种美味的提取物已经在实验室中被证明可以杀死结肠癌细胞。[8]

墨鱼汁

大多数头足类动物（鱿鱼、墨鱼、章鱼）会喷出黑色的墨汁来躲避捕食者。这种墨汁由渔民从此类生物体内的一个囊中收集，是一种美味的食材，用于制作地中海海滨美食中的米饭和意大利面。以这种墨汁为特色的一些著名菜肴包括西班牙的黑色米饭（墨鱼汁海鲜饭）、威尼斯的墨鱼汁烩饭和被称为墨鱼面的黑色意大利面。[9] 实验室研究表明，这种墨汁具有抗氧化、抗血管生成、保护干细胞和增强免疫力的作用。[10] 墨鱼汁甚至可以保护肠道微生物组免受癌症化疗所带来的副作用。[11]

蛏子

如果你喜欢吃贝类，那么你真的会非常喜欢蛏子。这些不同寻常的贝类因其与理发师的老式剃刀相似而得名。这种贝类大约有 6 ～ 10 英寸长，世界各地的鱼市均有出售，可以简单地用橄榄油、大蒜和白葡萄酒将其蒸熟或者放在铁板上烤熟。你无须用手把它们打开，因为煮熟后它们的壳会自动张开，里面充满了汁液，你很容易就能取出里面的肉。蛏子肉带有甜味，令人垂涎。在实验室中，从浸泡在热水中的蛏子肉里获得的提取物被发现可以提高免疫细胞产生的抗体的水平，同时能够直接杀死乳腺癌细胞和肝癌细胞。[12]

令人瞠目结舌的食物

对食物和健康的研究有时会带来令人瞠目结舌的发现。一些研究甚至表明，那些曾经被视为完全不健康或让人有罪恶感的食物，实际上可能对健康有益，值得我们重新审视。科学的美妙之处在于，它让我们对所有证据都持开放的态度。有时这会让我们对食物有全新的认识。以下不是建议，只是研究中令人惊讶的事实。

啤酒

过度饮用任何含酒精的饮料都对健康有害，而啤酒确实会提供大量你可能不需要的热量。[13] 但是，啤酒含有在发酵过程中进入酒液的生物活性物质。其中一种生物活性物质黄腐醇具有抗癌作用，是一种抗血管生成物质，可以延缓脂肪细胞的生长（这是真的）。[14] 一项针对 107,998 人进行的流行病学研究表明，喝啤酒可以降低患肾癌的风险。[15] 不含酒精的啤酒也能刺激对心脏有益的干细胞，正如我们在第七章了解到的。[16]

奶酪

奶酪确实含有饱和脂肪，而且含盐量可能较高，这本身就会对健康造成危害。但对瑞典数万人进行的研究表明，吃少量奶酪（每天最多 6 片）可以降低患心脏病的风险。[17] 德国一项针对 24,340 人开展的大型研究发现，每天吃两片硬质奶酪，如豪达奶酪、亚尔斯贝格奶酪、埃门塔尔奶酪或埃丹奶酪，可以降低患肺癌和前列腺癌的风险。[18] 正如第六章所指出的，这些益处与维生素 K_2 有关，后者存在于硬质奶酪中。其他奶酪，如帕尔马干酪、切达干酪和卡芒贝尔奶酪，能为你的微生物组提供健康的肠道细菌。

巧克力

巧克力是一种糖果，也是一种含有饱和脂肪和加工糖的甜食，而脂肪和加工糖都不健康。但是黑巧克力含有大量的可可固体，这种核心成分能够带给健康许多益处。由于可可含量高，糖和乳制品含量少，黑巧克力成为一种更健康的甜食。研究发现，食用黑巧克力可以降低患心脏病和糖尿病的风险，保护你的 DNA，并改善肠道细菌。[19] 正如我们在第七章了解到的，饮用含有高浓度可可的热巧克力可以增加干细胞并改善血流量，甚至还可以将免疫系统中的细胞从促炎状态转变为抗炎状态。[20]

帕尔马火腿和伊比利亚橡果火腿

加工肉类绝对不是健康的食品选择。虽然意志力和自律是美德，但有些人还是忍不住要吃培根。如果你觉得必须享用火腿才算生活有品质，那么你要记住，我们在第六章中提到过，西班牙的伊比利亚橡果火腿是由吃橡子长大的猪做成的，意大利的帕尔马火腿是由食用帕尔马干酪乳清（有利于肠道细菌）和栗子长大的猪做成的。橡子和栗子都含有 ω-3 多不饱和脂肪酸。出于健康考虑，你应该尽量减少所有肉类的摄入量，尤其是加工肉类（目前尚没有证明食用加工肉类有利于健康的人体研究），但令人惊讶的是，这两种特色火腿确实提供了一些健康的脂肪。

辛辣食物

曾经有一段时间，辛辣食物仅仅因为有可能造成胃灼热就被认为对健康有害。不过相关研究彻底反思了辣椒素的生热和促进健康的特性，不管是新鲜辣椒还是干辣椒。来自中国食用辛辣菜肴地区的一项大规模研究表明，每天至少吃一次辛辣食物可以降低因癌症、心脏病、中风、糖尿病、呼吸系统疾病和感染等疾病而死亡的风险。[21] 肠道细菌也喜欢辣椒素所带来的热度。研究表明，辣椒滋养的微生物组可以预防炎症和肥胖。[22]

紫土豆

这些独特的土豆有着墨色的外皮和蓝紫色的内瓤，现代化的市场和餐馆菜单上都能找到它。最健康的吃法可能是先将其烤熟或煮熟，然后切成片加入沙拉。但是科学家在实验室里发现紫土豆具有抗血管生成能

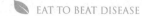
力，可以杀死肿瘤干细胞。无论是煮、烤，还是做成片，紫土豆都能保持抗癌效果。[23]

树坚果

坚果（杏仁、腰果、栗子、夏威夷果、碧根果、松子、开心果和核桃）本身并不会令人惊讶，因为我们知道吃坚果对人体有益，但它们改变癌症命运的能力却令人惊讶。欧洲的一项大型研究表明，每天食用一份半的树坚果（22个半瓣核桃）可以降低31%患结肠癌的风险。[24]更惊人的是13个主要的癌症研究中心（包括哈佛大学、杜克大学、加州大学旧金山分校和芝加哥大学）开展的研究显示，每周吃两份树坚果可以使接受传统化疗的结肠癌三期患者的死亡风险降低53%。[25]

"大满贯"食物

你已经在本书中了解到，有200多种特定食物能够激活你的一个或多个健康防御系统。如果你目光犀利，一定会注意到有些食物在不同的章节中出现了不止一次，因为它们会影响不止一个防御系统。我把它们整合在一起，列进了一份全明星食品清单中，因为它们同时有利于五个健康防御系统。就像棒球运动员在满垒时打出全垒打一样，这些食物覆盖所有的垒，因此我把它们称为"大满贯"食物。

经常有人问我：如果只向别人推荐一种食物，你会推荐哪一种？就食物而言，永远没有唯一的答案。但是，如果我必须为自己做出选择（我每天都这样做），我会从下面这个列表中选择。

"大满贯" 食物

水果		蔬菜	饮料
杏	杧果	竹笋	红茶
蓝莓	油桃	胡萝卜	洋甘菊茶
樱桃	桃子	茄子	咖啡
奇异果	李子	蕨菜	绿茶
荔枝		羽衣甘蓝	
坚果 / 种子	海鲜	食用油	甜食
亚麻籽	墨鱼汁	（特级初榨）橄榄油	黑巧克力
南瓜子			
芝麻			
葵花子			
核桃			

　　记住，还有很多其他的促进健康防御系统的食物可以和这些"大满贯"食物一起吃，所以我建议不要太关注它们，而要试着把不同的食物组合在一起，保持饮食有趣且多样化。不过，"大满贯"食物很神奇，你在制订一周饮食计划时应该经常将它们包括在自己的首选食物清单中。如果你关注的是某种特殊疾病，想要复习一下这些"大满贯"食物被证实能够影响哪些特定的疾病，请参见第十五章第 331 页的列表，或者回看第六到第十章，看看每个防御系统与特定疾病之间的联系。

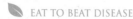
注意，这个列表只列出了第二部分提到的食物。随着科学的发展，会有更多的研究来扩大这个列表，因此我鼓励大家登录我的网站（www.drwilliamli.com），以获得新数据和列表中新添加食物的最新更新。

市场上的佼佼者

在食杂店或市场购物似乎是重复性的工作，人们很容易墨守成规。尽管过道和货架上有很多选择，但不知为何，你总是倾向于买之前买过的那些东西。如果这就是你的经历，你可能会发现购买食物很无聊。你知道肯定还有其他更好的选择，却可能无法确定应该选哪些。你创建的首选食物清单可以给你提供丰富又美味的选择。我现在要带大家去体验一次虚拟的食杂店和市场之旅，并指出我在购物时所寻找的佼佼者。掌握一点相关知识，然后关注那些要带回家的最佳食材真的可以开阔你的视野。我的理念是，就食物而言，出众肯定胜于良好。

农产品

要经常寻找应季的新鲜食物，因为它们代表了市场上最好品质的产品。农产品货架上的所有东西都是植物性的，而且选择的余地很大，你总能找到一些新食材来尝试。就蔬菜而言，如果你厌倦了羽衣甘蓝，可以试试多种菊苣。这是一大类健康的绿色蔬菜，包括比利时菊苣、阔叶菊苣、卷叶菊苣、红菊苣和特雷维索菊苣。这些菊苣都含有能抗癌的生物活性物质，可以为你的饮食体验增添乐趣和多样性。[26] 油管（YouTube）上有很多视频教你如何烹制菊苣，包括煎、烤、炖和其他烹制美食的技巧。

番茄是激活健康防御的生物活性物质的良好来源，但有些品种的番茄比其他品种更有效。想要番茄红素含量高，可以选择圣马扎诺番茄、圣女果、红黑皮番茄和橘红色番茄。[27] 如果你在寻找其他富含番茄红素的食物，可以考虑西瓜和番木瓜。一些番木瓜的番茄红素含量甚至比番茄还要高。[28]

说到选择水果，秋季苹果的品种可能会让人眼花缭乱。含有促进健康的多酚水平最高的是澳洲青苹、蛇果和斑皮苹果。每当我为了健康选择味道很好的苹果时，我就会专门寻找这些苹果。

在蘑菇区，要选择放在木篓里的那些带茎的新鲜又完整的蘑菇。尽量不要购买包装好、事先切成片的蘑菇盖，因为它们的生物活性物质比完整的蘑菇分解得更快。鸡油菌、羊肚菌、牛肝菌、舞茸和香菇（新鲜的或干的）都是我喜爱的食材中的佼佼者，但是别忘了，普通白蘑菇也是一个很好的健康选择。

海鲜

每个人都知道三文鱼有利于健康，可如果你想要吃更多品种的海鲜，或者只是不喜欢三文鱼的味道，可以试试其他富含 ω-3 多不饱和脂肪酸的海鲜。我在多个国际数据库中研究过海产品里 ω-3 多不饱和脂肪酸的含量，我最喜欢的一些高含量的海产品包括：菲律宾蛤仔、黄尾鱼（也被称为琥珀鱼，不属于金枪鱼）、海鲈、蓝鳍金枪鱼和鸟蛤（一种小蛤蜊）。此外，如果你能买到新鲜牡蛎，那千万不要忘记牡蛎的益处，因为它们具有保护DNA 和增强免疫力的特性。

来到市场的海鲜区时，要记住一些最受欢迎的大鱼，如金枪鱼和剑鱼，可能含有高水平的汞。如果你是一名狂热的寿司爱好者，并且喜欢金枪鱼，

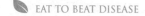
你可能会想检测一下自己身上的汞含量。正是由于这个原因，一般来说，孕妇在吃寿司时应该非常谨慎。

不要忽视鱼罐头。鱼罐头往往是不含汞的较小的鱼，富含 ω-3。最优质的传统鱼罐头产自西班牙、葡萄牙和法国，但这些罐头都会出口，人们可以在世界各地的许多市场上看到。它们通常和罐头食品一起被放在商店的中央。最常见且含有最高水平 ω-3 的鱼罐头是三文鱼、鲭鱼、金枪鱼、沙丁鱼和凤尾鱼。

富含健康脂肪的海鲜		
高含量的 ω-3 多不饱和脂肪酸（ >0.5 克 /100 克海鲜 ）		
凤尾鱼	鲻鱼	红鱼
北极红点鲑	鳕鱼	三文鱼
大眼金枪鱼	大比目鱼	沙丁鱼
黑鲈鱼	海鲂	海鲷
蓝鳍金枪鱼	鲭鱼	海参
青鱼	菲律宾蛤仔	刺龙虾
腌鲻鱼卵	地中海鲈鱼	剑鱼
鱼子酱（鲟鱼）	太平洋牡蛎	黄尾鱼
鸟蛤	鲳鲹鱼	
东方牡蛎	虹鳟鱼	
鱼卵（三文鱼）	红鲻鱼	

橄榄油

大家现在已经知道，特级初榨橄榄油是最好的适合低温的烹饪油，还可以给食物增味，用作沙拉调料。大多数人在购买橄榄油时只会选择他们最熟悉的品牌，但并非所有的橄榄油都有相同含量的生物活性物质，因此我通常寻找由三种富含多酚的单一橄榄品种之一制成的油：科拉喜橄榄、皮瓜尔橄榄和莫拉约罗橄榄。你下次站在几十种橄榄油面前时，要拿起瓶子仔细检查标签，确认用来制作橄榄油的橄榄种类。

——— ⚘ ———

你刚刚读到的是一些我认为值得了解和尝试的特殊食物。它们不仅有利于你的健康防御系统，还能刺激你的味蕾，并且给你的饮食增添一种冒险的感觉。如果你在尝试新东西后发现自己喜欢它的味道，那就把它添加到你的首选食物清单中，这样它就可以成为你个人食物清单的一部分。当然，除了本章所介绍的食物，你也可以自由地去探索，找到那些能给你带来快乐的新食物。

此刻的你已经对健康防御系统有了深入的认识，并且确定了自己喜欢且可以增强免疫力的食物清单。你已经了解了家庭厨房的全部技巧和食材，看到了一些令人惊讶且与众不同的食物。现在是时候把所有东西组合在一起开吃了！在下一章中，我将分享用本书列举的美味食物制订的食谱，以及一个简单的膳食计划。我的目标是用各种选择来激励你，以将这种简单、灵活的饮食方法变成你余生的一种令你满意又美味可口的方式。

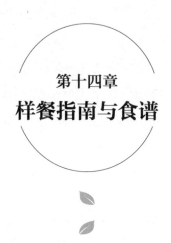

第十四章
样餐指南与食谱

能够自由选择是一件很棒的事情，可在你尝试新鲜事物时，这种自由也会让你感到难以应对。新事物并不一定意味着会让你害怕或者困惑。在你熟悉和自如运用 5×5×5 计划来创建自己的食疗计划的过程中，有一个可以采纳的指南或者模板将对你很有帮助。这一章便给大家提供了指导和灵感，让你得以在生活中实施这个计划。

我整理了一些美食食谱，其中包括许多我喜欢的有利于健康的美味食物，你可以用这些食谱来制作能够战胜疾病的美食。

5×5×5 计划样餐指南

样餐指南并不是要你像信奉福音书一样严格遵守，它的目的是展示5×5×5 计划在现实生活中的几个范例。大家将看到如何创建不同的饮食选择，并可以开始使用样餐指南进行练习。

　　只有在有一个可以遵循的计划时，你才能有效地通过饮食来战胜疾病。计划必须考虑到日常生活中的各种现实，这就是为什么严格的饮食很难维持。正是出于这个原因，我特意设计了5×5×5计划，为这一事实留下一些余地：尽管意图很好，但每一天、每一周并不总能按计划进行。每一天至少会与前一天有一点不同。总会突然冒出来什么事情，打断或者改变你原有的计划。

　　即使是在遵循样餐计划、尝试下列食谱时，你也要记住：5×5×5计划只有一个基本原则，那就是每天至少吃5种保护健康的食品，并确保你选定的食物每天至少有一次与5个防御系统中的每一个都相关。这才是关键。除了这一原则，你还可以根据情况调整该计划，并随心所欲地将其付诸行动。当然，你应该减少摄入那些已知是不健康的食物，但我注重的总是用好的东西取代坏的东西。这是一种很好的生活理念。

🌿 如何读懂样餐指南

　　■ 每一列代表一周中的某一天。

　　■ 在每一列上方列出当天所选定的5种食物及其相关的健康防御系统：A= 血管生成，R= 再生，M= 微生物组，D= DNA 保护，I= 免疫。

　　■ 如果你仔细观察，就会注意到这5种食物在某些日子里会分散在所有5餐中，而在另外一些日子里又会集中在2～3餐中。这是在向大家示范如何灵活地将这个计划运用在任何时间、任何地点、任何情况下。

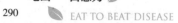
周日	周一	周二
每日五种食物 ·油桃（A） ·黑巧克力（R） ·西蓝花茎（M） ·三文鱼（D） ·番茄（I）	**每日五种食物** ·鸡腿（A） ·绿茶（R） ·酸面包（M） ·核桃（D） ·橙子（I）	**每日五种食物** ·刺山柑（A） ·全麦（R） ·石榴汁（M） ·番茄（D） ·黑巧克力（I）
早餐 油桃加酸奶	**早餐**	**早餐** 黑巧克力早餐棒 石榴汁
午餐 西蓝花茎和牛至汤	**午餐**	**午餐**
零食 自制番茄辣酱＋烤酸 面包	**零食** 橙子＋核桃 绿茶	
晚餐 烤三文鱼	**晚餐** 咖喱鸡＋酸面包	**晚餐** 新鲜番茄酱配全麦意大 利面及刺山柑
甜点 健康的巧克力慕斯	**甜点**	**甜点**

周三	周四	周五	周六
每日五种食物 ·大比目鱼（A） ·大豆（R） ·豪达奶酪（M） ·乌龙茶（D） ·黑巧克力（I）	**每日五种食物** ·豆腐（A） ·中国芹菜（R） ·香菇（M） ·杞果（D） ·辣椒（I）	**每日五种食物** ·核桃（A） ·紫土豆（R） ·酸面包（M） ·番茄（D） ·羽衣甘蓝（I）	**每日五种食物** ·鸡肉（A） ·牡蛎（R） ·酸奶（M） ·奇异果（D） ·咖啡（I）
早餐 乌龙茶	**早餐**	**早餐**	**早餐** 奇异果加酸奶 咖啡
午餐 豪达奶酪沙拉	**午餐**	**午餐** 炖夏季蔬菜（含有番茄和羽衣甘蓝） 酸面包	**午餐** 半盘太平洋牡蛎
点心 黑巧克力早餐棒（剩下的）	**点心**	**点心**	**点心**
晚餐 姜、酱油、芝麻油和大葱蒸大比目鱼	**晚餐** 辣椒、中国芹菜、香菇炒豆腐	**晚餐** 核桃香蒜酱、紫土豆团子	**晚餐** 鱼露薄荷鸡
甜点	**甜点** 杞果	**甜点**	**甜点**

在本章的剩余部分，我将和大家分享含有"能抵抗疾病"的食物的24种食谱。我要让大家看到，完全有可能用一种非常美味的方式来使用和组合食材。所有这些食谱都经过了测试，而且都可以在30分钟或更短的时间内准备好（有些食谱还需要一些无人照看的烹饪时间才能完成）。

就像本书介绍的食物一样，这些食谱借鉴了不同文化和烹饪传统的技巧和风味，尤其受到地中海和亚洲烹饪方法的影响，因为这些地区喜欢天然又新鲜的植物性食材，烹饪方法简单，而且使用低饱和脂肪的健康食用油。大家已经从本书的第二部分知道了西蓝花茎、黑巧克力、栗子、熟番茄、核桃、鸡腿等食材的作用。所有这些食谱都可以用第十二章描述的厨房工具轻松制作。这些也是我喜欢烹饪并与家人和朋友分享的食谱。

即便如此，我还是希望大家只把样餐指南和食谱当作起点，而不是终点。5×5×5计划的原则是，它很容易适应你的实际生活，并鼓励你去探索。虽然我们已经在本书中讨论了200多种食物，但是还有很多食物可以促进健康。如果你在食杂店或市场上发现了一种令你感兴趣的食材，我建议你试一试。如果本书没有提到这种食材，我建议你查一下，看看它是否会影响防御系统，以及它对健康有哪些好处。

下面介绍你如何能像专业人士一样查找它。登录PubMed。这是一个惊人的搜索引擎，能充分利用由美国国立卫生研究院的美国国立医学图书馆维护的庞大的研究数据库。PubMed拥有超过2800万项科学研究，大家可以免费使用，通过https://www.ncbi.nlm.nih.gov/pubmed访问，并在那里搜索到一个数据宝库。PubMed包含了几乎所有可信发表物的简短摘要，告诉你这项研究的基本前提、方法和结论，因此你可以很快了解到某种食物可能对健康有什么益处。

你可以这样使用它。在搜索栏中输入你感兴趣的食物名称，以及另一个与防御系统相关的搜索词，比如"血管生成""再生""干细胞""微生物组""DNA"或"免疫"。PubMed 将搜索 2800 多万篇研究论文，并返回包含这些关键词的所有研究。

我将帮助你了解我分析过的种类不断增多的食物清单，把它们添加到一个定期更新的首选食物清单中，你可以在 www.drwilliamli.com/checklist 上找到它们。

你也可以上网搜索自己首选食物清单中的食材，看看是否还有其他食谱，作为扩充。你只需打开自己最喜欢的搜索引擎，输入食物的名字和"食谱"，就能找到许多食谱。要有所鉴别。一定要选择使用健康食材和健康烹饪技术的食谱。

下面是我和大家分享的食谱。

食谱列表

食谱

黑巧克力早餐棒

早餐棒可以刺激微生物组和干细胞，是开启新一天的好方法，尤其是用黑巧克力做的。

份数：12 条

烹饪时间：15 ～ 20 分钟

制作时间：15 分钟，加上 2 ～ 3 小时的冷却时间

原料：

1/2 杯腰果，粗粗切碎（如果坚果过敏可以省略）

2 杯老式或速煮燕麦

1/4 茶匙海盐

1/4 杯有机杏干，切碎

1/4 杯有机杕果干，切碎

1/4 杯有机蔓越莓干

1/4 杯有机蓝莓干

1/2 杯迷你黑巧克力片（可可含量等于或大于70%）或黑巧克力碎

1/2 杯枣（大约 6～7 颗大枣），去核，粗粗切碎

1/4 杯枫糖浆

1/2 茶匙香草精

制作过程：

预热烤箱至约 177 ℃。

在一个大搅拌碗里将腰果、燕麦和盐混合在一起。加入杏、杕果、蔓越莓、蓝莓和巧克力，搅拌均匀。在食品料理机的碗里加入枣、枫糖浆、香草精，打成糊状。如果混合物太浓或太稠，加 1 匙温水，以获得类似苹果酱的均匀稠度。将枣和枫糖浆泥倒在燕麦和水果混合物上，充分搅拌，直到所有成分都裹上一层枫糖浆枣泥，变得黏糊糊的。

将混合物倒入一个铺有羊皮纸的 8 英寸或 9 英寸见方的烤盘，用手指或抹刀的背面用力按压。在烘烤前把混合物压紧很重要。把烤盘放在烤箱中间的架子上烤 15～20 分钟，直到混合物边缘开始变成棕色。取出后将其放在冷却架上，等完全冷却后再放入冰箱，过 2～3 小时或一夜再将其切成条存放在冰箱里。

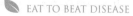
姜橙热巧克力

喝黑巧克力制成的热可可能够增加血液中循环的干细胞，从而增强身体自我再生的能力。最重要的是一定要使用黑巧克力。这个食谱是我的好朋友、优秀的巧克力大师卡特里娜·马尔科夫为我准备的，我和她一起制作了含有独特健康成分的巧克力。

份数： 4 人份，每份 6 盎司

烹饪时间： 5 分钟

制作时间： 5 分钟

原料：

3 杯杏仁、椰子、燕麦或牛奶

3 盎司（1/2 杯）可可含量为 72% 的黑巧克力

1 盎司（1/4 杯）可可粉

1/4 茶匙干姜或 1/2 茶匙新鲜姜末

1 条 4 英寸长的橙子皮

1 汤匙椰子糖（可选）

掼椰子奶油（可选，配方如下）

制作过程：

将牛奶、巧克力、可可、生姜、橙子皮和糖（如果使用的话）放入小煮锅。中火加热，将其搅拌至巧克力完全熔化。去掉橙子皮就可以吃了。

如果需要的话，可以浇上自制的掼椰子奶油。

掼椰子奶油的做法

1 罐 14 盎司椰子奶油或椰奶

2 汤匙龙舌兰糖浆

1/2 茶匙香草精

1 撮海盐

把椰子奶油或椰奶放在冰箱里冷藏一夜，不要摇晃或倾斜罐头，这样才能把奶油和罐头中的液体分离开来。第二天，在搅打奶油前把一个大搅拌碗冰 10 分钟。将椰子奶油或椰奶从冰箱里取出来，不要倾斜，也不要摇晃，打开盖子，将上面的稠奶油刮掉，用剩余的液体制作奶昔或上面提到的热巧克力。将变硬的椰子奶油放入冰过的搅拌碗，用电动搅拌机搅拌 45 秒，直到其变成奶油状。然后加入龙舌兰糖浆、香草精和盐，搅拌至奶油状后再搅拌 1 分钟。品尝一下，再按需调整甜度。

立即食用或者冷藏——在冰箱里冷藏的时间越长，它就变得越硬。最多可以保存 1 周。

热胡萝卜缨沙拉

这是一种带孜然香味的热沙拉，由抗血管生成的胡萝卜缨和香菇制成，带有圣女果的甜味。

份数： 4 人份

烹饪时间： 15 分钟

制作时间： 15 分钟

原料：

1 把胡萝卜缨，嫩叶切成 1～2 英寸长，丢弃粗硬的茎

2 汤匙特级初榨橄榄油，增味时还要加入一点

1/2 个中等大小的洋葱，切成丁

2 瓣大蒜，剁碎

1 杯香菇菌盖和香菇茎，切成薄片

1/2 茶匙海盐，增味时还要加入一点

1/2 茶匙红辣椒碎片（可选）

1/2 茶匙磨碎的孜然

1 杯圣女果，对半切开

磨碎的柠檬皮，1 个柠檬的量

按个人口味加入现磨黑胡椒粉

制作过程：

将胡萝卜缨放入一个大碗或大浅盘备用。中火加热煎锅中的橄榄油。加入洋葱和大蒜，煎 2～3 分钟，直至食材半透明，香味扑鼻，微微呈金黄色。加入蘑菇煮 3～5 分钟，煮软。加入海盐、红辣椒碎片（如果使用的话）和孜然。加入番茄，炒至变软。将煮熟的蔬菜混合物倒在胡萝卜缨上搅拌均匀，让叶子变软。用盐、胡椒粉、柠檬皮和少许特级初榨橄榄油调味。立刻享用。

经典柠檬油醋沙拉酱

绿叶蔬菜、香草和其他切碎的蔬菜这种有趣的组合可以制成沙拉。不管你选择哪种食材，正确的沙拉酱都能化腐朽为神奇，将美味沙拉变成极品沙拉。你很容易就能从自己的首选食物清单中选择许多健康食物并添加到沙拉中。

份数：4～6 人份

烹饪时间：0 分钟

制作时间：5 分钟

原料：

1 小瓣大蒜，剁碎

1 条腌凤尾鱼，洗净

1/2 个柠檬，挤出汁

1 茶匙第戎芥末酱

1/4 杯特级初榨橄榄油

新鲜黑胡椒碎，按个人口味适量添加

海盐，按个人口味适量添加

制作过程：

用研钵和研杵（或者一个小碗和勺子的背面）把大蒜和凤尾鱼一起捣成糊状。加入柠檬汁和芥末，倒入橄榄油，搅拌均匀。按个人口味加入新鲜黑胡椒碎和一小撮盐。如果你把午餐带到办公室，可以将这种沙拉酱装在容器中，用餐时把它浇在沙拉上。

烤蘑菇

这是享用具有多种促进免疫功能的蘑菇的完美方法，能够给你的微生物组带来益处，并帮助你的血管生成防御系统。

份数：4 人份

烹饪时间：30 分钟

制作时间：10 分钟

原料:

2 磅蘑菇（白蘑菇、香菇、小型褐菇、鸡油菌、羊肚菌、舞茸和／或牛肝菌），菌盖和茎都要洗干净，对角切成厚片

1/4 杯特级初榨橄榄油

4 瓣大蒜，剁碎

新鲜黑胡椒碎，按个人口味适量添加

6～8 枝百里香或迷迭香

海盐，按个人口味适量添加

1 根意大利欧芹，切碎

制作过程:

烤箱预热至 232 ℃左右。将蘑菇、橄榄油、大蒜和黑胡椒混合在大碗里，轻轻搅拌。在一个大烤板或烤盘中铺上羊皮纸，均匀地倒入碗里的食材，在最上面放上百里香，然后放入烤箱。烤 25～30 分钟，直到蘑菇变成金黄色。稍微冷却，加盐调味，撒上切碎的欧芹，趁热食用。

注意：蘑菇不宜水洗或用水浸泡，可以用湿纸巾或厨房用纸轻轻擦拭，进行清理。蘑菇煮熟之前不要加盐。

烤茄子

茄子含有绿原酸，可以激活再生系统和其他的健康防御系统。按照这个食谱，首先要将茄子烤熟，然后加入许多增强健康防御能力的原料提鲜，这些原料不仅能提供令人难以置信的风味，而且其中的生物活性物质能够被人体吸收，从而制出一道真正令人垂涎的健康菜肴。

份数： 4～6 人份

烤制时间： 5～6分钟

制作时间： 20分钟，至少放置30分钟

原料：

4个小茄子或者2个中等大小的茄子

2茶匙新鲜牛至，切碎，或者1茶匙干牛至

1大把新鲜薄荷叶，切碎（如果喜欢的话，也可以用欧芹）

3～4瓣大蒜，切碎

盐，按个人口味适量添加

红辣椒碎片，按个人口味适量添加（可选）

1/4杯特级初榨橄榄油

优质香醋，按个人口味适量添加

6～8片罗勒叶

橄榄碎，按个人口味适量添加（可选）

刺山柑，按个人口味适量添加（可选）

制作过程：

加热放在户外或炉灶上的烤架。茄子洗净晾干。切下并丢弃茄子顶部和底部。把茄子纵向切成1/4英寸厚的长片。

茄子片每面烤2～3分钟，烤熟后，将其单层铺在一个大砂锅中。上面放牛至、薄荷、大蒜、盐和红辣椒碎片（如果使用辣椒的话）。淋上橄榄油，上面再倒少许香醋。重复这一过程，做出三层茄子并分别加入调味料。

用保鲜膜盖好，将茄子在室温或冰箱中放置至少30分钟，让所有的味道都渗透到茄子里。此配方也可提前准备，并冷藏一夜，或将其放在密封

容器中，置于冰箱保存 7～10 天。

上菜：把茄子片放在菜盘里，上面放一些罗勒叶，可以是整片的，也可以是切成丝的。用橄榄装饰，如果需要的话，还可以用刺山柑装饰。

这道菜是非常不错的开胃菜或配菜，也可以加在芝麻菜上面制成沙拉。还可以在上桌前将茄子切成一口大小，放在烤面包上制成意式烤面包。

西蓝花茎牛至汤

这是一个很好的方法，可以把抗血管生成的西蓝花茎和小花纳入你的饮食。在这个食谱中，我加入了西蓝花苗，以增强免疫系统。

份数： 6～8 人份

烹饪时间： 20 分钟

制作时间： 10 分钟

原料：

1 个西蓝花

2 汤匙特级初榨橄榄油

1 个中等大小的黄洋葱，去皮切碎

4 瓣大蒜，切碎

2 茶匙干牛至

5 杯蔬菜汤

2 杯菠菜，洗净

1 杯平叶欧芹，洗净去茎

半个柠檬皮

粗粒盐，按个人口味适量添加

现磨黑胡椒粉，按个人口味适量添加

西蓝花苗（用于装饰，可选）

制作过程：

把西蓝花的小花从茎上去掉，备用。西蓝花茎去皮，切成1英寸见方的块状。把小花和茎分开。

在一个大锅里用中大火加热橄榄油。加入洋葱和大蒜，煎大约5分钟，直到呈半透明色，散发出香味。

加入切碎的西蓝花茎和牛至，炒3～5分钟，然后加入蔬菜汤。沸腾后，用中火慢炖10分钟，直到西蓝花变软，盛出备用。

在一个中等大小的锅里倒入4杯水，烧开。倒入西蓝花的小花焯2～3分钟，然后迅速放到冰水中冷却。菠菜和欧芹也重复这个过程，之后放在厨房用纸或纸巾上晾干。

将西蓝花茎汤倒入搅拌机中，以中高速搅拌。慢慢加入沥干水分的西蓝花、菠菜和欧芹，以高速搅拌均匀，直到食物呈现出充满生气的绿色。用盐和胡椒粉调味，最后用柠檬皮和西蓝花苗装饰。

栗子汤

这是从栗子中提取鞣花酸的一种美味的方法，这种汤能在秋季让人觉得舒心。你可以配上炒蘑菇和外壳坚硬的酸面包。

份数：4人份

烹饪时间：30分钟

制作时间：10分钟

原料：

2 汤匙特级初榨橄榄油，装饰时还要用更多

1 根大一点的葱，切碎

2 根带叶子的芹菜，切碎

1 根中等大小的胡萝卜，切碎

1 瓣大蒜，切碎

2 枝百里香，去掉叶子

3 片新鲜的或 1 片干月桂叶，整片放入，以便之后取出

海盐，按个人口味适量添加

黑胡椒，按个人口味适量添加

1.5 杯煮熟的栗子

4 杯蔬菜高汤

制作过程：

将特级初榨橄榄油倒入中号煮锅，用中火加热。加入葱、芹菜、胡萝卜、大蒜、百里香、月桂叶、盐和胡椒炒 5～7 分钟炒出香气。加入栗子炒匀。加入蔬菜高汤，烧开，然后调小火，用中火慢炖 20 分钟。去掉月桂叶，用浸入式搅拌机搅拌，直到汤汁变得均匀细腻。用盐和胡椒粉调味。在装汤的碗上面再加少量优质的特级初榨橄榄油。

蘑菇汤

你可以用多种能够增强免疫力的蘑菇来做这种温暖、可口的汤，这些蘑菇能增添汤的鲜味。发挥你的创造力，用各种蘑菇去尝试做这道基本的菜。

份数： 4 人份

烹饪时间： 30 分钟

制作时间： 10 分钟

原料：

2 汤匙特级初榨橄榄油

1 根大一点的葱，切碎

4 瓣大蒜，切碎

1 磅蘑菇（白蘑菇、香菇、鸡油菌、小型褐菇和 / 或牡蛎），切碎

3～4 枝百里香，去掉叶子

海盐，按个人口味适量添加

4 杯蔬菜高汤

黑胡椒粉，按个人口味适量添加

1/4 杯意大利欧芹，切碎

制作过程：

在一个中等大小的煮锅里倒入橄榄油，用中高火加热，然后放入葱和大蒜炒出香味，炒 4～5 分钟。加入蘑菇和百里香叶，加少许海盐调味。将蘑菇炒至金黄色，炒 4～5 分钟。留出几片形状好看的蘑菇，上菜前用它们来点缀汤。加入高汤，小火炖 15～20 分钟。使用浸入式搅拌机或普通搅拌机，将汤搅拌至均匀。用盐和胡椒粉调味。用留出的蘑菇片和切碎的欧芹装饰。

南瓜汤

但凡有南瓜（在欧洲被称为"potimarron"，小南瓜）的地方，这都是一道经典的秋季汤。

份数： 4 人份

烹饪时间： 45 分钟

制作时间： 10 分钟

原料：

2 ～ 3 个小的甜南瓜，或者 2.5 杯有机南瓜泥（2 个 15 盎司的罐头）

2 ～ 3 汤匙特级初榨橄榄油

海盐，按个人口味适量添加

2 瓣大蒜，切碎

1 个中等大小的白洋葱，切碎

1/4 茶匙黑胡椒粉

1/2 茶匙小豆蔻

1/2 茶匙肉桂

1/2 茶匙姜黄

1/4 茶匙肉豆蔻

2 杯蔬菜高汤

1 杯椰奶

南瓜子，按个人口味适量添加

制作过程：

在烤盘上铺上羊皮纸，预热烤箱至 177 ℃左右。将南瓜切成两半，去掉种子和瓜瓤。淋上特级初榨橄榄油，用海盐调味，南瓜面朝下放在烤盘上。烤 30 ～ 45 分钟，直到刀子可以很容易地插入南瓜肉。等它们凉到可以处理的时候再去皮。备用。

将橄榄油倒到中等大小的锅里，用中高火加热。放入大蒜和洋葱煸炒，撒上胡椒粉和1/4茶匙盐之后炒2～3分钟，直到香味出来。加入小豆蔻、肉桂、姜黄和肉豆蔻，搅拌均匀。加入南瓜肉，搅拌均匀。加入蔬菜高汤和椰奶，小火煨至沸腾。用浸入式搅拌机搅拌，直到汤汁变得均匀细腻。用海盐调味。撒上南瓜子。

烤紫土豆汤

土豆汤从未如此美味过。紫土豆中的天然色素可以杀死肿瘤干细胞，并且具有抗血管生成的特性。这种汤可以和酸奶一起食用，给你体内的微生物组带来益处。

份数： 4人份

烹饪时间： 45分钟

制作时间： 10分钟

原料：

1磅（4～6个中等大小的）紫土豆，去皮切成1英寸的小块

3汤匙特级初榨橄榄油，分开使用

海盐，按个人口味适量添加

现磨黑胡椒粉

1/2个小型红洋葱或一根大一点的葱，切成丁

2瓣大蒜，切碎

1根顶端带叶子的芹菜，切碎

2枝小迷迭香，整枝放入，以便之后取出

4～6杯蔬菜高汤

切碎的欧芹或莳萝

酸奶（用于装饰，可选）

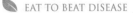
制作过程：

将烤箱加热到 204 ℃左右。把紫土豆放在一个大型不粘烤盘上，或者在烤盘上铺一张羊皮纸或不粘箔纸。淋上 1 汤匙特级初榨橄榄油，用盐和胡椒粉调味。烤 25 ～ 30 分钟，直到紫土豆开始焦糖化并变软。

在一个中等大小的汤锅里，用中高火加热剩下的 2 汤匙橄榄油。加入洋葱炒 1 ～ 2 分钟。加入大蒜、芹菜和迷迭香，用盐和胡椒粉调味，炒 4 ～ 5 分钟，直至食材又香又软。加入烤紫土豆，加入足够的高汤以盖住紫土豆。煮开后，将火调小，小火慢炖 8 ～ 10 分钟，或者炖到紫土豆变软。去掉迷迭香的茎，丢弃。用浸入式搅拌机搅拌，直到汤汁变得均匀细腻。用海盐调味。上面撒上切碎的欧芹或莳萝，再撒上现磨的黑胡椒粉。

如果添加酸奶的话，可以用勺子舀一大块，放在汤的上面。

其他做法：

烤大块的紫色胡萝卜和（或）紫色菜花配土豆。

炖夏季蔬菜

在物产丰富的夏天，没有什么比炖菜更能让你享受到新鲜蔬菜和香草的好处了。在这个富含能量的食谱中，有 18 种原料可以增强你的健康防御能力。

份数： 4 ～ 6 人份

烹饪时间： 45 分钟

制作时间： 30 分钟

原料：

3 汤匙特级初榨橄榄油，装饰时还需更多

1 个中等大小的洋葱，切碎

2 根芹菜，切成 1/2 英寸厚的片

2 根顶部带绿叶的胡萝卜；胡萝卜切成 1/2 英寸大小的丁，绿色的胡萝卜缨粗粗切碎

盐，按个人口味适量添加

2～3 瓣大蒜，切碎

1/2 茶匙红辣椒碎片，或者 1 个新鲜辣椒，从中间对半切开（可选）

2～3 枝新鲜牛至、马郁兰或百里香，或任意组合

1 杯番茄泥（见新鲜番茄酱的做法，第 314 页，或可用 4～6 个新鲜李子番茄代替，去皮、去籽、切碎，或者用 1 小罐切碎的番茄罐头代替）

1 个中等大小的西葫芦，切成 1/2 英寸大小的块

2 个中等大小的紫土豆，切成 1/2 英寸大小的块

1 个小红薯，切成 1/2 英寸大小的块

1 夸脱[1] 蔬菜高汤

1 片干的或 2～3 片新鲜的月桂叶

2 杯恐龙羽衣甘蓝（拉齐纳多羽衣甘蓝），切碎

1 罐白腰豆，沥干并冲洗干净

10～12 片新鲜薄荷叶或罗勒叶，切碎

烤酸面包

制作过程：

在一个大汤锅里用中高火加热橄榄油。加入洋葱、芹菜和胡萝卜，撒上盐，煮 3～4 分钟。加入大蒜、红辣椒碎片和牛至，再煮 2～3 分钟。加入番茄泥，加盐调味，小火煮 5 分钟左右。加入西葫芦、紫土豆、红薯

---

[1] 1 美制夸脱约合 0.95 升。

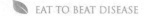
和高汤。烧开。加入月桂叶，把火调小，炖20～25分钟，直到紫土豆和红薯变软。加入羽衣甘蓝、胡萝卜缨和豆类，煮10分钟。关火。加入薄荷搅拌。装在碗里，加一点特级初榨橄榄油和烤酸面包。

　　注意：使用首选香草和蔬菜的组合，也可以选用鼠尾草和香菜。其他可用的蔬菜有夏南瓜、冬南瓜、四季豆、土豆和玉米。如果想做一道更丰盛的炖菜，你还可以加入煮熟的意大利面、藜麦或麦米，并且在炖菜上放新鲜的牛油果块和你最喜欢的奶酪。

青酱特飞面

　　这种来自意大利利古里亚的传统意面以其惊人的口感，制作的简易性，来自罗勒、松仁、大蒜和橄榄油等食材的各种生物活性物质的独特组合而令人难以抵挡。意大利面通常是用栗子粉制作的，对健康有益。

份数：2～3人份

烹饪时间：0分钟

制作时间：5分钟

原料：

2杯新鲜罗勒叶，去茎

1/4杯松子或核桃

2小瓣大蒜

2/3杯特级初榨橄榄油，分开使用

2/3杯磨碎的帕尔马干酪，装饰时还会用到

海盐，按个人口味适量添加

1磅用栗子粉做的特飞面（如果超市买不到这种面，可以在网上订购）

制作过程：

在食品料理机中，把罗勒、坚果、大蒜、一半油和一半奶酪混合在一起，搅拌均匀。在食品料理机的转速放慢时，缓慢而稳当地倒入剩余的橄榄油。一旦完全融合，就停止料理并将混合物倒入碗中。加入剩余的奶酪。如果需要的话，加一小撮海盐调味。

与此同时，把一大锅盐水烧开。将意大利面放入沸水，煮的时间要比包装袋上的说明短1分钟，使其有嚼劲。在将面条捞出放入滤器沥干之前，先从煮面条的水里舀出1杯水。在一个大碗里将意大利面、青酱和煮面水混在一起，使酱均匀地裹住意大利面。立即上桌，并用帕尔马干酪进行装饰。

核桃青酱

如果你认为罗勒青酱味道最好，那么你应该试试用核桃来做这种酱。大家可以想想所有的那些临床研究，它们均表明摄入核桃可以改善健康、对抗疾病。

份数： 4人份

烹饪时间： 5分钟

制作时间： 15分钟

原料：

1片酸面包，去掉面包皮

1/2杯全脂牛奶

1杯带壳的核桃

2汤匙松子

1瓣大蒜，去皮，粗粗切碎

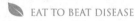
1/4 杯磨碎的帕尔马干酪

新鲜马郁兰

3 汤匙特级初榨橄榄油

盐，按个人口味适量添加

黑胡椒粉，按个人口味适量添加

制作过程：

把面包放在一个小碗里。加入牛奶，让面包泡1～2分钟。轻轻挤压面包，并将其放到食品料理机的碗中。保留剩余的牛奶。

在食品料理机的碗里加入核桃、松子、大蒜、奶酪和马郁兰。启动食品料理机，慢慢倒入橄榄油。根据需要加入剩下的牛奶，以获得浓稠、嫩滑的混合物。加入盐和胡椒粉调味。

核桃青酱可以搭配意面食用，也可以用作鱼、鸡肉或蔬菜的配料。可在冰箱中密封保存3～4天，不要冷冻。

注意：核桃也可以放在煎锅里略微翻炒，或者在约191℃的烤箱里烤5分钟，这样会有更浓郁的坚果味。如果需要的话，还可以用干净的厨房用纸把烤核桃的皮擦掉。

紫土豆团子

这是另一种有利于健康的意大利面做法。紫土豆。团子。目标是肿瘤干细胞。一切不言而喻。

份数： 4 人份

烹饪时间： 40～50 分钟

制作时间： 30 分钟

原料：

2 磅紫土豆

2 杯面粉，撒面粉时还需要一些

1 个鸡蛋，轻轻打匀

1/2 茶匙盐

帕尔马干酪，用于装饰

制作过程：

清洗紫土豆。将带皮紫土豆放在大锅里，倒入水，使水没过紫土豆，煮 30～40 分钟（取决于紫土豆的大小），直到叉子很容易刺穿。取出紫土豆，沥干水分。在干净的抹布或纸巾上冷却。

当紫土豆凉到可以处理的时候，去掉外皮，捣烂。为了达到最好的效果，做出又轻又蓬松的团子，可以使用薯泥加工器或食物研磨器。将紫土豆泥放在撒有面粉的台面上冷却。把大约 2/3 的面粉撒在紫土豆泥上，在中间挖个坑，把鸡蛋和盐加到坑中央。用手把原料混合起来，开始揉面。将面团轻轻揉匀，根据需要，每次加入少许剩余的面粉，直到面团完全粘在一起。面团不要揉得太久，也不要多加面粉。

把面团做成长方形状，切成 8～10 块。在撒有面粉的台面上将每块面团揉搓成 1/2 英寸粗的长条。把每根长条切成多个 1 英寸长的小块，放在一边。

轻轻抖掉多余的面粉，把团子放入一大锅沸腾的盐水。煮 2～4 分钟，直到团子浮到水面上。用漏勺将其轻轻捞出，沥干。保留一杯煮面水。把团子放在一个热碗里。上面撒上核桃青酱或其他酱料，轻轻拌匀。如果需要的话，加几匙煮面水。

想吃的话还可以在上面再加一些磨碎的帕尔马干酪。

注意：团子应在制作后 30～45 分钟内煮熟，否则会变得很黏。如果不立即煮熟，可以将其放置在撒有面粉的烤盘上，以防止粘连，并冷冻 2 小时或直至完全冷冻。一旦冷冻，就将其放进一个耐冷的容器中，储存在冰箱里，以备使用。

新鲜番茄酱配意大利面

这道经典的番茄意大利面突出了番茄的新鲜口味，而番茄具有抗血管生成、增强微生物组和保护 DNA 的功效。加入一些磨碎的帕尔马干酪进行装饰。

份数： 4～6 人份

烹饪时间： 30 分钟

制作时间： 30～40 分钟

原料：

2～3 磅结实成熟的番茄，最好是圣马扎诺、罗马番茄或其他李子型番茄

1～2 汤匙特级初榨橄榄油，装饰时还会使用

1/2 个小洋葱，切碎

1～2 瓣大蒜，切碎

1/2 茶匙红辣椒碎片（可选）

盐，按个人口味适量添加

3～4 片新鲜罗勒叶，切丝，分开使用

1 磅全麦意大利面

帕尔马干酪，磨碎（可选）

制作过程——番茄酱制作方法 1（使用食物研磨器）：

把一大锅水烧开。番茄洗净，纵向切成两半。取出并丢弃茎和掉出来

的种子。将番茄放入沸水煮 4 ～ 6 分钟，直到番茄变软但没有散开。

将番茄放到滤器中沥干几分钟，摇动滤器，尽可能多地去除多余的水分。

把食物研磨器放在一个大碗上。分批把番茄舀进食物研磨器。顺时针转动研磨器的手柄，将番茄酱从底部挤出来。每批完成后再逆时针转动手柄，将果皮和种子清理出来并丢弃。

制作过程——番茄酱制作方法 2（使用食品料理机或搅拌机）：

把一大锅水烧开。准备一大碗冰水，放在炉灶旁边。分批处理，每次把 3 ～ 4 个番茄加到沸水中。煮 45 ～ 90 秒，直到表皮开始开裂，用漏勺舀出放入冰水。

番茄去皮，纵向切成两半，去掉茎和所有种子。把番茄放在滤器里，尽可能多地滤干多余的水。将番茄分批加入食品料理机或搅拌机，直至番茄变成糊状。

制作过程——必备番茄酱：

将橄榄油倒入一个大长柄煮锅或大平底煎锅，中高火加热。加入洋葱炒 2 ～ 3 分钟。加入大蒜和红辣椒碎片（如果使用的话），炒至大蒜发出香气，但要注意不要炒成棕色。加入大约 2 杯番茄泥。加盐调味。把酱汁煮20 ～ 30 分钟。加入一半新鲜罗勒。配上你最喜欢的意大利面（建议配意大利细面）。撒上少许特级初榨橄榄油和剩余的罗勒，如果需要的话，还可以撒上新鲜磨碎的帕尔马干酪。

其他做法：

蘑菇酱：在洋葱和大蒜调汁中加入你选择的各种新鲜蘑菇，炒 2 ～ 3 分钟，然后加入番茄泥。

茄子酱：把茄丁（最好带皮，但如果你喜欢的话也可以去皮）加到洋葱和大蒜调汁中。加入 1/2 杯水，盖上锅盖焖 4～5 分钟，直到水分蒸发，最后再加入番茄酱。

注意：你可以多做几批番茄酱，然后按照正确的罐装食物保存说明将其储存在有螺盖的玻璃罐里。先用盐调味，再把酱倒到罐子里。必要时，也可以将多余的番茄酱冷冻。番茄酱可以被用来快速制作比萨酱，只需按个人口味加入一点橄榄油、盐和牛至。

意大利面配蒜薹和圣女果

蒜薹属于夏季美食，一旦糖化并与含有番茄红素的圣女果混合在一起，就能造就一道清淡美味的意大利面。挤入一点新鲜柠檬汁就可以让你的味蕾更加活跃，为你提供柑橘属植物中含有的丰富的生物活性物质。

份数： 2～4 人份

烹饪时间： 15 分钟

制作时间： 10 分钟

原料：

12 根蒜薹（约 6 盎司），清洗干净，切成 2 英寸长，包括顶上的花苞

4 汤匙特级初榨橄榄油，分开使用

盐，按个人口味适量添加

2 磅圣女果

12 盎司意式扁面或其他长意面

现挤柠檬汁，按个人口味适量添加

1 汤匙柠檬皮

黑胡椒粉，按个人口味适量添加

新鲜罗勒叶，用手撕成两半

新鲜马苏里拉奶酪，切成1英寸见方（可选）

制作过程：

烤箱预热至218℃左右。

将切好的蒜薹放到一个搅拌碗里，加入2汤匙橄榄油和少许盐，彻底搅拌后均匀地单层铺在卷边烤盘或普通烤盘上，烤10～13分钟，使蒜薹焦糖化，变得酥脆。小心别烤焦。然后放在一边冷却。

同时，把一大锅水烧开，加盐调味。加入意大利面煮至有嚼劲，比包装袋上的说明少煮1分钟。沥干水备用。

在平底煎锅中加热剩余的2汤匙特级初榨橄榄油。加入圣女果煸炒，直到它们裂开，塌陷，释放出汁液。

用一个搅拌碗将煮熟的意式扁面和烤熟的蒜薹混合均匀。将一份意面倒入意面碗，在上面放炒过的圣女果，挤上新鲜的柠檬汁，撒上柠檬皮，加入新鲜磨碎的黑胡椒粉调味。最上面还可以撒上撕碎的罗勒叶和马苏里拉奶酪（可选）。

在室温下食用。

意大利面加可可、鱿鱼和辣椒

这个健康的食谱乍看上去或许让你觉得颇为冒险，但它可以满足你的味蕾。可可和辣椒的混合使意大利面具有惊人的风味。鱿鱼更是起到锦上添花的作用。

份数：4人份

烹饪时间： 15～20 分钟

制作时间： 10 分钟

原料：

2 汤匙特级初榨橄榄油

半根大葱，切碎

1 小瓣大蒜，切碎

1/4 茶匙红辣椒碎片

8 盎司鱿鱼仔或鱿鱼圈和鱿鱼须

盐，按个人口味适量添加

2 汤匙可可粒

2 汤匙黑可可粉

6 盎司鱼高汤

2 盎司鲜榨橙汁

12 盎司意大利细面

可可含量为 80% 的黑巧克力，切成薄片

1 汤匙磨碎的橙子皮

辣椒粉，按个人口味适量添加

制作过程：

用中高火加热大煎锅里的橄榄油。加入葱、大蒜和红辣椒碎片。加入鱿鱼，加盐调味，炒 2～3 分钟。把鱿鱼从锅里倒出来并保温。

在煎锅中加入可可粒、可可粉、鱼高汤和橙汁。搅拌均匀，且可可粉完全溶解。把火调小。

将意大利细面放入盐水，比包装袋上的说明少煮 1 分钟，煮至有嚼劲。

把意大利面沥干，加入酱汁。加热 1 分钟使其混合均匀。

把意大利面装盘，加入鱿鱼，上面撒上黑巧克力、橙子皮和辣椒粉。

椰子咖喱鸡

每个家庭都应该有一道拿手的咖喱菜，而且咖喱粉中的姜黄可以给人带来益处。这道菜中的鸡腿和辣椒则进一步给人带来了抗血管生成和增强免疫力的益处。

份数： 4 人份

烹饪时间： 45 分钟

制作时间： 15 分钟

原料 (酱)：

1 罐 13.5 盎司的椰奶

1/3 杯鸡汤 (自制或有机)

1/4 杯橘子酱

2 汤匙泰国鱼露

1 汤匙咖喱粉

半个墨西哥哈乐佩纽辣椒或者塞拉诺辣椒，去籽，切碎

现磨黑胡椒粉，按个人口味适量添加

原料 (鸡)：

1 汤匙食用油

2.5 磅去骨鸡腿，对半切开

1 个中等大小的洋葱，切成 1 英寸的小块

1 汤匙切碎的大蒜

2 个中等大小的薄皮土豆，切成 1 英寸大小的块状

1 个中等大小的红薯，去皮切成 1 英寸大小的块状

3/4 磅整根去皮的小胡萝卜

2 茶匙磨碎的橘子皮

盐，按个人口味适量添加

3 汤匙切碎的新鲜泰国罗勒或普通罗勒

制作过程：

将酱料放到金属碗中搅拌均匀。备用。

用中高火加热炒锅或大煎锅中的油。加入鸡肉烹饪，翻面，直到煎至浅褐色，总共约 5 分钟。把鸡肉从锅里盛出来。倒掉锅里的油，只留下大约 2 汤匙。加入洋葱，炒 1～2 分钟。加入大蒜，炒 15 秒。把鸡肉倒回锅里，加入土豆、胡萝卜和橘子皮，倒入酱料。烧开，转为小火，盖上锅盖，炖 45 分钟左右，直到鸡肉最厚的部分不再是粉红色，土豆和胡萝卜变软。加盐调味。上菜前边加罗勒边搅拌。

鱼露薄荷鸡

鸡腿由于其抗血管生成的好处，在这道与薄荷和泰国鱼露一起烹制的菜中更是令人垂涎三尺。

份数： 4 人份

烹饪时间： 15 分钟

制作时间： 15 分钟

原料（酱）：

1/2 杯干白葡萄酒

2 汤匙酱油

2 汤匙泰国鱼露

2 汤匙切碎的薄荷

2 茶匙德梅拉拉蔗糖

1/4 茶匙黑胡椒粉

原料（鸡）：

1/4 杯食用油

6 ～ 8 片新鲜薄荷叶，洗净，拍干

1 个墨西哥哈乐佩纽辣椒或者塞拉诺辣椒，切成薄片

2 茶匙蒜蓉

1/2 茶匙红辣椒碎片，或者按个人口味适量添加

1 磅去骨去皮的鸡腿，横切成薄片

制作过程：

将酱料混合在一个小碗里，搅拌均匀。备用。

把锅里的油加热，但不要让它冒烟。将一片薄荷叶放到油中，大约 30 秒，直到它变得透明有光泽且呈翠绿色。如果油温过高，叶子就会变成橄榄绿，还会变苦。把叶子取出来，用纸巾吸干。以相同的方法处理剩下的叶子。

倒出锅里的大部分热油，只剩下 2 汤匙。加入墨西哥辣椒、大蒜和红辣椒炒 15 秒。不要炒焦。立即加入鸡腿薄片，炒 2 ～ 3 分钟。将酱料倒进

锅中，在酱汁中翻炒鸡肉约 2 分钟至熟透。

配上糙米饭即可食用。

铁板烤蛤蜊

用新鲜蛤蜊、橄榄油、大蒜和白葡萄酒等简单的食材就能烹制出这道极品菜肴，保证会让爱吃贝类的人和渴望健康的人心满意足。

份数： 4 人份

烹饪时间： 15 分钟

制作时间： 10 分钟

原料：

1/4 杯特级初榨橄榄油

3 瓣大蒜，切碎

2 磅新鲜蛤蜊（小帘蛤、蛏子、鸟蛤或菲律宾蛤仔），清洗干净

1 杯干白葡萄酒

片状海盐，按个人口味适量添加

硬皮面包

制作过程：

将铁板或厚底平底锅放在烤架或煤气灶上加热至高温（如果是在室内，一定要打开排气扇）。锅热了之后再倒入橄榄油，这样油就不会冒烟。加入大蒜，翻炒 10 秒，然后立即将蛤蜊在锅中平铺一层，煎 5 分钟，中间翻动一次，直到大部分蛤蜊都张口并流出汁液。加入葡萄酒，快速翻炒 5～6 分钟，直到几乎所有蛤蜊都张开口。扔掉没有张开口的蛤蜊。

把蛤蜊舀到一个大碗里，倒入汁液，用海盐调味。立即配以面包一起食用，以吸收汁液。

姜蒸鱼

蒸鱼美味又健康，而且制作简单又快捷。加入一些蘑菇、酱油和葱，你就能一下子激活多种健康防御系统。

份数： 4 人份

烹饪时间： 20 分钟

制作时间： 10 分钟

原料：

2 个香菇

6 汤匙酱油

1/8 茶匙糖

4 片去骨海鲈

2 汤匙芝麻油

2 根葱，纵向切成细丝，将葱白和葱绿分开

1 块 3 英寸大小的鲜姜，去皮切丝，分开使用

1 小把香菜，用手扯成一小块一小块带叶子的

3 汤匙绍兴黄酒

制作过程：

香菇切成薄片备用。将酱油、盐、糖和 2 汤匙水混合在一个小碗里，备用。锅底加 2 英寸深的水，盖上金属锅盖，等水烧开。取下锅盖，放入蒸笼。

　　鱼洗净，拍干，放在耐热盘或耐热玻璃盘上。把黄酒倒在鱼上。将盘子放入蒸笼并盖上盖子。蒸 10 ～ 12 分钟。用一把锋利的刀来检验鱼是否熟透，主要看这把刀能否完全穿透鱼。从蒸笼中取出鱼，放在一个大浅盘中。把葱丝、一半姜丝、香菜和蘑菇纵向铺在鱼上。

　　把芝麻油放在煎锅里加热，但不要让油冒烟。关掉火，把油倒在鱼上面。然后，再倒上酱油调汁即可食用。并用剩余的姜丝进行装饰。

栗子松露黑巧克力

这些松露巧克力是获得少量巧克力中的有益成分与栗子中的鞣花酸的好办法，尽情享用这道欧洲风格的美食吧。

份数： 约 3 打松露巧克力

烹饪时间： 5 分钟

制作时间： 20 分钟，定型 30 分钟

原料：

1 磅熟栗子

4 盎司黑巧克力（可可含量等于或大于70%），切成 1 英寸见方的小块

3 汤匙蜂蜜

1 茶匙香草精

1/3 杯黑可可粉

1 个磨碎的橙子皮（可选）

杏仁、椰子或全脂牛奶，按需添加

松露纸杯（可选）

要想给松露巧克力裹上外层——想裹多少层就裹多少层，把下列原料分别放在不同的小碗里即可：

黑可可粉

椰子粉

纯蔗糖

核桃碎

巧克力碎片

制作过程：

用食物研磨器、薯泥加工器或叉子将煮熟的栗子捣碎并放入一个大搅拌碗。把巧克力放在双层蒸锅里，熔化后关火，加入栗子。将蜂蜜、香草精、可可粉、磨碎的橙子皮（如果添加的话）加入栗子泥。把所有原料搅拌均匀。如果混合物太干，无法粘在一起，可以每次加1汤匙牛奶，直到混合物粘在一起。如果混合物在处理时很黏，可以在冰箱中放置20～30分钟。舀一勺这种混合物，在手中搓成一个球。将球滚入上文提到的裹屑，放到托盘上或松露纸杯中。之后把这些球装到有盖的容器中，存放在冰箱里。

其他做法：

在原料混合物中加入切碎的核桃或其他坚果。

健康的巧克力慕斯

巧克力作为甜食总是很受欢迎，尤其是黑巧克力，因为黑巧克力对血管和干细胞有益。下面这个食谱还能给你带来大豆蛋白的益处。

份数： 4人份

烹饪时间： 5 分钟，定型时间 30 分钟

制作时间： 5 分钟

原料：

4 盎司黑巧克力（可可含量等于或大于 70%），切成 1 英寸见方的小块

12 盎司绢豆腐

2 汤匙枫糖浆

切碎的树坚果（核桃、榛子、碧根果），用作装饰

蓝莓、草莓和 / 或黑莓，用作装饰

新鲜薄荷或薰衣草，用作装饰（可选）

制作过程：

把巧克力放在双层蒸锅中用中火熔化，不时搅拌以防止烧焦。巧克力完全熔化后，加入绢豆腐和枫糖浆，搅拌均匀。把搅拌后的混合物倒入食品料理机，搅打至蓬松状。用勺子把慕斯舀进小模具或杯子里。放入冰箱冷却，至少 30 分钟。如果需要，食用前可用碎坚果、浆果和薄荷叶装饰。

如果你正在与疾病抗争或者正在照料病人，那么对你而言，下一章将非常特别。我希望你已经从前面这四章学到了一些新方法，以思考自己应该选择什么样的食物以及如何烹制饭菜。接下来，在下一章中，我要把关于食物的对话带到更高层次。虽然其他书籍也都有饮食方面的建议，但是我将告诉你为了益于健康应该吃多少，即食物剂量。

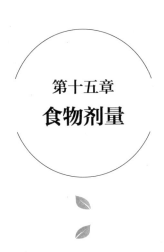

第十五章

食物剂量

　　我想在最后一章给大家介绍一个重要的新概念：食物剂量。如果我们要把食物用作药物，那么食物就必须有剂量。就像药物的（生物）化学成分一样，你吃的食物中的生物活性物质对你的细胞有特定的药理效应。正如大家在本书中所了解到的，人们正在使用一些与药物研发相同的方法来研究食品。我想把大家带到"以食为药"运动的前沿，让你们知道食物剂量这个概念将塑造我们未来利用食物来对抗疾病的方式。第一步是发现正确的食物剂量，这将有助于我们改善自己的健康。

　　说到药物，医生知道懂得使用正确的药物和达到最佳效果所需的正确剂量非常重要。剂量指以一定的方式、一定的频率服用某种药物的量。在一种新药被美国食品药品管理局批准广泛使用之前，制药公司会在研发和测试上投入巨资（平均每种药物超过 26 亿美元），以找到获得最佳反应的合适剂量。然而，医生与病人谈论食物剂量的方式与他们谈论药物剂量的方式不同。

食物剂量指任何与特定健康结果相关或导致特定健康结果的食物或饮料的摄入量。例如，你需要吃多少苹果才能降低患某种疾病的风险？该剂量可用于疾病预防或治疗、长期控制或者抑制疾病以防止复发。大量研究已经揭示了特定食物和饮料影响健康和疾病的方式，并且说明了与之相关的摄入量。

我每次和病人讨论饮食健康时都会说到食物剂量。我会解释某些特定食物之所以能发挥作用是因为它们就像药物一样，其中的生物活性物质能够以类似于药物的方式影响我们体内的细胞和生物系统。我分享了我所知道的选择食物的重要性，以及如何烹制食物来最大限度地获取食物对健康的益处。我也和大家分享研究人员发布的任何剂量信息，这样我的病人就能思考如何将食物融入他们的生活。大多数医生非常需要更多关于食物和健康，以及如何与病人讨论这些话题的培训。但这些远远不够，我们还需要在教医科学生、执业医师和营养师学习食物剂量的相关知识上投入更多。综合保健的目标应包括帮助每个病人利用他们能够获得的饮食工具来满足其需要。

🌱 食物剂量的科学

食物剂量是一个合乎逻辑的想法，由我和我在血管生成基金会的团队等研究人员首先提出。我们在基金会用严格的科学方法检验食物、食物提取物和生物活性物质。我们从大量针对大规模人群在现实生活中的饮食模式开展的临床研究或流行病学研究中所发布的食物摄入量开始，并分析它们对健康的有益影响。我们分析这些数据，想看看与食物相关的益处是否与我们所知的影响健康防御系统的食物中的生物活性成分相匹配，以及这些成分是否有助于保持健康、抵御疾病。然后我们将发布的食物或饮料的摄入量及其食用频率转换成剂量。

在饮食因素可以被测量时，我们便使用政府数据库来计算食物中该因素的含量。我们还分析食物实际所含的生物活性物质，并在实验室研究中使用通常用于生物制药研究的分子、遗传和生化测试来探寻它们的效果，然后将这些物质的活性转化为它们在食物中的含量，以确定所需的食物剂量是否能够实现。这就是我们将食物当作药物来研究的方式。

在我的 TED 演讲中，我所展示的一项研究成果引起了观众最强烈的反应，这便是对不同食物与药物影响血管生成的效能进行的一个比较。我们研究了 4 种抗癌药物，7 种其他的常见药物（抗炎药物、他汀类药物、1种降压药和 1 种抗生素），以及从与降低各种癌症风险相关的食物中提取的 16 种饮食因素。值得注意的是，在我们做的实验中，有 15 种饮食因素比一种抗癌药物更有效。大多数的食物毫不逊色，或者比普通药物更有效。一些最古老的抗癌药物最初就是从树皮、药用植物，甚至海洋生物等自然资源中被发现的。虽然这项研究并没有将食品的作用等同于药物对人体的作用，但其结果让最顽固的健康药物模型的拥护者也停了下来，惊叹大自然母亲赋予食物的效力。

到目前为止，大多数关于健康食物量的参考资料都集中在分量上（通常与减肥有关）。但今天，我们可以运用分子、细胞生物学和基因组学等新工具，探索食物如何以几年前根本不可能的方式促进健康。我们已经有了一些非凡的临床和流行病学发现，这些发现给我们提供了新的视角，让我们思考所吃食物的剂量和频率。

下面这张图表总结了本书描述的许多食物，以及所发现的具有抗病功效的剂量。大家看一看，值得注意的是，你会发现一些特别的食物对结肠癌、肾癌、狼疮和关节炎等疾病有疗效。

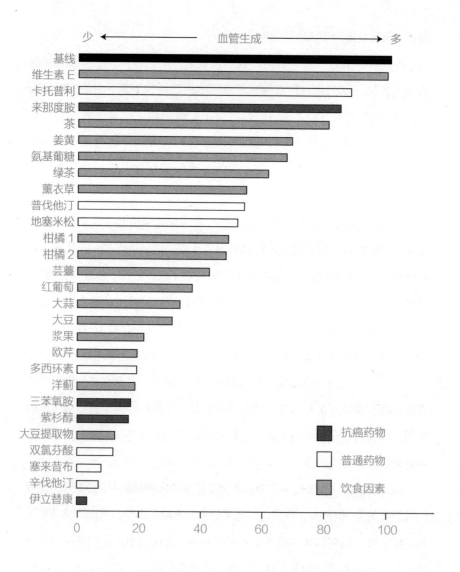

这绝不是一个完整的清单，也不可能是，因为研究尚在进行中，每周都有新的发现被公之于众。另外，需要注意的是，通过对特定疾病所需特定食物剂量进行的研究，我们已经确定了入选清单的食物。还有很多食物可以通过支持和激活健康防御系统来促进持续性健康，从而对抗疾病。请参阅附录 A 中的图表，了解哪些食物会影响哪些防御系统，以及在你摄入食物来加强防御系统时，哪些疾病会受到影响，从而将各种抗病食物纳入你的饮食，打造一个多样化的"军火库"。

🌱 食物剂量表

食物、剂量及其所影响的疾病

食物/饮料	人体剂量	疾病
苹果	每天 1～2 个	膀胱癌
	每天 1～2 个	结直肠癌
杏	每天 2 个	食管癌
	每天 2 个	头颈癌
竹笋	每天 1/3 杯*	代谢综合征/肥胖
啤酒	每天 1 杯	结直肠癌
	每天 1 杯	冠心病
	每周 5 杯	肾癌
	每天 1～2 杯	痴呆
黑覆盆子	每天 2 杯	巴雷特食管
	每天 7 杯*	膀胱癌
	每天 4 颗	心血管疾病

续表

食物 / 饮料	人体剂量	疾病
红茶	每天 2 杯	高血压
黑莓	每天 5.5 杯*	膀胱癌
蓝莓	每周 1 杯	乳腺癌
青鱼	每周 1+ 份	年龄相关性黄斑变性
青鱼	每天 3.5 盎司	结直肠癌
西蓝花	每周 1～2 杯	乳腺癌
西蓝花	每周 1～2 杯	食管癌
西蓝花	每天 2 杯	系统性红斑狼疮
腰果	每天 26 颗	结直肠癌
樱桃	每天 2 颗	食管癌
樱桃	每天 2 颗	头颈癌
圣女果	每天 8 杯鲜果	系统性红斑狼疮
栗子	每天 1.7 盎司*	膀胱癌
咖啡	每天 2 杯以上	心肌梗死
黑巧克力	每天 375 毫克黄酮类化合物（1 包可维诺）	冠心病
深色肉鸡	每天约 1 只鸡小腿 / 鸡大腿（100 克）	结直肠癌
埃丹奶酪	每天 2 片	结直肠癌
毛豆	每天 1.2 杯	乳腺癌
发酵韩国泡菜	每天 1.2 杯	代谢综合征 / 肥胖
富含多不饱和脂肪酸的鱼类和贝类	每天 3 盎司	结直肠癌
富含多不饱和脂肪酸的鱼类和贝类	每天 3 盎司	乳腺癌

续表

食物 / 饮料	人体剂量	疾病
绿茶	每天 2 ～ 3 杯	结直肠癌
	每天 4 杯	心血管疾病[7]
	每天 4 ～ 5 杯	系统性红斑狼疮
	每天 4 ～ 5 杯	多发性硬化
	每天 4 ～ 5 杯	类风湿关节炎
韩国泡菜	每天 1.2 杯	高血压
夏威夷果	每天 17 颗	结直肠癌
鲭鱼	每周 1+ 份	年龄相关性黄斑变性
	每天 3.5 盎司	结直肠癌
杧果	每天 2 个	食管癌
	每天 2 个	头颈癌
油桃	每天 2 个	食管癌
	每天 2 个	头颈癌
橄榄油	每天 3 ～ 4 汤匙	乳腺癌
	每天 3 ～ 4 汤匙	结直肠癌
	每天 3 ～ 4 汤匙	喉癌
橙子	每天 1.5 个	系统性红斑狼疮
桃子	每天 2 个	食管癌
	每天 2 个	头颈癌
松子	每天 1/4 杯	结直肠癌
李子	每天 2 个	食管癌
	每天 2 个	头颈癌

续表

食物 / 饮料	人体剂量	疾病
紫土豆	每天 5 个小紫土豆*	结直肠癌
红葡萄酒	每天 1 杯	结直肠癌
	每天 0.5 杯	动脉粥样硬化
三文鱼	每周 1+ 份	年龄相关性黄斑变性
	每天 3.5 盎司	结直肠癌
沙丁鱼	每周 1+ 份	年龄相关性黄斑变性
	每天 3.5 盎司	结直肠癌
豆浆	每天 1 杯	乳腺癌
	每天 1 杯	动脉粥样硬化
草莓	每天 1.5 杯	系统性红斑狼疮
剑鱼	每周 1+ 份	年龄相关性黄斑变性
	每天 3.5 盎司	结直肠癌
金枪鱼	每周 1+ 份	年龄相关性黄斑变性
	每天 3.5 盎司	结直肠癌
核桃	每天 22 个半瓣	结直肠癌（风险）
	每周 29 个半瓣	结直肠癌三期
全麦	每天 2.7 份	心血管疾病
	每天 2.7 份	2 型糖尿病
酸奶	每天 1+ 份	心血管疾病

* 表示根据一项临床前研究计算得出的同等剂量。

对那些想通过饮食来预防或阻止疾病的人而言，最核心的问题是"我应该避免哪些食物"。我现在告诉你，更好的问题是"我可以添加哪些食物"。

这种思维上的积极转变更令人鼓舞，它会让你思考我在本书中介绍的那些你真正喜欢的食物，也会促使你查看数据并提出新的问题，比如"多大的量""多少个""多久一次"。

我发现食物剂量的概念对正在与癌症做斗争的病人、朋友或家人特别有效。例如，正如本书第二部分所讨论的，对结肠癌患者进行的研究表明，每周吃2份树坚果（14个核桃）可以降低42%的癌症复发风险。这就使得人们很容易改成低成本的生活方式。对乳腺癌来说，每天摄入10克大豆蛋白（相当于1杯豆浆）可以降低29%的死亡率。一旦你看到证据，就无法忽视这种信息。如果你想预防癌症这样的疾病，这种信息对指导你的饮食选择无疑是有帮助的。

🌿 没有灵丹妙药

与健康和疾病一样，就食物剂量而言，事情并不总是像看上去那么简单。的确，食物剂量是一个非常不可思议的概念，但是大家需要牢记五个重要的注意事项。

第一，大多数研究都是通过流行病学研究完成的，这是一种利用现实世界中由你我这样的人组成的人群进行研究，以寻找研究人员报告或跟踪的饮食模式与特定健康结果之间的关联的方法。统计学家和营养学家会告诉你，这类研究不能像用老鼠做药物研究或临床试验那样弄清因果关系。但这是一种有效的方法，而且所产生的关联可以提供令人难以置信的有用信息，尤其是涉及成百上千，或上万人的时候。

第二，大多数关于食物和特定健康结果（高血压、血糖控制、心脏病）的临床研究都是小规模的，也就是说涉及的人相对较少，可能只有几十人，甚至更少。这意味着这些研究不如成百上千人参与的药物试验研究那样有说服力。不过这些数据是我们关于饮食和健康的知识库的一部分。低估小规模临床研究的价值是有问题的。数据就是数据。为了弄清真相，我们还需要更多的研究，即使是药物研究也一样。

第三，我们从个性化医疗这一前沿科学中学到一点：每个人都是不同的。我们都有自己独特的微生物组、遗传学和表观遗传学。我们每个人对食物的代谢也不一样。当我们吃组合在一起的食物时，它们的生物活性物质在我们体内相互结合产生的效果，与你对单一食物效果的预期不同。这意味着，即使对大量的个体进行研究，我们也无法预测个体对特定食物的反应是否完全相同。个体的反应需要在个体层面进行研究。这又回到了有问题的想法上，即每一项关于食物的研究都需要纳入数百名患者才能获得任何有意义的信息。

第四，记住，如果你正在与疾病做斗争，那么在改变饮食习惯之前一定要咨询医生。食物可以与药物相互作用，比如血液稀释剂、化疗药物、抗生素，以及其他不计其数的药物。你首先要对特定食物和食物剂量的健康益处有新的认识，然后才能和你的医生或健康团队一起决定最佳的饮食方式。

第五，你应该对饮食和健康采取更广泛、更灵活态度的最大原因在于没有任何灵丹妙药可以预防所有疾病。正如我在第三部分告诉大家的，人体是由多种相互关联的系统共同运行的统一体。影响一个器官或系统的东西可以影响整个身体。就选择健康食物而言，这种相互关联性是一件好事。人们可以用看待药物的视角从多个方面看待食物，可食物的复杂性意味着它能够以药物做不到的方式使人获得健康。我们吃药不是为了保持健康，而是为了治疗或控制疾病，但我们可以为了健康而吃食物。

许多人在生活中都遵循"越大越好，越多越好"的原则，因此，他们用吃来获得健康时，很自然地会认为同一种食物尽可能多吃一些才最好，然而这对人体复杂的生物系统并没有效果。健康是一种平衡的状态，而不是过度。每周摄入2杯番茄酱有助于降低患前列腺癌的风险并不意味着你每天喝1加仑[1]就能得到更多的保护。瑞士毒理学先驱帕拉塞尔苏斯曾经说过："所有的东西都是毒药，因为没有任何东西是没有毒性的。是剂量让某种东西成为毒药。"多并不总是多，有时候少即是多。

说到健康，平衡才是你的目标。你应该让自己的健康防御系统保持平衡。生物学有一个人人都应该知道的重要概念，叫作毒物兴奋效应。简单来说，毒物兴奋效应描述了一个复杂系统的反应，在这个系统中，少量的刺激（比如食物）是有益的，再多一点就会更好一点。但是这种刺激物有一个峰值，达到峰值后再给出更多的刺激并不能带来更多的益处。事实上，过量会导致益处减少，甚至带来有害的影响。这有时被称为U形曲线。人类所熟悉的例子包括锻炼、禁食，甚至喝水。所有这些都对你的健康有益，但过度劳累、饥饿或水中毒会损害你的健康，甚至造成致命后果。

这意味着在使用关于食物剂量的数据时，你必须理性、谨慎。不要像机器人一样，外出时只吃一样东西，每次吃同一剂量！饮食达人喜欢寻找一种配方，并盲目坚持，只要他们能从中获得最大的好处。但是通过食物来保持健康应该顺其自然。你需要时间才能坚持新的好习惯，而且可能需要抛弃或者取代过去的一些坏习惯。我建议大家通过多样化的饮食来战胜疾病，遵循我在本书中向大家介绍的原则和模式。将食物剂量融入你的饮食，只要这些你喜欢的食物都被证明对健康有益。

---

[1] 1美加仑约合3.79升。

🍃 保护自己免受头号杀手的伤害

心血管疾病。癌症。糖尿病。肥胖。自身免疫病。衰老带来的疾病。

这些慢性疾病每年夺去数百万人的生命，造成数不清的痛苦，并给我们的医疗保健系统带来负担，其中有许多疾病都与生活方式直接相关。我在附录 B 中提供了风险评估，你可以从中看出，有许多风险因素都会影响你的总体患病风险。但无论你的风险水平如何，如果你患上了慢性疾病，这种病很有可能是这些主要杀手中的一个（或几个）。那为什么不使用食物剂量表，从中选择一种食物来抵御所有疾病呢？

原因是：要想通过饮食来战胜大病，我们需要更加全面地看待问题。每一种疾病都有多种情况，多个健康防御功能都可能会出现故障，需要加强。事实上，只要你身体的健康防御系统在充分发挥作用，你就很有可能避开这些情况。我们需要调动多个防御系统共同作用才能成功地预防或改变这种疾病。没有一种食物能包办一切，你需要集结体内所有的防御系统。我将告诉大家为什么上述六种破坏性疾病需要如此。只要掌握了这些信息，你就可以参考附录 A 中的那些实用的表格来查看哪些食物影响哪些防御系统。一旦看到食物与不同防御系统之间的联系，你就会想要考虑如何建立自己的个人计划来抵御这些杀手了。

🍃 心血管疾病

心脏病是世界上最大的杀手之一。你肯定认识某个得了心脏病的人。但是心血管疾病不仅仅影响心脏，还涉及循环问题，导致心脏、大脑、腿部肌肉和其他器官的功能失常。不良基因、高胆固醇（特别是"不良"胆固醇）、炎症、肥胖、糖尿病和吸烟都是导致心血管疾病的因素。这些因素给身体的健康防御系统带来了巨大的压力，因为人体需要保持平衡和健康。饮食显然在预防和改变这些危险因素的影响方面发挥着重要作用。

对那些为心血管疾病担心的人来说，下面这些通过饮食来激活健康防御系统的建议将会扭转局面：

■　吃能够促进血管生成的食物可以促进血管生长，从而改善流向心血管器官的血流量。

■　能够招募干细胞的食物有助于人体形成新的血管，并再生心肌、脑细胞和其他肌肉。

■　食用降低炎症反应的食物将减少被斑块堵塞的血管破裂，进而导致心脏病发作或中风的概率。

■　心脏病学家目前正在寻找肠道微生物组和血胆固醇之间的重要联系，因此一种改善微生物组的饮食可能会被证明在多个方面对心脏健康有益。

🌿 癌症

癌症是一种全球性的杀手，长期以来，人们对其有毒性的治疗方法谈虎色变，丝毫不亚于对癌症本身的恐惧。在美国，1/3 的人一生中会被诊断出患有某种癌症[1]，而且癌症是仅次于心脏病的第二大死因。[2]在英国，这一风险甚至更高：1/2 的人会患上癌症。[3]你下次参加晚宴时，看看坐在你周围的人，然后数一数得病的人数（别忘了把自己包括在内）。

虽然人们曾经认为癌症治疗的唯一目标是杀死癌细胞，但现代对癌症的理解是，它是一种由细胞突变引起的疾病，而人体的防御系统未能阻止和除去这些突变细胞。基因、生活方式和接触高风险的东西都威胁着你的防御能力，21 世纪一些最具革命性的癌症治疗方法就旨在激活人体的免疫力。你吃的食物可以在这个目标中发挥作用。

我们讨论过的许多癌症都是实体瘤，以产生肿瘤的器官命名，比如结肠癌、卵巢癌、肺癌等。还有一类是血液或液体癌症，包括白血病、淋巴瘤和多发性骨髓瘤。这些癌症是由骨髓中的白细胞引起的。液体癌症的细胞并不以肿瘤的形式存在于特定的器官中，而是在整个身体中流动。如果你正面临或者曾经得过其中一种癌症，那么你就会知道适用于液体癌症和实体瘤的健康防御基本原理完全相同。液体癌症同样依赖于血管生成才能生长，也有着需要被摧毁的干细胞，上面还布满了 DNA 突变，并且可以被免疫防御系统消灭。大家很快就会看到，人们有办法寻找到有助于治愈液体癌症的食物。

长期以来，人们一直将不良的饮食习惯与患癌风险增加联系在一起，并且认为重点在于找出食物中的致癌元素并将其从食物中除去。但这只是解决方案的一部分。现在，是时候看看饮食会如何增强你的健康防御系统，从而降低患癌风险了。如果你患有这种疾病，饮食也能提高你的生存概率。

■ 具有抗血管生成活性的食物会切断肿瘤的血液供应，将其饿死。

■ 那些有助于去除顽固且危险的肿瘤干细胞的食物可以在接受癌症治疗后提高不再复发的概率。

■ 摄入能使微生物组更加健康的食物也能激活免疫系统，这种饮食可以帮助控制和消除癌症。

■ 食用保护 DNA 的食物既是一种保护，也是一种修复机制，可以确保我们 DNA 中的错误不会导致更多的癌症。

🌿 糖尿病

糖尿病是一个日益严重的健康问题，患病人体无法正常控制新陈代谢，导致许多器官出现灾难性的问题。虽然 1 型糖尿病是一种自身免疫病，但

2 型糖尿病却被视为一种生活习惯病，在这种疾病中，人体出现抵抗胰岛素的现象，而这种现象通常可以通过锻炼和健康的饮食来逆转。事实上，战胜这种疾病的最佳时机是在患病初期，这一时段被称为糖尿病前期。一项研究显示，到 45 岁时，原本健康的人有 49% 的机会患上糖尿病前期，其中有 74% 的人最终会发展成完全的 2 型糖尿病。

糖尿病是一种无论如何都要避免的疾病。虽然减少碳水化合物、红肉和含糖饮料的摄入量是预防糖尿病的基础，但大家都知道积极食用增强健康防御系统的食物可以降低患糖尿病的风险。

有证据表明，全谷物、坚果、植物性食物和鱼类有助于预防糖尿病。即使你已经患有糖尿病，饮食依然是一个重要的机会，可以降低你患上许多严重并发症的风险，否则这些并发症最终会对你的心脏、眼睛、大脑、神经、肾脏、脚和免疫系统造成严重破坏。

■ 促进血管生成的食物可以帮助人体弥补糖尿病中出现的血管生长缓慢的问题。更好的血管生成对改善心脏的血流量以及在需要愈合的伤口处增加更多的循环非常重要。抑制眼部血管生成的食物可以避免那些造成视力丧失的问题。(人体知道如何做区分，来帮助好的血管，而不帮助坏的血管，因此促进和抑制血管生成的食物都可以食用。)

■ 糖尿病患者的干细胞数量较少，活性也较低，因此食用能激活干细胞的食物有助于改善循环、再生神经、修复心脏和受损的眼睛。

■ 糖尿病患者体内的微生物组已经受到破坏，因此，重建健康肠道菌群的饮食至关重要。

■ 吃正确的食物来对抗炎症同样很重要，因为糖尿病会导致全身炎症。

■ 正如每名医生早期在医学院学到的那样，糖尿病还会降低免疫防御能力，因此激活免疫系统的食物可以帮助糖尿病患者避免感染。

■ 糖尿病的代谢紊乱会导致体内产生生化碎片，从而破坏 DNA，加速衰老。保护 DNA 的食物可以帮助保护身体免受这种伤害。

🌿 肥胖

全球有多达 40% 的成年人超重或肥胖，导致的死亡人数超过 300 万。中国和美国在超重问题上最严重，部分原因是饮食选择不当和锻炼不足。与超重相伴而来的更大的危险是代谢综合征，其中存在患心脏病的多重风险因素：腹部肥胖、高胆固醇和高甘油三酯、高血压和高血糖。有多达 1/3 的美国成年人患有代谢综合征。[4] 减肥最明智的方法是吃得更好，吃得更少，锻炼得更多。

下面这些内容将告诉大家如何通过吃来增强健康防御能力，从而对抗肥胖：

■ 由于脂肪组织像肿瘤一样生长，需要血液供应，因此摄入抗血管生成的食物会饿死脂肪，限制脂肪的生长。

■ 促进微生物组健康的食物可以降低血胆固醇，有助于减肥。

■ 肥胖会对细胞中的 DNA 造成损伤，所以那些修复 DNA 的食物对超重的人是有益的。[5]

■ 研究表明，肥胖本质上是全身炎症的一种状态。所以，吃抗炎症的食物有助于减轻炎症状态。

■ 肥胖人群的免疫系统中，各种武器的威力有所削弱，这对许多其他的慢性疾病也有影响。饮食中含有能激活免疫系统的食物可以帮助抵消这一劣势。

🌿 自身免疫病

自身免疫病是一种人体免疫系统攻击自身细胞的疾病，这类疾病包括

80 多种不同的病症，比如 1 型糖尿病、狼疮、类风湿关节炎、多发性硬化和炎症性肠病（克罗恩病和溃疡性结肠炎）等。针对自身的免疫攻击会导致全身出现严重的慢性炎症，类固醇和生物疗法等医疗干预措施可以有效地对抗炎症，但会产生严重的副作用，特别是类固醇，它产生的副作用包括青光眼、体重增加、感染风险增加，甚至精神病。

针对自身免疫病的饮食疗法涉及所有的防御系统。

■ 任何能镇定免疫系统的食物都有用，包括具有抗炎特性的食物。

■ 慢性炎症通常导致有害的血管形成。这些血管会侵入并破坏健康的组织，比如类风湿关节炎患者的关节，因此具有抗血管生成活性的食物可以帮助减轻这种损害。

■ 异常的肠道微生物组会引发一些自身免疫病，所以吃一些能够恢复健康肠道细菌的食物是有帮助的。例如，核桃、豆类（黑豆和菜豆）、奇异果和可可等食物会促使细菌产生更多的丁酸盐，而丁酸盐具有抗炎作用，可以减少关节炎对骨骼和关节的破坏。[6]

■ 来自临床试验的有力证据表明，一些自身免疫病，如硬皮病、多发性硬化和重症肌无力，可以通过移植干细胞以重建免疫系统来消除。[7]另一种方法是通过禁食来重新启动免疫系统。促进健康的免疫系统再生的食物将有助于维持秩序，防止免疫系统发生混乱。

衰老带来的疾病

随着年龄的增长，我们的身体会不可避免地出现衰老迹象，比如白发和皱纹。但在老年人身上发现的一些疾病对健康和幸福具有强大的破坏性，每个人都想避开它们。

像阿尔茨海默病和帕金森病这种神经退行性疾病会随着时间的推移导

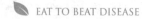
致大脑丧失正常的功能。[8] 一些饮食，比如结合地中海饮食和得舒（DASH）饮食的 MIND 饮食，以及加拿大健脑食品指南，可以帮助维持心智功能，延缓神经退行性疾病不可避免的发展过程。

随着年龄的增长，吃一些能提高健康防御能力的食物可能会变得更加重要。

■ 对神经退行性疾病来说，通过食物来刺激血管生成可以改善血液流动，降低炎症反应，改善认知功能。

■ 激活干细胞的饮食可以促进神经和脑组织的再生。

■ 通过饮食控制微生物组有助于健康的肠道细菌向大脑发送正确的信息。

■ 保护 DNA 的食物可以保护老化的大脑免受会影响大脑功能的 DNA 损伤。

■ 几乎所有的神经退行性疾病都存在脑炎症，所以吃一些有抗炎作用的食物可以使免疫系统平静下来。

另一种老年疾病是年龄相关性黄斑变性，这是 50 岁或 50 岁以上人群失明的最常见原因。这种疾病最具破坏性的形式是湿性年龄相关性黄斑变性，异常的渗漏血管会在负责视觉的神经层之下生长，最终会引起失明。虽然不会致命，但失明的老年人无法独立生活，必须依赖他人才能进行日常活动。当他们的生活质量下降时，他们会变得抑郁和孤独，并难以管理他们可能患有的其他疾病，看医生和服用所需的药物都变得困难。

饮食因素对年龄相关性黄斑变性的预防非常重要。我们推荐绿叶蔬菜和鱼，以及一种叫作 AREDS 的膳食补充剂（一种某些维生素、矿物质和植物性生物活性物质的特定组合）。[9]

■ 随着年龄的增长，应对湿性年龄相关性黄斑变性的一个更为全面的方法是摄入具有抗血管生成特性的食物，以防止那些破坏性的血管继续生长。

■ 由于湿性年龄相关性黄斑变性患者眼睛后部的重要神经出现退化，吃一些能促使视网膜干细胞再生组织的食物会有所帮助。

■ 有明确的证据表明，年龄相关性黄斑变性患者体内的微生物组受到破坏，因此那些恢复肠道细菌健康的食物很重要。[10]

■ 具有 DNA 保护和抗炎效果的食物很有用，因为在年龄相关性黄斑变性中，脂肪沉积物会逐渐积累，造成破坏 DNA 的炎症和氧化损伤。

结语

正如我在本书中告诉大家的那样，健康不仅仅是没有疾病，而是你的五个健康防御系统以复杂的方式共同工作，以确保你的身体运作正常，同时应对来自生活的攻击和人的自然衰老，从而预防疾病。就目前的状况而言，大多数国家的医疗保健系统未能履行保护公共卫生的使命。医疗系统由医生、医院和付费者组成，他们的主要工作不是提供卫生保健，改善健康防御系统，而是治疗疾病。在我看来，现代医学已经成为一种反应系统，一旦疾病出现，它就会用人造技术和其他钝器来消灭疾病。尽管外科手术通常仍是一种拯救生命的行为，但开出药物、试图在不伤害患者的情况下消灭疾病这种下意识的反应并不能让社会变得更健康。这一体系最后是在处理疾病，而不是保护人类，让他们保持健康和活力。

医疗机构会辩称，传统的卫生保健方法在与疾病的斗争中能取得巨大成功。我可以担保，我有很多病人被从悬崖边拉了回来，现在过着充实的生活，而如果没有药物、手术或放疗，这种生活是不可能实现的。但是如果你从宏观上看，对健康和疾病预防的关注不够导致了大量依赖昂贵药物生存的人，而这些药物从来没有让他们完全恢复健康。随着疾病负担的增

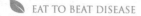
加，世界各地的卫生保健系统正在承受巨大的财政压力。

治病的成本难以为继，而且已经成了天文数字——增长到了一个临界点。例如，治疗白血病最重要的药物之一，其每剂的价格为 47.5 万美元。[11] 尽管人类在改造现代医学方面取得了一些重大突破，甚至能够完全缓解癌症患者的病情，但这些突破的代价如此高昂，大多数需要它们的人永远无法获得。这种不平等与医学研究的真正进步背道而驰。

随着地球自身健康水平的下降，我们无论生活在哪里，都会暴露在更多的化学毒素、污染物、辐射和传染病之下。值得注意的是，我们并不经常生病，而且我们尽力活得更久。尽管免疫治疗、基因编辑、机器人手术、精准医疗、组织再生和医疗大数据挖掘等技术上的进步确实会改变现代医学，但这些创新只是扩展了当前的医疗模式，却仍然只关注疾病。

与此同时，我们发现我们对自己的健康知之甚少。我们知道 DNA 错误每天都在发生，却不知道我们为什么不会因此患上更多的癌症。我们知道微生物组至关重要，却不明白我们如何能在被细菌感染的情况下不生病。我们发现了两个新器官——间质（全身不同器官之间无处不在、充满液体的连接网络）和肠系膜（把肠连接到腹腔后壁上的腹膜），但仍无法确定它们的作用（可能促进我们的免疫系统）。[12] 从癌症免疫治疗的进展来看，我们知道老年人的免疫系统完全有能力消灭转移性肿瘤，不过我们尚不知道如何让大多数的癌症患者做到这一点。我们已经发现，某些肠道细菌可能是我们对癌症产生免疫反应的关键媒介，而消灭这些细菌的抗生素可能会让病人失去机会，无法对逆转癌症的免疫治疗做出反应（某些食物有助于恢复这些关键细菌）。

健康方面出现了太多重要而令人兴奋的问题。我们医学研究人员就像海洋深渊的探险者或搜寻遥远星系生命迹象的天体生物学家，需要带着好奇和谦卑的态度来完成发现健康秘密的任务。

作为一名治疗过成千上万名病人的医生，作为一名从事医学前沿工作的科学家，我得出的结论是，战胜疾病最有效的方法首先是预防疾病。这需要在健康和预防领域进行更多的科学研究并加大公共卫生的投入，包括把权力交回该领域应该归属的地方：在能够采取行动来保护自身健康的每个人手中。

通过饮食来战胜疾病可以让你帮助自己和你所关心的人，所以，一定要看看本书里列出的所有食物。看看不胜枚举的选择，然后决定你喜欢吃的食物。这与你休戚相关，任何有利于某一个防御系统、促进健康的食物都会为你指明正确的方向。要有一个合理的方法。5×5×5计划指导你每天从首选食物清单中选择5种食物（如果你愿意的话，还可以选择更多），把它们混在一起吃，这样你就不会墨守成规，也不会吃太多同一种食物。

通过饮食战胜疾病是解决医疗危机的一个重要组成部分。随着全球的研究不断深入，越来越多的科学证据表明，我们的健康会受到食物的影响并被其优化，你应该期待在未来几年看到更多的数据。在药物研究中，一种新药的问世需要花费数十亿美元和数十年时间，而与药物研究不同，食物和健康研究的结果具有即时性。我们不需要等待漫长的临床试验才能完成，也不需要等美国食品药品管理局批准才能推荐别人吃橘子或芜菁。

2018年4月，我参加了梵蒂冈举办的一场名为"联合治疗"的特别医学研究会议，教皇方济各在大会上发表了不公开的演说。他说："衡量进步的真正标准在于能帮到每个人。"愿你在本书学到的东西成为你健康的新开始，愿你与周围的人分享它。

第十六章
25 个增强免疫力的食谱

食谱列表

食谱

番石榴泥

番石榴富含维生素 C，能增强人的免疫力。它具有淡淡的热带风味，适合制作美味的冰镇饮料。

份数：2 人份

烹饪时间：0 分钟

制作时间：5分钟

原料：

2个熟番石榴

2汤匙柠檬汁

2汤匙蜂蜜

1把薄荷叶

1杯苏打水

2杯碎冰

制作过程：

将番石榴洗净，对半切开。挖出果肉，去掉种子。用搅拌机把番石榴打成泥状。加入柠檬汁、蜂蜜、薄荷叶、苏打水和碎冰，充分搅拌。倒入两个玻璃杯，立刻上桌。

石榴、番石榴奶昔

这道奶昔属于热带风味的美食，能够促进肠道健康，提高免疫力。

份数：2人份

烹饪时间：0分钟

制作时间：5分钟

原料：

1个番石榴

1杯石榴粒（或纯石榴汁）

1 杯覆盆子（新鲜或冰冻的）

1/4 杯椰奶

1/4 杯碎冰

制作过程：

将番石榴洗净，对半切开。挖出果肉，去掉种子。用搅拌机把番石榴打成泥状。加入其余原料，一起打成泥状。倒入两个玻璃杯，立刻上桌。

西蓝花苗奶昔

已有定论：西蓝花苗不仅是美味的卷须，还能提高我们的免疫力。尽管在沙拉上点缀少许西蓝花苗可以增加沙拉的美感，但还是比不上西蓝花苗奶昔——它能直接将西蓝花苗的力量注入你的免疫系统。这个食谱还添加了嫩菠菜和蓝莓，以增加口味和营养，不过你也可以用自己最喜爱的水果和蔬菜取而代之。

份数： 2 人份

烹饪时间： 0 分钟

制作时间： 5 分钟

原料：

2 杯西蓝花苗，洗净，沥干

2 杯嫩菠菜叶

1/2 杯蓝莓（新鲜或冰冻的）

1/4 根香蕉

3 杯椰奶，可按需增量

1/2 茶匙香草精

制作过程：

将所有原料放入搅拌机中，高速搅拌成细腻的泥状。再加入椰奶或水来调整稠度。倒入两个玻璃杯，立刻上桌。

西班牙凉菜汤

这道美味的凉菜汤可以增强人的免疫力，并给人带来夏日花园的风味。

份数： 4 ～ 6 人份

烹饪时间： 15 分钟

制作时间： 15 分钟

原料：

2 磅成熟的红色大番茄

1 根较大的黄瓜，去皮，去籽，粗粗切碎

1/2 杯青甜椒，粗粗切碎

1/2 个红洋葱，粗粗切碎

1 瓣大蒜，切碎

1 个酸橙，取汁

1/4 杯特级初榨橄榄油

2 茶匙雪利酒醋

1/2 茶匙孜然粉

放了一天的白面包，去皮，浸泡在水中

盐和胡椒，按个人口味适量添加

制作过程：

将一大锅水煮沸，加入番茄，焯一分钟。取出番茄，放入冷水。去皮。

把除盐和胡椒之外的所有原料装入金属碗，用搅拌器分批高速搅拌 2 分钟，直到凉菜汤非常细腻，稠度合适。将各批搅拌好的原料一起倒入金属碗，搅拌均匀。按个人口味加入盐和胡椒。放入冰箱冷藏至少 4 小时。冰镇后享用。

蚝油醋汁番茄沙拉

这道沙拉既是一道美味，又能增强免疫力。要想达到最佳效果，一定要找熟透的番茄，然后尽情享用这种独特、美味的酱汁。

份数： 4 人份

烹饪时间： 5 分钟

制作时间： 10 分钟

原料：

1 杯小芝麻菜

2 杯熟透的大番茄，切碎

1/4 个红洋葱，切成薄片

10 片薄荷叶，粗粗撕碎，用于装饰

4 汤匙欧芹叶，粗粗撕碎，用于装饰

新鲜罗勒叶，用于装饰

盐和胡椒，按个人口味适量添加

酱汁：

1 瓣蒜，切碎

3 汤匙特级初榨橄榄油

2 茶匙蚝油

1 汤匙柠檬汁

1 汤匙白葡萄酒醋

2 茶匙蜂蜜

制作过程：

将制作酱汁的原料装入碗中，搅拌均匀。把芝麻菜、番茄和洋葱叠放在餐盘上。将酱汁浇在沙拉上，再用薄荷、罗勒和欧芹进行装饰。按个人口味加入盐和胡椒。

石榴、橙子和菊苣沙拉

这道色彩丰富的沙拉集甜、酸和微苦于一身，能够愉悦味蕾，同时增强免疫力。如果红橙正当季，这道菜将变得格外独特。

份数： 2 人份

烹饪时间： 0 分钟

制作时间： 10 分钟

原料：

4 棵小菊苣，纵向对切，去叶

1个稍小的茴香头，刨成很细的长条

1/2 杯石榴粒

2个橙子，去皮，切成小块

2汤匙特级初榨橄榄油

2汤匙橙汁

1茶匙红葡萄酒醋

盐，按个人口味适量添加

埃斯珀莱特辣椒，按个人口味适量添加（也可用甜辣椒替代）

制作过程：

将除辣椒之外的所有原料放到碗里轻轻拌匀，撒上辣椒，然后立刻上桌。

烤甜菜橄榄沙拉配橙子和薄荷

有时候，沙拉只需要尝起来特别一些。下面这个食谱就能实现这个目标，而且还有助于提高免疫力。

份数： 4 人份

烹饪时间： 1 小时

制作时间： 30 分钟

原料：

6个中等大小的甜菜（红甜菜和金甜菜）

3汤匙特级初榨橄榄油

3汤匙意大利香脂醋

2 瓣大蒜，切碎

1/4 茶匙磨碎的多香果

盐和胡椒，按个人口味适量添加

1 杯卡拉马塔橄榄

1 个脐橙，去皮后切成三角形

2 汤匙新鲜薄荷叶，粗粗切碎

制作过程：

将烤箱预热到约 204 ℃。用箔纸将红甜菜和金甜菜分别包好，放入烤箱烤制 1 小时，或者烤到叉子能够轻易插入为止。取出甜菜，放至室温冷却后去皮，切成 3/4 英寸大小的方块。

将橄榄油、醋、蒜、多香果、盐和胡椒加到大碗中拌匀。加入甜菜、橄榄和切成三角形的脐橙，轻轻拌匀。

食用之前要让沙拉里的各原料在室温下腌渍 15 分钟，然后拌入切碎的薄荷叶。

菊苣沙拉配蔓越莓、第戎芥末酱和醋

这种简单且精致的沙拉将菊苣辛辣的苦味与蔓越莓（能够增强免疫力）的酸甜味合二为一，带给你充分的享受。这道沙拉也可以做成热菜，把菊苣叶烧烤、烘烤或者略微煎一下后装盘，上桌前将调味汁用作沙拉酱浇在上面。

份数： 2 人份

烹饪时间： 0 分钟

制作时间： 10 分钟

原料：

1/4 杯新鲜蔓越莓

1/2 杯特级初榨橄榄油

1/4 杯红葡萄酒醋

1 汤匙第戎芥末酱

1/2 茶匙蒜末

盐和胡椒，按个人口味适量添加

1 棵菊苣，撕开叶子

2 把西洋菜

1 大把小芝麻菜

制作过程：

将蔓越莓、橄榄油、醋、芥末、蒜、盐、胡椒和 2 汤匙水装入搅拌机
或食品料理机中，加工成细腻的调味汁。放置在室温下。

把菊苣、西洋菜和芝麻菜去根、洗净、沥干。将菜叶放入碗中，加入
做好的调味汁轻轻搅拌。立刻享用。

红橙沙拉

红橙上市时，大家可以在食杂店里见到它们，虽然价格略高，却物有
所值。红色的果肉很甜，富含增强免疫力的花青素和维生素 C。这种独特的
沙拉将橙子的甜与橄榄的咸融合在了一起。

份数： 4 人份

烹饪时间： 0 分钟

制作时间： 10 分钟

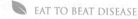
原料：

4 个红橙

1/4 个小红洋葱，切成薄片

2 汤匙特级初榨橄榄油

1/4 杯香槟醋

12 颗加埃塔橄榄，去核后粗粗切碎

盐，按个人口味适量添加

埃斯珀莱特辣椒，按个人口味适量添加（也可用甜辣椒替代）

制作过程：

将橙子去皮后切成块，然后再切成 1/4 英寸厚的薄片，放到碗中。加入洋葱、橄榄油和醋，轻轻搅拌。加入橄榄。按个人口味加入盐。撒上辣椒，立刻上桌。

肉桂、橙子、蔓越莓酱

这种果酱是节假日里特别受人喜爱的美食，用枫糖浆替代蔗糖，再添加橙子和肉桂，便能让味道更丰富。

份数： 4 人份

烹饪时间： 30 分钟

制作时间： 15 分钟

原料：

2 个橙子

1 磅新鲜蔓越莓

1 茶匙肉桂

1/4 杯 100% 枫糖浆（A 级）

制作过程：

　　将橙子洗净后去皮，保留 1 茶匙橙子皮。把橙子切成两半，挤出 1/2 杯新鲜果汁。将橙子皮、橙汁、蔓越莓、肉桂和枫糖浆倒入煮锅，频繁搅拌，直至煮开。煮开后立刻将火关小，小火炖 30 分钟。如果在这个过程中需要加水，最多可以加 1/2 杯水，一次加一点，不断搅拌，以达到想要的稠度。可以提前一天做好这种酱，放在冰箱里冷藏，以便第二天食用。

芝麻菜配核桃香蒜酱

这种独特的增强免疫力的香蒜酱用芝麻菜和核桃替代了罗勒和松子。

份数： 6 人份

烹饪时间： 5 分钟

制作时间： 15 分钟

原料：

1 杯半瓣核桃

4 杯小芝麻菜

8 瓣大蒜，切碎

1 个柠檬榨出的汁

1 杯特级初榨橄榄油

1 杯帕尔马干酪

盐和胡椒，按个人口味适量添加

制作过程：

把核桃加入铸铁平底锅或厚底平底锅，用中火炒约3分钟，直至核桃发出香味。冷却5分钟。用食品料理机将核桃粗粗打碎，加入芝麻菜、蒜和柠檬汁。在食品料理机转动的过程中，慢慢加入橄榄油。将混合物倒出来，加入奶酪搅拌。按个人口味适量加入盐和胡椒。配着意大利面食用。

酸奶黄瓜

这种传统的希腊蘸酱是新鲜面包或蔬菜沙拉的完美搭配，还能改善肠胃功能，提高免疫力。

份数： 2人份

烹饪时间： 0分钟

制作时间： 30分钟

原料：

2根黄瓜

1汤匙盐

4瓣大蒜，捣碎

2汤匙（希腊）特级初榨橄榄油

2茶匙红葡萄酒醋

数根新鲜莳萝，切碎

2杯全脂希腊酸奶

制作过程：

黄瓜去皮，纵向切成两半。用勺子挖出黄瓜籽后丢弃。用奶酪刨丝器将黄瓜刨成丝，均匀铺在大盘子中，撒上盐，放置20分钟，让盐吸出黄瓜中的水分。

分批次挤出黄瓜丝中的水，每一批要多挤几次。将挤出的汁水倒掉。

将黄瓜丝放入碗中，加入蒜、橄榄油、醋和莳萝，搅拌均匀。加入酸奶，用匙子轻轻搅拌，直至充分拌匀。在冰箱里放一晚，或者至少放置2小时。

冰镇后与新鲜酸面包片一起享用。

自制德国酸菜

这种美味的发酵调料可以与许多食物搭配，能改善肠胃功能，增强免疫力。

烹饪时间：0分钟

制作时间：60分钟

原料：

2棵中等大小的绿色卷心菜

1汤匙芥菜籽

1/2杯杜松子

2汤匙葛缕子籽

5汤匙腌制盐

制作过程：

剥去卷心菜最外面的那层叶子，放在一旁。将卷心菜切成细丝。

在大碗中放入卷心菜丝、芥菜籽、杜松子和葛缕子籽，加盐搅拌均匀，腌渍 30 分钟。

将搅拌好的混合物放到一个 2 加仑的容器中，并盖上最外面的那层卷心菜叶。再依次放上几个纸盘和一个干净的重物，将所有东西压下去。把容器放在阴凉处（约 18℃），如地下室。几天后，腌渍中的卷心菜会开始渗出液体，将混合物淹没。让它继续发酵 8 周，定期查看一下，撇去上面的泡沫。将酸菜装入梅森罐，存放在冰箱中，最多可以放 10 个月。每次开一罐，还可以将其作为礼物送几罐给亲朋好友。

香煎金色鸡油菌

鸡油菌是一种蘑菇，风味鲜美，富含增强免疫力的 β-D-葡聚糖。这个食谱还添加了少量柠檬汁来唤醒味蕾，可以单独作为一道菜，或者与鱼或鸡搭配，或者加在煎鸡蛋上。

份数： 4 人份

烹饪时间： 5 分钟

制作时间： 10 分钟

原料：

3 汤匙特级初榨橄榄油，如果需要，还可以再加

1 根大葱，切碎

1 瓣大蒜，切成蒜末

1 磅鸡油菌，每个切成四块（如果个头较小，可以不切开）

2 汤匙干白葡萄酒

1 茶匙柠檬汁

盐和胡椒，按个人口味适量添加

1 茶匙新鲜意大利欧芹，切碎

制作过程：

用中高火在大平底锅中加热橄榄油，加入葱和蒜末，煎 30 秒后倒出来备用。将炉子调至大火，把蘑菇平铺在锅中；如果锅较小，装不下所有蘑菇，可以分批进行烹制。烹制约 3 分钟，最多翻动一两次。如果有必要，可以再加一些橄榄油。蘑菇烹制好后，加入白葡萄酒、柠檬汁、盐和胡椒。关火。加入炒好的葱和蒜末，轻轻搅拌。加入欧芹，用木勺搅拌几次，立刻上桌。

蘑菇配黑莓和碧根果

这种看似不可能的原料组合在促进免疫力方面能给人带来惊喜，是疫情暴发初期我和大厨阿曼达·科恩共同设计健康食谱时她提出来的。可以使用从厨具店买的金属圆环模具来做这道菜，也可以直接将食材码放在盘子上。不管采用何种方式，你的味蕾和免疫系统都会因此而感谢你。

份数： 4 人份

烹饪时间： 10 分钟

制作时间： 10 分钟

原料：

8 个中等大小的波托贝洛蘑菇

2 汤匙特级初榨橄榄油

1/2 杯新鲜黑莓

1/4 杯苹果醋

2 汤匙蜂蜜

1/4 杯碧根果，烘烤后切碎

盐，按个人口味适量加入

制作过程：

将蘑菇切成尽可能薄的薄片。用中高火在大铸铁锅中加热橄榄油，小心放入蘑菇片。一面煎熟（约 3 分钟）后将蘑菇轻轻翻面。注意，不要把它们弄碎。将蘑菇从锅中倒出来，叠放进圆环模具中。

将黑莓放入小碗。在小煮锅中加入苹果醋、2 汤匙水和蜂蜜，然后将其淋在黑莓上。黑莓冷却后，将其切成尽可能薄的薄片，再用匙子把它们舀到蘑菇上面，最后撒上碧根果。取下圆环模具，按个人口味加入盐。可以用作开胃菜或沙拉。

蚝油西蓝薹

这道超级快捷的中国菜制作简单，有益健康，美味无比。西蓝薹的清新与蚝油的鲜味相得益彰。既可以只配糙米饭吃，也可以与其他菜肴一起组成大餐。

份数： 2 人份

烹饪时间： 5 分钟

制作时间： 5 分钟

原料：

8盎司西蓝薹，去头

2汤匙植物油

2瓣大蒜，切成薄片

3汤匙绍兴黄酒

3汤匙蚝油，另备一些做装饰

制作过程：

将西蓝薹洗净、沥干后切成三块。用大火在炒锅或厚底平底锅中加热植物油，然后加入蒜片。等蒜片变成金黄色时，加入西蓝薹，翻炒3分钟，直至西蓝薹呈现鲜绿色。加入黄酒，翻炒1分钟。关火。加入蚝油拌匀，然后装入大浅盘，因为西蓝薹还会出水。在西蓝薹上面再淋一点蚝油。立刻上桌。

蚝油小白菜

这个食谱与前面那个相同，只是将西蓝薹改为了小白菜。这种美味又可口的蔬菜与蚝油是完美的搭配。

份数： 4人份

烹饪时间： 10分钟

制作时间： 10分钟

原料：

4～6棵小白菜

2汤匙植物油

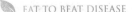
4 瓣大蒜，切片

2 汤匙蔬菜高汤或鸡汤

2 汤匙绍兴黄酒

2 汤匙蚝油，另备一些做装饰

制作过程：

将小白菜洗净，切除坚硬的根部。将叶子逐片分开，每片叶子斜切开，拍干上面的水之后堆在一起。将叶子切成两半。

在炒锅或厚底平底锅中用大火加热植物油至高温，放入蒜片，煎至金黄色。加入小白菜，轻轻翻炒约 2 分钟，直至菜叶变成鲜绿色并开始萎缩。加入高汤和黄酒，大火翻炒 1 分钟。

加入蚝油，轻轻翻动菜叶，把蚝油炒匀。关火后让菜在锅中放 2 分钟。

将菜装盘，再在小白菜上面淋一点蚝油。菜叶会渗出汁水，与蚝油混合在一起。立刻上桌。

意大利宽面配圣女果、蘑菇和碧根果

这道丰盛的素食意大利面由大厨迈克尔·施洛发明，既健康又可口。圣女果和蘑菇增加了质感，而碧根果则增添了令人愉悦的松脆感。

份数：2 人份

烹饪时间：15 分钟

制作时间：10 分钟

原料：

6 汤匙特级初榨橄榄油

1 瓣蒜，切成薄片

1 汤匙新鲜迷迭香，切碎

1/2 茶匙刚捣碎的黑胡椒

1/2 茶匙捣碎的红辣椒

2 杯蘑菇（白蘑菇、小型褐菇或牛肝菌），连茎一起切片

1 品脱[1] 圣女果，切成两半

1 杯蔬菜高汤或鸡汤

1/2 磅全麦意大利宽面

1/2 杯磨碎的帕尔马干酪

4 汤匙碧根果，剁碎后撒上一点辣椒和盐

制作过程：

在煮锅中加热橄榄油和蒜片。等蒜片变成金黄色时，加入盐、迷迭香、胡椒和捣碎的红辣椒。加入蘑菇后煎 1 分钟。加入圣女果，煎大约 30 秒。加入高汤，收汁 2 分钟。关火后盛出酱汁放在一旁。

将意大利宽面煮至柔软筋道，将其沥干后倒入炖锅中，用大火将意大利宽面和酱汁烹制 1 分钟，充分拌匀。加入奶酪，倒入碗中，在上面撒上碧根果碎。立刻上桌。

韩国泡菜炒饭

韩国泡菜刺鼻的大蒜味和辛辣感造就了一道令人垂涎的美食，它富含益生菌，能增强免疫力。许多食杂店或亚洲市场都能买到韩国泡菜。我们

---

[1] 1 美制品脱约合 0.47 升。

可以在最上面加一个单面煎蛋。

份数： 4 人份

烹饪时间： 10 分钟

制作时间： 10 分钟

原料：

2 杯茉莉香米

3 汤匙韩国泡菜汁

3 汤匙酱油

1 汤匙韩式辣酱（也可以用红辣椒酱替代）

1 汤匙芝麻油

2 汤匙植物油

2 瓣大蒜，切成蒜末

1 个小红洋葱，切成中等大小的丁

2 茶匙新鲜姜末

1 杯韩国泡菜，粗粗切一下

3 盎司鲜香菇，切成薄片

1 杯胡萝卜碎

1/4 杯海苔条

2 根大葱，切成薄片

1 汤匙芝麻

制作过程：

前一天晚上将米饭煮好，在冰箱中放置一晚。这一点非常重要，可以让米饭保持合适的稠度。

第二天，将米饭从冰箱中取出，用木勺或铲子将米粒搅散。将韩国泡菜汁、酱油、辣椒酱和芝麻油在小碗中搅拌均匀。

用大火在炒锅或铸铁锅中加热植物油，加入蒜、洋葱、姜后不时翻炒约 3 分钟，直至洋葱呈半透明状。加入泡菜、香菇和胡萝卜，继续翻炒约 3 分钟，直至香菇变软。

趁着大火加入米饭和搅拌好的泡菜汁混合物，反复翻炒 2～3 分钟，直至米饭均匀吸收泡菜汁。

将海苔条、大葱片和芝麻撒在上面。

菲律宾蛤仔意大利细面

菲律宾蛤仔美味可口，略带咸味，富含海洋 ω-3 脂肪酸。这道意大利面食属于享用菲律宾蛤仔美味和营养的最简单的方式之一。

份数： 4 人份

烹饪时间： 15 分钟

制作时间： 20 分钟

原料：

2 磅活菲律宾蛤仔，冲洗干净

1/2 杯干白葡萄酒

1 磅全麦意大利细面

1/4 杯特级初榨橄榄油

4 瓣蒜，切成薄片

1 个柠檬，榨汁

一小撮红辣椒碎片

盐和胡椒，按个人口味适量添加

新鲜平叶欧芹叶，粗粗切碎

制作过程：

烧一锅水煮意面。将蛤蜊放在另一个锅中，丢掉那些被触碰也不闭合的蛤蜊。倒入葡萄酒，用中高火烹制约 3 分钟，偶尔翻动一下蛤蜊，直到它们全部张开口。丢掉那些没有张开口的蛤蜊。取出蛤蜊，放入碗中，保留蛤蜊汤，将汤和碗都放置在一旁。

将意大利细面煮至柔软筋道。

在大平底锅中用中火加热橄榄油，加入蒜后煎至金黄色，约 30 秒。倒入保留的蛤蜊汤和柠檬汁，用小火煮大约 3 分钟，略微收汁。加入红辣椒碎片，并用盐和胡椒调味。

将意大利细面沥水后倒入锅中。加入带壳的蛤蜊，还有蛤蜊渗出的汁。加入欧芹叶，小火翻炒，让欧芹叶裹住意面。倒入加热后的碗中，立刻上桌。

蒜香凤尾鱼刺山柑意大利面

蒜、刺山柑和凤尾鱼的组合能给味蕾带来强烈的冲击，与意面可谓绝配。

份数： 4 人份

烹饪时间： 30 分钟

制作时间： 15 分钟

原料：

1 磅全麦意大利细面

1/4 杯特级初榨橄榄油

8 瓣蒜，切片

8 条罐装或坛装凤尾鱼柳，沥水后冲洗干净，粗粗切成较大块

3 汤匙腌渍好的刺山柑，冲洗后粗粗切成较大块

1 茶匙红辣椒碎片

4 汤匙切碎的新鲜意大利欧芹

磨碎的帕尔马干酪，用于装饰

制作过程：

用一大锅水将意大利细面煮至柔软筋道，同时用中火在大平底煎锅中加热橄榄油，加入蒜后煎至金黄色，大约 1 分钟。加入凤尾鱼、刺山柑和红辣椒碎片炒至香味四溢，并用木勺将原料捣碎，大约 2 分钟，然后关火。

捞出意大利面沥干水，保留 1/2 杯煮面水。将面条倒入煎锅，与酱拌匀。加入一点煮面水，以防面条粘在一起，继续烹制，直至水分蒸发。加入切碎的欧芹，并按个人口味适当加入盐。用磨碎的干酪装饰后上桌。

舞茸、核桃野生稻米饭

这道美味的米饭以增强免疫力的蘑菇与核桃为特色，既可以用作热菜配菜，也可以在冷却后当沙拉食用。

份数： 4 人份

烹饪时间： 30 分钟

制作时间： 10 分钟

原料：

2 杯干燥的野生稻米

1 杯半瓣核桃，切成大块

12 盎司舞茸，粗粗切开

1/4 杯特级初榨橄榄油

1/4 杯黄洋葱，切细

2 茶匙柠檬汁

盐和胡椒，按个人口味适量添加

香菜粉，按个人口味适量添加

2 汤匙新鲜小葱末

制作过程：

将野生稻米洗净后，按包装袋上的说明煮饭。等稻米松软，其中一些米粒炸开时，饭就煮好了。将米饭装入大金属碗中，冷却至室温。

用中高火在铸铁平底锅中将核桃仁炒 2 分钟至散发出香味，小心不要炒煳。盛出核桃仁，放到一旁冷却。

用中火在平底锅中加热橄榄油，放入洋葱煎 1 分钟左右至洋葱发软，略微呈黄褐色。加入蘑菇，煎 3 分钟。加入炒好的核桃仁和柠檬汁，用木勺将它们拌匀。按个人口味加入盐和胡椒。关火，稍稍冷却一下。

把蘑菇混合物加到米饭中拌匀。上桌前再撒上香菜粉和小葱末。

蚝油炒鸡大腿

鸡大腿含有维生素 K_2，只要去掉上面所有的脂肪，它便是鸡身上最健康的部分。下面这道炒菜添加了能增强免疫力的蚝油，可以唤醒你的味蕾。

份数： 4 人份

烹饪时间： 10 分钟

制作时间： 5 分钟

原料：

8 条去骨、去皮的鸡大腿，切成一口大小的肉块

2 汤匙植物油

1 瓣蒜，切成蒜末

1 茶匙姜末

2 个绿洋葱，斜切成 1 英寸长

腌汁：

2 汤匙酱油

1 汤匙绍兴黄酒

1 汤匙玉米淀粉

1 茶匙芝麻油

酱汁：

1/3 杯水

2 汤匙蚝油

2 汤匙玉米淀粉

1 汤匙酱油

1 汤匙绍兴黄酒

1 茶匙蜂蜜

1 茶匙芝麻油

制作过程：

将腌汁的所有原料倒入碗中。加入鸡大腿拌匀，放到冰箱里充分腌渍30分钟。

将所有酱汁原料倒入碗中，搅拌均匀。

大火加热炒锅或铸铁平底煎锅，倒入植物油，油温升高后，放入蒜、姜和绿洋葱，翻炒约1分钟，让油入味。将绿洋葱混合物倒出来备用。

继续用大火，加入腌好的鸡肉块（只要鸡肉，不要腌汁）频繁翻炒约3分钟。然后将绿洋葱混合物重新倒入锅中。

加入酱汁，大火继续翻炒1～2分钟，直到鸡肉熟透，酱汁浓稠并裹住所有原料。倒入盘中，立刻上桌。

橄榄、柠檬普罗旺斯浓汁烧鸡

这道菜将橄榄、圣女果、香草和鸡肉精妙的滋味融合成一道抚慰人心的美食，剩菜同样美味可口。

份数： 4人份

烹饪时间： 30分钟

制作时间： 15分钟

原料：

1.5磅鸡大腿，带骨，带皮

盐和胡椒，按个人口味适量添加

1汤匙特级初榨橄榄油

1根中等大小的大葱，切成薄片

4瓣大蒜，剁成蒜末

1杯干白葡萄酒（白苏维翁或灰皮诺）

1.5杯圣女果

1杯尼斯橄榄

10枝新鲜迷迭香

1盎司新鲜百里香

2个中等大小的柠檬，竖着切成四块楔形

平叶欧芹，切碎

制作过程：

将烤箱预热到约218℃，用盐和胡椒给鸡大腿调味。用中高火在大平底煎锅（可以放入烤箱的）中加热橄榄油，将带皮部分的鸡肉朝下煎4分钟，直至外表酥脆，呈金黄色，然后翻过鸡肉，将另一面煎1分钟。取出鸡肉，放入盘中，带皮的一面朝上。

将火调至大火，把葱和蒜加入锅中。用木勺搅散鸡肉块，煎1分钟，倒入葡萄酒，稀释锅底的结块，烹制1分钟。

小心将鸡肉带皮的一面朝上放入煎锅中，倒入盘中渗出的汁，加入圣女果、橄榄、迷迭香、百里香和欧芹。挤入柠檬汁，并将挤汁后的柠檬放在鸡肉周围。

将平底锅放入预热后的烤箱里，烤制20分钟。带锅上桌。与新鲜出炉的酸面包片一起享用。

龙井虾仁

这道清淡、芬芳的菜带有虾仁和来自中国杭州的优质炒制绿茶（龙井茶）的风味，具有增强免疫力的特性。

份数： 4 人份

烹饪时间： 20 分钟

制作时间： 20 分钟

原料：

1 磅鲜虾（20 只），去壳，去虾线

2 汤匙植物油

1 英寸大小的去皮鲜姜，切成火柴棍大小的细丝

2 汤匙绍兴黄酒

腌汁：

1 汤匙绍兴黄酒

1 汤匙玉米淀粉

1/4 茶匙白胡椒

酱汁：

1 汤匙龙井茶叶

1 杯开水

1 茶匙玉米淀粉

1/2 茶匙盐

制作过程：

清理并洗净鲜虾。将腌汁的原料搅拌在一起。加入虾仁，轻轻搅拌均匀，放入冰箱腌至少 15 分钟。

制作酱汁时，先用开水将茶叶泡 5 分钟。滤出茶叶备用。用 5 汤匙冷

水化开玉米淀粉，加入盐，然后倒进茶水中。

用大火在炒锅中加热植物油，翻炒姜丝30秒，然后加入腌渍好的虾仁，翻炒2分钟，直至快要熟透。取出虾仁。

清洗炒锅，把火开到中火。倒入茶汁煮大约1分钟，酱汁开始变黏稠时，加入虾仁和保留的茶叶。翻炒均匀，直至酱汁完全包裹住虾仁。装盘后立刻上桌。

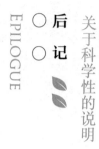

　　我在本书中一直强调特定食物有利于身体健康背后的科学道理。我的目的是分享这些信息，让你能够将这些知识转化为行动，我想这也是你选择本书的初衷。大家可能想知道我是如何选择科学数据的。毕竟，任何对健康新闻感兴趣的人都知道，很多关于食品和健康的信息有时是相互矛盾的。

　　为公众解读科学新闻真的很具挑战性，但下面是我想告诉大家的一些重要信息。首先，任何研究都不是一个课题的终结。好的科学研究是一个严格、缜密的过程，通过不断重复和完善研究方法来检验、思考、总结和确认其结果。我们由此不断发展和完善我们对世界的理解，包括食物和我们的健康之间的关系。我在本书中介绍了数百项研究，其中有许多令人兴奋的发现，不过每项研究的结果都不可避免地引出新的问题。这就是科学的本质。谈到食物和健康防御系统，这是人类探索的一个激动人心的新领域。大量数据都在告诉我们，继续探索非常重要，但我们要了解的东西依然很多。

　　我为本书选择的研究通常来自以下四种方法之一：人体临床研究、大规模真实世界人群的流行病学研究、动物研究，以及分析食物因素对人类细胞影响的实验室研究。我尝试关注每一个可能产生变化的人类数据，因为这才是最重要的。然而，对动物和细胞的研究可以提供事物如何以及为何会起作用的深刻见解。如果这些发现能够帮助弄清和理解同样存在于人类身上的数据，那么它们将是最有意义的。

这些研究本身使用的方法与药物研发使用的方法类似：基因组测序、蛋白质组学、细胞培养、动物模型、随机安慰剂对照的人类临床试验，以及对大量人群开展的真实世界研究。我选择强调那些因为有特定假设或结果而脱颖而出的研究。这些也是我与从事医学前沿研究的科学家和医生谈论的那种研究。

更多的研究是必要的，以进一步发展科学基础，并在此基础上给个人提供具体的饮食建议。食品科学家、生命科学家、营养学家、农业专家、医生、行为科学家和流行病学家需要联合起来，继续研究食物如何影响我们的身体。

最后几点。

不要把本书给出的食物建议当作真理。每个人都有自己的饮食健康需求，5×5×5 计划的目的是让你制定出最适合自己的饮食方案。未来人们会发布更多关于食物的数据，我鼓励大家使用 PubMed，将它用作一个不断更新的知识来源。或者访问 http://drwilliamli.com，注册后可以查看定期更新的数据。

其次，在食用本书中提到的任何食物或饮料时都要运用常识。我并没有建议你在饮食中无限量地加入某种食物，以非自然的量食用任何天然物质都必然产生有害的影响。健康的定义是一种平衡状态，或稳态。过量摄入任何东西，无论是酒精、糖，还是普通的饮用水，都会破坏这种平衡。对你的身体而言，并不是越多越好。没有一种食物是灵丹妙药。

最后，食物不能代替医疗。我向来相信要善用手头所有最好的资源。

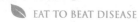
药物可以挽救生命，但食物也是健康工具箱的一部分，可以起到干预作用，而且不需要处方或静脉注射。食品和药物组合的潜在害处被广泛研究，但它们如何以有益的方式相互作用也是一个令人兴奋、有待探索的新领域。

任何一种天然食品都不是绝对好或者不好的。食物对每个人的影响都是独特的，这种影响取决于多种因素，包括人体的基因组成。本书的写作目的在于强调食物的有益性，因为它们对健康防御系统有积极的影响，但是在个人层面，当你选择吃什么时，还需要考虑其他因素。在对饮食做出重大改变之前，一定要和医生确认一下，尤其是在你生病或者正在服药的情况下。你还需要考虑哪些因素最适合你的病情，这可能包括糖尿病、心血管疾病或其他慢性疾病。

我鼓励大家把本书当作起点。你在整本书中都可以看到，有科学证据表明，比起沙拉中的食材，还有更多的食物对健康有益。每个人都可以通过饮食来抵抗疾病，而这些食物在许多文化和传统中都很容易获得，也很有吸引力。我在开头部分向大家介绍了身体如何通过自身的防御系统来治愈自己的激动人心的新见解。如果你从现在开始，每天更明智地带着明确的抵御疾病的意图选择食物，我会觉得我的努力没有白费。

每天从各个防御类别中选择一种食物摄入。

防御：血管生成

抗血管生成

- 杏仁
- 凤尾鱼
- 苹果皮
- 苹果（澳洲青苹、蛇果、斑皮苹果）
- 杏
- 北极红点鲑
- 芝麻菜
- 竹笋

- 大麦
- 啤酒
- 比利时菊苣
- 大眼金枪鱼
- 黑鲈鱼
- 黑豆
- 黑李子
- 黑覆盆子
- 红茶

■ 黑莓

■ 蓝莓

■ 蓝莓干

■ 蓝鳍金枪鱼

■ 青鱼

■ 小白菜

■ 腌鲻鱼卵

■ 西蓝花

■ 球花甘蓝

■ 卷心菜

■ 卡芒贝尔奶酪

■ 刺山柑

■ 胡萝卜

■ 腰果

■ 花椰菜

■ 鱼子酱（鲟鱼）

■ 洋甘菊茶

■ 樱桃

■ 樱桃干

■ 圣女果

■ 栗子

■ 奇亚籽

■ 鸡肉（深色肉）

■ 辣椒

■ 肉桂

■ 苹果浊汁

■ 鸟蛤

■ 咖啡

■ 蔓越莓

■ 蔓越莓干

■ 黑巧克力

■ 东方牡蛎

■ 埃丹奶酪

■ 茄子

■ 埃门塔尔奶酪

■ 阔叶菊苣

■ 蕨菜

■ 鱼卵（三文鱼）

■ 亚麻籽

■ 卷叶菊苣

■ 人参

■ 豪达奶酪

■ 鲻鱼

■ 绿茶

■ 番石榴

■ 鳕鱼

■ 大比目鱼

■ 伊比利亚橡果火腿

■ 亚尔斯贝格奶酪

■ 茉莉花茶

- 海鲂
- 羽衣甘蓝
- 韩国泡菜
- 奇异果
- 甘草
- 荔枝
- 夏威夷果
- 鲭鱼
- 柠果
- 菲律宾蛤仔
- 地中海鲈鱼
- 明斯特奶酪
- 菜豆
- 油桃
- 橄榄油（特级初榨橄榄油）
- 洋葱
- 乌龙茶
- 牛至
- 太平洋牡蛎
- 桃
- 碧根果
- 薄荷
- 松子
- 粉红葡萄柚
- 开心果
- 李子
- 石榴
- 鲳鲹鱼
- 帕尔马火腿
- 南瓜子
- 绿叶菊苣
- 红菊苣
- 虹鳟鱼
- 覆盆子
- 红黑皮番茄
- 红鱼
- 红叶莴苣
- 红鲻鱼
- 红葡萄酒（赤霞珠、品丽珠、味而多）
- 罗马花椰菜
- 迷迭香
- 芜菁甘蓝
- 三文鱼
- 圣马扎诺番茄
- 沙丁鱼
- 德国酸菜
- 海鲷
- 海参
- 煎茶

- 芝麻
- 大豆
- 刺龙虾
- 西葫芦花
- 墨鱼汁
- 斯蒂尔顿奶酪
- 草莓
- 无核葡萄干
- 葵花子
- 剑鱼

- 橘红色番茄
- 特雷维索菊苣
- 铁观音绿茶
- 金枪鱼
- 姜黄
- 芜菁
- 核桃
- 西瓜
- 黄尾鱼

刺激血管生成

- 苹果皮
- 苹果(澳洲青苹、蛇果、斑皮苹果)
- 芦笋
- 大麦
- 比利时菊苣
- 黑李子
- 蓝莓干
- 刺山柑
- 樱桃干
- 奇亚籽
- 辣椒

- 蔓越莓
- 蔓越莓干
- 阔叶菊苣
- 亚麻籽
- 卷叶菊苣
- 人参
- 洋葱
- 薄荷
- 南瓜子
- 绿叶菊苣
- 红菊苣
- 红叶莴苣

- 迷迭香
- 芝麻
- 无核葡萄干

- 葵花子
- 特雷维索菊苣

防御：再生

- 凤尾鱼
- 苹果皮
- 苹果（澳洲青苹、蛇果、斑皮苹果）
- 杏
- 北极红点鲑
- 竹笋
- 大麦
- 啤酒
- 比利时菊苣
- 大眼金枪鱼
- 苦瓜
- 黑鲈鱼
- 黑果腺肋花楸
- 黑李子
- 黑覆盆子
- 红茶
- 黑莓
- 蓝莓

- 蓝莓干
- 蓝鳍金枪鱼
- 青鱼
- 腌鲻鱼卵
- 刺山柑
- 胡萝卜
- 鱼子酱（鲟鱼）
- 芹菜
- 洋甘菊茶
- 樱桃
- 樱桃干
- 栗子
- 奇亚籽
- 辣椒
- 中国芹菜
- 鸟蛤
- 咖啡
- 芥蓝
- 康科德葡萄汁

- 蔓越莓
- 蔓越莓干
- 黑巧克力
- 东方牡蛎
- 茄子
- 阔叶菊苣
- 蕨菜
- 鱼卵（三文鱼）
- 亚麻籽
- 卷叶菊苣
- 人参
- 枸杞
- 葡萄
- 鲻鱼
- 四季豆
- 绿茶
- 鳕鱼
- 大比目鱼
- 海鲂
- 羽衣甘蓝
- 奇异果
- 荔枝
- 鲭鱼
- 杧果
- 菲律宾蛤仔

- 地中海鲈鱼
- 芥菜
- 油桃
- 橄榄油（特级初榨橄榄油）
- 洋葱
- 牛至
- 太平洋牡蛎
- 桃子
- 花生
- 薄荷
- 柿子
- 开心果
- 李子
- 石榴
- 鲳鲹鱼
- 南瓜子
- 绿叶菊苣
- 紫土豆
- 红菊苣
- 虹鳟鱼
- 覆盆子
- 蛏子
- 红叶莴苣
- 红鲻鱼
- 红葡萄酒（赤霞珠、品丽珠、

味而多）

■ 红鱼

■ 米糠

■ 迷迭香

■ 藏红花

■ 三文鱼

■ 沙丁鱼

■ 海鲈

■ 海鲷

■ 海参

■ 芝麻

■ 大豆

■ 菠菜

■ 刺龙虾

■ 西葫芦花

■ 墨鱼汁

■ 草莓

■ 无核葡萄干

■ 葵花子

■ 牛皮菜

■ 剑鱼

■ 特雷维索菊苣

■ 百里香

■ 松露

■ 金枪鱼

■ 姜黄

■ 核桃

■ 山葵

■ 西洋菜

■ 全谷物

■ 黄尾鱼

防御：微生物组

■ 杏

■ 芝麻菜

■ 芦笋

■ 竹笋

■ 黑豆

■ 红茶

■ 蓝莓

■ 小白菜

■ 西蓝花

■ 卷心菜

■ 卡芒贝尔奶酪

■ 胡萝卜

- 花椰菜
- 洋甘菊茶
- 鸡油菌
- 樱桃
- 奇亚籽
- 鹰嘴豆
- 辣椒
- 咖啡
- 康科德葡萄汁
- 蔓越莓
- 蔓越莓汁
- 黑巧克力
- 茄子
- 金针菇
- 阔叶菊苣
- 蕨菜
- 亚麻籽
- 卷叶菊苣
- 豪达奶酪
- 绿茶
- 羽衣甘蓝
- 韩国泡菜
- 奇异果
- 小扁豆
- 猴头菇

- 荔枝
- 舞茸
- 杧果
- 羊肚菌
- 菜豆
- 油桃
- 橄榄油（特级初榨橄榄油）
- 乌龙茶
- 平菇
- 中国泡菜
- 帕尔马干酪
- 桃子
- 豌豆
- 李子
- 石榴汁
- 牛肝菌
- 裸麦粗面包
- 南瓜子
- 绿叶菊苣
- 红菊苣
- 红葡萄酒（赤霞珠、品丽珠、味而多）
- 芜菁甘蓝
- 德国酸菜
- 芝麻

- 香菇
- 酸面包
- 墨鱼汁
- 葵花子
- 特雷维索菊苣
- 番茄

- 芜菁
- 核桃
- 白蘑菇
- 全谷物
- 酸奶

防御：DNA 保护

- 针叶樱桃
- 杏仁酱
- 杏仁
- 凤尾鱼
- 杏
- 北极红点鲑
- 芝麻菜
- 竹笋
- 罗勒
- 大眼金枪鱼
- 黑鲈鱼
- 红茶
- 蓝莓
- 蓝鳍金枪鱼
- 青鱼
- 小白菜

- 腌鲻鱼卵
- 巴西坚果
- 西蓝花
- 球花甘蓝
- 西蓝花苗
- 卷心菜
- 卡姆果
- 胡萝卜
- 腰果酱
- 腰果
- 花椰菜
- 鱼子酱（鲟鱼）
- 洋甘菊茶
- 樱桃
- 圣女果
- 栗子

■ 鸟蛤

■ 咖啡

■ 康科德葡萄汁

■ 黑巧克力

■ 东方牡蛎

■ 茄子

■ 蕨菜

■ 鱼卵（三文鱼）

■ 亚麻籽

■ 葡萄柚

■ 鲻鱼

■ 绿茶

■ 番石榴

■ 鳕鱼

■ 大比目鱼

■ 榛子

■ 海鲂

■ 羽衣甘蓝

■ 奇异果

■ 荔枝

■ 夏威夷果

■ 鲭鱼

■ 杧果

■ 菲律宾蛤仔

■ 马郁兰

■ 地中海鲈鱼

■ 混合浆果汁

■ 油桃

■ 橄榄油（特级初榨橄榄油）

■ 乌龙茶

■ 橙汁

■ 橙子

■ 蚝油

■ 太平洋牡蛎

■ 番木瓜

■ 桃子

■ 花生酱

■ 花生

■ 碧根果

■ 薄荷

■ 松子

■ 粉红葡萄柚

■ 开心果

■ 李子

■ 鲳鲹鱼

■ 南瓜子

■ 虹鳟鱼

■ 红黑皮番茄

■ 红鲻鱼

■ 红鱼

- 罗马花椰菜
- 迷迭香
- 芜菁甘蓝
- 鼠尾草
- 三文鱼
- 圣马扎诺番茄
- 沙丁鱼
- 海鲈
- 海鲷
- 海参
- 芝麻
- 大豆
- 刺龙虾
- 西葫芦花
- 西葫芦籽

- 墨鱼汁
- 草莓
- 葵花子
- 剑鱼
- 芝麻酱
- 橘红色番茄
- 百里香
- 松露
- 金枪鱼
- 姜黄
- 芜菁
- 核桃
- 西瓜
- 黄尾鱼

防御：免疫

- 针叶樱桃
- 陈年大蒜
- 苹果皮
- 苹果（澳洲青苹、蛇果、斑皮苹果）
- 杏
- 芝麻菜

- 竹笋
- 大麦
- 比利时菊苣
- 黑李子
- 黑覆盆子
- 红茶
- 黑莓

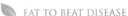
- 黑莓干
- 蓝莓
- 蓝莓干
- 小白菜
- 西蓝花
- 球花甘蓝
- 西蓝花苗
- 卷心菜
- 卡姆果
- 刺山柑
- 胡萝卜
- 花椰菜
- 洋甘菊茶
- 鸡油菌
- 樱桃
- 樱桃干
- 圣女果
- 栗子
- 奇亚籽
- 辣椒
- 咖啡
- 芥蓝
- 康科德葡萄汁
- 蔓越莓
- 蔓越莓干

- 蔓越莓汁
- 黑巧克力
- 茄子
- 金针菇
- 阔叶菊苣
- 蕨菜
- 亚麻籽
- 卷叶菊苣
- 人参
- 枸杞
- 葡萄柚
- 绿茶
- 番石榴
- 羽衣甘蓝
- 韩国泡菜
- 奇异果
- 甘草
- 荔枝
- 舞茸
- 杧果
- 羊肚菌
- 芥菜
- 油桃
- 橄榄油（特级初榨橄榄油）
- 洋葱

- 橙汁
- 橙子
- 平菇
- 太平洋牡蛎
- 桃子
- 薄荷
- 李子
- 石榴
- 牛肝菌
- 南瓜子
- 绿叶菊苣
- 红菊苣
- 覆盆子
- 蛏子
- 红叶莴苣
- 红葡萄酒(赤霞珠、品丽珠、味而多)
- 罗马花椰菜
- 迷迭香

- 芜菁甘蓝
- 藏红花
- 德国酸菜
- 芝麻
- 香菇
- 菠菜
- 西葫芦花
- 墨鱼汁
- 草莓
- 无核葡萄干
- 牛皮菜
- 特雷维索菊苣
- 松露
- 姜黄
- 芜菁
- 核桃
- 西洋菜
- 白蘑菇

　　既然你已经对自己的健康防御系统有了深刻的了解，并且学会了如何按照每日工作表吃东西来增强这些防御系统，那你可以使用我创造的新工具来计算自己的健康究竟面临多大的风险。它改编自世界各地的医生采用的计算方法。

　　我设计的健康风险评分系统旨在帮助你评估自己当前的健康状况和未来的风险，并运用这些信息做出明智的决定，以保护你的健康。了解自己的健康风险可以成为一个非常有激励作用的因素，促使你改变你的饮食和生活方式。你每天选择摄入的食物和饮料可以帮助你改变这些风险。

　　面对现实吧，每个人都有自己的健康风险。许多因素会影响你的身体，并影响你一生中患上严重疾病的风险。从童年到青春期，从成年到退休岁月，你生活在哪里，做什么工作，吃什么，如何打发休闲时间，这些都可以增加或减少这些风险。你的基因为你最终可能患上的疾病奠定了基础，但你可以通过了解并降低一些风险来改变自己的命运。

　　你可能已经注意到，你的初级保健医生，也被称为全科医生，会在你每次体检时评估你的健康风险。在你们第一次会面时，医生拿出听诊器之前，会就你的个人史、家族史、生活方式、担忧和恐惧等问题对你进行深入的了解。他会问你做什么工作，有什么爱好，父母和兄弟姐妹的健康状况，以及受训询问的无数其他问题。他通过这些问题了解你这个个体，同时也做一个健康风险评估，收集你的信息并在脑海里分析这些信息，对你患上某种危及生命的重病的可能性做出判断，同时制订一个计划，以帮助你避免未来可能出现的健康灾难。

健康风险评分

我为这个评估设计了一个简单的评分系统，帮助你计算自己目前面临的健康风险有多大。我的系统基于 3 个健康风险级别：低风险、中等风险和高风险。你可以根据自己对下列 18 个问题的回答确定你属于哪一类，这些问题是生成健康风险评分公式的一部分。每个答案会产生相应的分数。只要将这些分数相加，你就能得到一个总分。

健康评估中的评分系统是帮助人们了解患病风险和死亡率的重要方法。美国疾病控制中心、美国医疗保健研究与质量局和保险公司都使用各种工具来测量健康风险。[1] 我设计的系统基于已知的个人和家族病史等健康风险因素，因此在这个系统中，你的总分不会预测任何特定的疾病，而是旨在体现各种风险因素叠加后的权重，反映出对任何个体而言，与较低的健康风险相比，较高的健康风险意味着更有可能患病。

我将逐一介绍我的健康风险评分系统中的每个问题，并向大家展示评分示例以及如何计算总分。

问题 1：你的年龄？

随着年龄的增长，患上多种可预防的慢性疾病的风险也会增加。

得分：如果你不到 30 岁，给自己打 0 分。如果你在 30 岁到 50 岁之间，给自己打 1 分。如果你超过 50 岁，那么从现在开始，你患上大多数慢性疾病的风险都会增加，所以给自己打 2 分。

问题 2：你的性别？

这一问题不计分。其目的是帮你专注于一些特定的饮食因素，因为已经有证据显示这些因素可以降低患与性别相关的疾病的风险。

如果你是女性，随着年龄的增长，患乳腺癌、卵巢癌、宫颈癌、子宫内膜癌和子宫癌等特定疾病的风险会增加。如果你是男性，随着年龄的增长，患前列腺癌的风险也会增加。

问题 3：你的体重指数是多少？

体重指数与患病风险有关。体重指数越高，患糖尿病、癌症和心血管疾病的风险就越高。[2] 体重指数是根据体重和身高来衡量体内脂肪含量的计算方法。体重指数的计算公式 [3] 如下所示。

以千克和米为单位：
体重（千克）/ 身高（米）^{2} = 体重指数

体重指数的正常健康范围应该在 18 ～ 25 之间。如果你的体重指数低于 18，你就是体重过轻。体重指数在 25 ～ 30 之间是超重。任何超过 30 的数字都被视为肥胖。病态肥胖的定义是体重指数大于 40。如果你的体重指数超过 30，那么你患所有与肥胖相关的疾病的风险都会大大增加。体重指数的升高会增加你的健康风险得分。请记住，儿童和亚裔人群有几种不同的体重指数评分和解释。本算法所采用的计算方法是世界卫生组织所接受的其中一种。

得分：如果你的体重指数正常（18 ～ 25），你的得分为 0。体重指数为 26 ～ 30，给自己打 1 分。如果体重指数超过 30，给自己打 2 分。

问题 4：你过去有什么病史？

就像生活中的许多事情一样，从健康的角度来说，你的过去也能预测未来。无论过去的健康状况如何，你过去患的疾病越多，未来潜在的风险就越大。这里指的只是疾病，与手术或创伤无关。如果你经常服用处方药，你可能至少患有一种疾病。如果你曾因意外或分娩以外的任何原因住院，你可能有一种或多种病史。精神健康状况，如抑郁症、双相情感障碍和精神分裂症，是你病史的重要组成部分。如果你对此有任何疑问，只需让你的初级保健医生给你一份反映你病史情况的清单，或者复印一份病历，看看医生在"既往病史"那一栏写了些什么。在回顾自己所有的既往病史时，你可以给它们贴上"活跃"的标签，也就是说你所面临的是一种仍然存在的疾病，或者"不活跃"，即它曾经存在过，但现在不再需要关注或治疗。

得分：如果你的健康状况良好，从未被诊断出患有某种疾病，恭喜你，给自己打 0 分。如果你之前得过某种病，但它并不活跃（不需要关注，也无须治疗），给自己打 1 分。这意味着你的身体可能已经恢复了，不过或许仍会给你带来持续性的伤害，这会增加你未来患病的风险。如果你至少有一种目前正在接受治疗的活跃的病症，或者之前得到过不止一种疾病的诊断结果，那么无论它们是活跃的还是不活跃的，都要给自己打 2 分。

问题 5：你是否患有任何超高风险的疾病，使你在未来容易患上其他并发症或疾病？

医生知道，某些疾病会使患者处于高风险之中，从而导致他们未来出现与该疾病相关的问题。一些超高风险的疾病包括：

- 光线性角化病
- 自身免疫病，如炎症性肠病、乳糜泻、硬皮病、狼疮、类风湿关节炎、多发性硬化等
- 酒精性肝病
- 巴雷特食管
- 心血管疾病，如高血压、冠心病、颈动脉疾病或周围血管疾病
- 子宫内膜异位症
- 肝炎
- 接触过人乳头瘤病毒
- 高脂血症，包括家族性高胆固醇血症
- 牙周炎
- 先兆子痫
- 肾功能不全
- 创伤性脑损伤
- 1 型、2 型或妊娠期糖尿病

得分：如果你的病史中没有超高风险的疾病，你的得分为 0。如果你患有一种高风险疾病，给自己打 1 分。如果你患有一种以上的高风险疾病，给自己打 2 分。

问题 6：你有什么家族史？

某种疾病的家族史会增加你患这种疾病的风险。你可以问问自己，你的家族中是否有人——你的母亲、父亲、兄弟姐妹、祖父母和外祖父母——患有某种会代代相传的疾病。这是一种遗传，目前尚无法对此进行任何基因修改，但知道你有这种风险可以引导你迅速采取行动，通过饮食降低风险。以下是一些需要进行风险评估的家族史：

■ 癌症相关的综合征，如家族性结肠息肉病、李－佛美尼综合征、林奇综合征、希佩尔－林道综合征或多囊卵巢综合征

■ 克罗恩病

■ 家族性高胆固醇血症（高胆固醇）

■ 遗传性癌症，如乳腺癌、卵巢癌、结肠癌、前列腺癌、胃癌、黑色素瘤、胰腺癌、子宫癌或视网膜母细胞瘤

■ 神经退行性疾病，如阿尔茨海默病、亨廷顿病和帕金森病

■ 1型、2型或妊娠期糖尿病

得分：如果你没有遗传性疾病的家族史，给自己打 0 分。如果你有一种或多种，给自己打 2 分。

问题 7：你住在哪里？

你住的地方可能会要你的命。即使你不住在有辐射的切尔诺贝利或福岛附近，世界上仍然有些地方的患病率，比如癌症，比其他地方高得多，然而住在那里的人不知道这一点或者不知道自己能做些什么来抵消风险。在美国，癌症风险最高的 10 个州依次是肯塔基州、特拉华州、路易斯安那州、宾夕法尼亚州、纽约州、缅因州、新泽西州、艾奥瓦州、罗得岛州和

康涅狄格州。[4] 公共卫生专家推测，这些地区存在环境或其他暴露因素，而这些因素是导致患病风险升高的原因。如果你居住在这些州，你肯定需要做些什么来降低风险。世界上患癌率最高的国家是丹麦、法国（大都市）、澳大利亚、比利时、挪威、爱尔兰、韩国、荷兰和新喀里多尼亚。如果你生活在这些国家，你就身处高风险区域。

美国糖尿病患病率最高的地区是波多黎各、关岛、密西西比州、西弗吉尼亚州、肯塔基州、亚拉巴马州、路易斯安那州、田纳西州、得克萨斯州和阿肯色州。[5] 全世界糖尿病患病率最高的地区是马绍尔群岛、密克罗尼西亚、基里巴斯、法属波利尼西亚、沙特阿拉伯、瓦努阿图、科威特、巴林、毛里求斯和新喀里多尼亚。[6]

美国心血管疾病风险最高的州是肯塔基州、西弗吉尼亚州、路易斯安那州、俄克拉何马州、亚拉巴马州、密西西比州、密歇根州、阿肯色州、田纳西州和得克萨斯州。在世界范围内，心血管疾病死亡率最高的国家是俄罗斯、乌克兰、罗马尼亚、匈牙利、古巴、巴西、捷克共和国、阿根廷和墨西哥。

请记住，死亡可能与无法获得现代医疗保健和某些地区缺乏医生有关。尽管如此，这些地区仍是世界上最致命的地方。如果你住在其中一个地方，你比住在其他地方的人面临更高的风险。

这 3 种重大疾病——癌症、糖尿病和心血管疾病——占了在很大程度上可以预防的慢性疾病中的绝大部分，而这些慢性疾病不仅在许多情况下可以被逆转，还可以通过改善饮食和生活方式加以预防。

得分：如果你生活在这 3 种致命疾病之一的十大高危地区，给自己打 1 分。如果没有，给自己打 0 分。

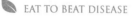
问题 8：你的遗传风险是什么？

越来越多的公司提供对体液进行 DNA 检测的服务，以此来确定人们患遗传疾病的风险。这些服务是精准医疗革命的一部分，而随着能够分析数百万基因数据点的计算能力的发展，精准医疗革命已经成为一种可能。你的唾液中含有 DNA，你可以送去测试各种疾病的风险标志物，如各种癌症、帕金森病、晚发型阿尔茨海默病、乳糜泻和罕见疾病（遗传性血栓形成倾向、遗传性血色素沉着症、葡萄糖 -6- 磷酸脱氢酶缺乏症、1 型戈谢病、因子 XI 缺乏症、早发型原发性肌张力障碍、α1- 抗胰蛋白酶缺乏症）。[7]

虽然只有 5% ～ 10% 的癌症是遗传性的，但它们可以通过基因检测来识别。这些癌症包括乳腺癌（女性和男性）、结直肠癌、黑色素瘤、卵巢癌、胰腺癌、前列腺癌、胃癌和子宫癌。一些心脏疾病的患病风险也可以通过 DNA 测试被检测出来。家族性高胆固醇血症、动脉病、心律失常和心肌病都可以被检测到。如果你的 DNA 检测在某一疾病的遗传风险上呈阳性，那么你可以立即在生活方式上采取行动，包括改变饮食，以帮助降低患病风险，尤其是癌症、自身免疫病、神经退行性疾病和心脏病。

得分：如果你还没有做过 DNA 检测，得分为 0。如果你做过 DNA 检测，没有发现患病风险增高，得分为 0。如果 DNA 检测显示你患某种疾病的风险较高，那么你的得分为 1。如果检测显示你有两种或两种以上的患病风险，给自己打 2 分。

问题 9：你接触过有毒物质吗？

接触环境中的有毒物质会增加患病风险，而且其潜在来源太多，无法一一列出。接触有毒物质的渠道有可能是你生活的地方、你的工作环境、你的家，甚至你的爱好。[8]检查一下，看看你是否曾与这些常见的毒素有过大量接触，它们可能会对健康造成威胁：

- 砷（旧玩具）
- 石棉（老房子）
- 苯（汽油）
- 四氯化碳（以前用于干洗溶剂）
- 二噁英和杀虫剂 DDT
- 甲醛（汽车尾气）
- 工业染料（芳香胺和苯胺染料）
- 铅
- 汞（旧牙齿填充材料）
- 二氯甲烷（涂料稀释剂）
- 对二氯苯（樟脑丸、马桶除臭剂、房间清新剂）
- 全氟化合物（在旧不粘锅中）
- 辐射（没有被屏蔽掉的）
- 氡（从地面渗到你家中的辐射）
- 甲苯（涂料稀释剂）
- 电子烟雾（来自电子烟）
- 氯乙烯（水管）

得分：如果你之前没有大量接触过以上任何一种毒素，那么给自己打 0 分。如果你大量接触过一种，给自己打 1 分。如果你接触过不止一种毒素，给自己打 2 分。

问题 *10：你曾经或现在吸烟吗？*

　　吸烟（香烟、雪茄、烟斗、鼻烟、咀嚼用烟草）是一种致命的习惯，但并不是所有人都能意识到这一点，即使是多年前吸过烟的人也不能幸免。无论是吸烟还是咀嚼烟草，情况都一样。事实上，烟草是一种有毒物质，会大大增加对健康的危害，因此它本身就有风险，而且和一个爱吸烟的人待在家里或经常和他在一起几乎和自己吸烟一样糟糕。甚至和吸烟者生活在一起的宠物猫也会患上口腔癌，因为它们会舔掉皮毛上的烟雾。[9]

　　得分：如果你从不吸烟，给自己打 0 分。如果你以前经常吸烟，或者住在有吸烟者的家里，或者在一个充满烟草烟雾的环境（餐馆、酒吧、俱乐部）中工作或度过较长时间，但现在没有，给自己打 1 分。如果你经常吸烟——包括吸电子烟——或生活、工作、长时间待别人吸烟的环境中，给自己打 2 分。

问题 *11：你喝酒吗？*

　　正如你在本书中所读到的，少量或适量饮用红葡萄酒和啤酒对健康有益。大量饮酒会使你面临罹患多种慢性疾病的风险，尤其是消化系统疾病，因为酒精是一种毒素。每一种酒精饮料都是如此。

　　得分：如果你不喝酒，给自己打 0 分。如果你适量饮酒（每天喝一杯或不到一杯的红葡萄酒或啤酒，但不喝白酒），给自己打 –1 分（减去 1 分），因为你的患病风险降低了。如果你每天喝一杯以上的葡萄酒或啤酒，或喝一小杯蒸馏酒，给自己打 1 分。如果你经常喝烈性酒，那就给自己打 2 分。

问题 12：你一辈子的饮食模式是什么？

大多数人不会从一辈子的角度去思考他们的饮食习惯，但你从小吃什么，以及多年来以特定的饮食模式吃了什么，这些习惯都会增加或降低健康风险。突然改变模式可能是迈向更健康的未来的一个良好开端，然而事实上，从食物的角度来说，你的总体健康风险评分依据的是你这一生所接触到的食物以及你长期的饮食习惯。

那么，在你的一生中，你会如何描述你的整体饮食模式呢？想想你的生活通常遵循下列 3 种模式中的哪一种：地中海或亚洲饮食，由新鲜食材、大量蔬菜和膳食纤维构成；西式饮食，常被称为"肉和土豆"计划，以肉为主，新鲜蔬菜却吃得少；或者是一种垃圾食品饮食，主要由工业加工食品、饭馆的快餐和油炸食品、饱和脂肪、软饮料和大量零食组成。

得分：如果你属于第一种，给自己打 –1 分（这有利于健康，所以你减去一个风险点）。如果你曾经有不健康的饮食习惯，但现在吃的是更健康、以植物为主的饮食，给自己打 0 分。如果你属于西式饮食，给自己打 1 分。如果你的答案是垃圾食品，给自己打 2 分。

问题 13：你的运动水平如何？

勤于运动对任何年龄的健康都很重要。运动对于力量和体能至关重要，即使是经常性的快走也是有益的。你不一定非要去健身房，或者请一名健身教练。也许你喜欢户外运动，常常去远足。又或者你的工作能让你的身体保持运动，需要你动用肌肉的力量并消耗一些体力。

另一方面，如果你的工作是整天坐在办公桌前盯着电脑屏幕，然后开

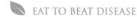
车回家，坐在沙发上看电视，那我们必须面对现实——你的生活方式就是久坐不动。运动水平较低的人几乎所有的时间都在室内度过。久坐不动的生活本身就是一种健康风险，也是未来疾病发生的温床。

得分：如果你有积极的运动计划，如定期锻炼，给自己打 –2 分（减去2 分）。如果你偶尔锻炼，并且认为自己的身体很活跃，给自己打 0 分。如果你完全不锻炼，身体也不活跃，给自己打 2 分。

问题 14：你有宠物吗？

养宠物可以减少压力和焦虑，有助于心理健康，还可以增加身体活动量。你有宠物狗、猫、鸟、蜥蜴、马或其他动物吗？即使是在过去几年里养过宠物，它也会给你的健康命运留下有益的印记。

得分：如果你有宠物或者曾经养过宠物，给自己打 –1 分（减去 1 分）。如果你没有宠物，给自己打 0 分。

问题 15：你小时候是母乳喂养的吗？

母乳喂养不仅将婴儿与母亲联结在一起，还使婴儿的免疫力赢在起跑线。研究表明，婴儿时期给孩子喂母乳会使其免疫系统受益终生。除了母亲的抗体，母乳还含有健康的细菌，是一种益生菌传递系统，可以培养婴儿健康的微生物组。它也会增加端粒的长度。简单地说，如果你是母乳喂养的，那么你比不是母乳喂养的人更有优势。

得分：如果你知道自己是母乳喂养的，给自己打 –1 分。如果你不确定，给自己打 0 分。如果你确定自己不是母乳喂养的，给自己打 1 分。

问题 16：你上夜班吗？

许多重要的工作需要人们上夜班，医疗、执法、治安、军事和技术行业都是夜班普遍存在的领域。当住院医生期间，我经常连续几周上夜班。虽然我们每天仍然有可能获得正常的睡眠时间，但是我要给大家一个警告：你的身体是按照太阳的指示来设计的。你的激素、心血管系统、微生物组和免疫系统都与昼夜节律相一致。熬夜会迫使这些系统与它们天生的时间表不同步，而且你的健康防御能力也会因此变弱。当你还是学生的时候，偶尔熬几个通宵并不是什么问题，但之后你的身体会为此付出代价。你不仅会连续几天都感觉很糟糕，还可能更容易生病。这些迹象表明你身体的防御系统失灵了。如果由于职业原因天天上夜班，人体的这种紊乱会进一步加剧。研究表明，上夜班的人患心血管疾病和几种癌症等慢性疾病的风险更高。[10]

得分：如果你现在正在上夜班，给自己打 1 分。如果你目前没有上夜班，给自己打 0 分。

问题 17：你生活中的压力有多大？

生活中有一点压力是好事，甚至能助你在工作和爱好上成功，但是长期的压力会给健康防御系统带来巨大且有害的负担。它会增加肾上腺分泌的皮质醇，对心脏提出过多要求，改变微生物组使其变得更糟，破坏血管生成，破坏干细胞的功能，降低免疫力。[11] 压力可能与情绪、行为、身体、社会或经济因素有关。你是否一直生活在未能排解的压力、焦虑、恐惧或愤怒之中？或者你倾向于以最小的焦虑来处理生活中的周期性压力？把你的日常压力水平分为低、中、高。

得分：如果你认为自己压力小，给自己打 0 分。如果你的压力适中，给自己打 1 分。如果你长期处于高压状态，给自己打 2 分。

问题 18：你父母当中是否有一人或两人因健康问题早逝（50 岁之前）？

父母的健康状况可以成为预测你自己健康命运的一个因素。除了基因，我们的父母还会传给我们一些影响我们生活方式的特征和行为，在我们很小的时候就产生影响。这些表观遗传的影响可能是有益的，也可能是有害的，而我们这一生都会带着它们。父母因健康不佳而早逝（并非意外死亡）可能是遗传或表观遗传问题的一个信号。父母过早死亡的一些常见原因是癌症、心血管疾病和糖尿病并发症。如果你的父母中有一人或两人在 50 岁之前死于这些多因素杀手中的一个，那么你的患病风险也可能高于平均水平。

得分：如果你的父母都活过 50 岁，给自己打 0 分。如果你的父母中有一人在 50 岁之前去世，给自己打 1 分。如果两人都是，给自己打 2 分。

计算健康风险得分

你现在已经完成了健康风险评估问卷，将你的得分相加，得出健康风险总分。分数越高，风险越大。可能得到的最高分是 29 分。根据你的总分，你会落在 3 个用颜色编码的区域之一：红色、黄色或绿色。要想解释你的健康风险和你需要采取的行动，就必须看看你的最终得分归属于下列哪一组。

总分：*19 ～ 29 分*。你在红色区域
风险最高

如果你的分数属于这个范围，那你就完全处于危险地带。如果你不主动改变你的生活，那形势对你很不利，你很有可能在未来患上某种严重的疾病。是时候认真考虑一下你能做些什么来降低风险了，尤其是在饮食和生活方式方面。如果你查看生成评分的问题，你至少有 9 个地方可以主动做出改变，以降低风险评分。具体做法是：减肥，搬到低风险的地方（不容易，但值得考虑），戒烟或戒掉电子烟，减少酒精摄入量，减轻压力，放弃夜班，养宠物，每天快走一会儿。有一点非常重要：立即改变你的饮食，使用 5×5×5 计划来获得本书中描述的食物的益处。

总分：*10 ～ 18 分*。你在黄色区域
中等风险

如果你的分数属于这个范围，你不会面临迫在眉睫的危险，但你需要积极减少风险，这样你的分数才不会进一步增加。密切注意你的饮食，以降低健康风险。记住，如果你不吸烟，经常锻炼，你可以通过饮食将患某些癌症的风险降低 70%，患糖尿病的风险降低 90%，患心脏病的风险降低近 80%。[12] 你的处境还不危险，但不要放松警惕。要将促进健康的饮食纳入日常生活。

顺便说一下，你可能认为自己很健康，可你仍然处于黄色区域。部分原因可能是你无法控制的因素，比如你住在哪里或者你的年龄。年龄尤其能提高你的分数，因为随着年龄的增长，许多疾病的风险都会增加。再加上家族史、坏习惯或职业危害，你就能知道自己是如何进入黄色区域的。

你应该优先考虑减少你能控制的风险。

总分：0～9分。你在绿色区域
风险最低

恭喜你！你在最低风险区。这可能意味着你更年轻、更苗条，生活中不会接触到太多有害的东西，从不吸烟，在饮食方面做出过健康的决定（不管你是否知道），有良好的基因，并且经常运动。绿色区域是你想待的地方。你可能占据了各种最好的优势才做到了这一点。你要认识到，随着年龄的增长，和你不断地在环境中遇到有害毒素，你的分数也会随之增加。这就是饮食能起到作用的地方。从有意识地吃那些能够增强健康防御系统的食物开始。尝试书中描述的新食物。根据第二部分介绍的内容，查看自己每周可以选择多少种食物和饮料。把这些选择记录下来，你就可以参考前几周的情况，看看自己的健康状况是否有所改善。继续保持，增强你的健康防御能力，如此一来，你就可以对抗衰老和生活在现代世界所带来的种种攻击。

对食品和健康防御的研究日新月异，新信息定期如雨后春笋般不断涌现。想要获得最新的清单，包括影响健康防御能力的新的首选食物，请访问 www.drwilliamli.com/checklist。

○ 致
○ 谢

ACKNOWLEDGMENTS

　　本书的撰写远不是一个人的旅程，而是一个团队的努力。《吃出自愈
力》是一群了不起的人努力工作、坚持不懈和不断奉献的结果，我对他们
满怀感激之情。我要感谢我的老朋友兼顾问罗宾·科卢奇，她锲而不舍地
鼓励我把我的知识转化成一本书。她给了我一张路线图，然后在我开启写
作这一漫长的旅程时担任我的教练、副驾驶和文字编辑。我必须感谢我杰
出的研究团队——凯瑟琳·沃德、达莎·阿古尼克、布里奇特·盖尔、雷
切尔·切韦雷利、萨曼莎·斯通和米歇尔·胡特尼克，他们带着批判性的
目光帮助我回顾和分析了本书中描述的数百项复杂的科学、临床和公共卫
生研究。在我把这些发现转化成我能准确叙述且普通读者可以理解的语言
的过程中，他们提供了自己的看法。我要感谢玛丽亚·奥菲罗和我一起研
发食谱，并在她的厨房里进行测试。感谢卡特里娜·马尔科夫，感谢你提
供的巧克力和热可可食谱。非常感谢利兹·阿尔弗森为我提供了一个积极
又健康的探索者的视角，并帮助我将我的想法转化到读者的日常应用中。

　　由衷地感谢我在帕克-法恩文学与传媒公司那些出色的经纪人——塞
莱斯特·法恩、萨拉·帕西克、约翰·马斯、安德烈亚·梅和埃米莉·斯

威特。他们不仅是任何作家希望遇到的最好的团队，还与我合作得很愉快，并且我们在各个层面都要求获得最高质量的结果。在本书成型过程中的每一个关键时刻，塞莱斯特都给我提出了明智的建议。约翰成了我写作团队的重要成员，并利用他的编辑经验使复杂的内容更容易被人理解，阅读起来也更有趣。我要衷心感谢我的编辑卡伦·穆尔戈洛，感谢阿歇特图书出版集团大中央出版公司的团队，感谢本·塞维尔、利娅·米勒、阿曼达·普里茨克和马修·巴拉斯特，是他们看到了我的愿景，并让我将它变为文字，即我相信世界可以变得更加健康。我还要感谢艾克·威廉斯和布赖恩·凯里，他们一直为我提供建议。

我想感谢科学界和医学界的许多导师和同事，他们这么多年来一直在帮助我的职业生涯：安东尼·瓦纽奇、尚杰尧、富兰克林·富克斯、温顿·唐、卡雷尔·林、朱达·福尔克曼、帕特·达莫尔、鲍勃·兰格、查克·沃森、戴维·斯蒂德、塞萨雷·隆布罗索、莱斯·方、迈克尔·马拉古达基斯、莫里茨·科内丁、阿德里安娜·阿尔比尼、道格·罗索多、理查德·贝利沃和马克斯·阿克曼。其中一些人已经离开了我们，但他们的精神之光仍在燃烧，我们依然可以强烈感受到。

有几个人特别值得一提。我的兄弟、同事和开拓者文森特·李是同样重要的伙伴，本书许多关于食品和健康的观点在形成过程中受到他的影响，其中一些观点是与几个了不起的朋友在意想不到的地方形成的。埃里克·劳伊特是我的同事、朋友，也是社会影响力方面的专家，在我写书的过程中，他以有用的建议、幽默和风趣鼓励了我。我的得力助手考特尼·马特尔总是确保每件事都能顺利、恰当地完成。迪安·奥尼什是我向公众传达信息的灵感来源，我和他有着相似的职业道路、兄弟情谊、研究方向和学术激情。我推进医学事业发展的朋友、盟友和同胞埃奇一直慷慨地为我花费时间，给我提供伟大的想法和贡献他的热情，来寻找战胜疾病的更好方法。

最后，如果没有肖娜、马德琳和奥利弗的支持，我不可能写出这本书。他们给了我充分的时间，让我把这些知识组合在一起，与全世界分享。

　　威廉·李博士是世界知名医生、科学家和作家。李博士以领导血管生成基金会而闻名，他在1994年发起了一场运动，将血管生成从研究实验室带到了病人的床边。他的工作最终促成了32种经美国食品药品管理局批准的颠覆性治疗方法和设备，并影响了全球5000多万人。今天，李博士将血管生成纳入主流医学的最初设想已经实现。除了对病人有益，现在高中课堂上甚至都已开始讲授血管生成。

　　李博士开创性的抗病方法围绕着找到"共同特征"展开。通过这种方法，他为癌症、失明和糖尿病患者的慢性伤口带来了新的解决方案。他甚至与世界各地的兽医合作，为拯救宠物和濒危物种带来新的治疗方法。

　　作为一名健康未来学家，李博士积极与五大洲的顶尖大学、龙头企业、大量宣传团体、政府和机构开展合作。他与美国国立卫生研究院、世界卫生组织与美国食品药品管理局建立了合作关系。他的成就得到了米尔肯研究院和比尔及梅琳达·盖茨基金会的认可。梵蒂冈已经两次邀请李博士表达他对健康未来的愿景，而他广受欢迎的TED演讲《我们能靠吃来饿死癌症吗？》已经获得了超过1100万的点击量。U2乐队的主唱博诺在《纽约时报》上撰文称，李博士是未来十年最值得关注的十大人物之一，"有潜力

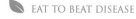
改变世界"。

　　李博士对未来的健康充满热情。他坚信，通过科学打破过去的障碍可以实现更美好的未来。他是一个联盟的建设者，与志同道合的领导人、创新者和文化变革者合作，努力使世界变得更美好。

　　李博士在《科学》《新英格兰医学杂志》《柳叶刀》等主要期刊上发表了100多篇科学论文。他曾任职于哈佛大学、塔夫茨大学和达特茅斯学院。作为《奥兹医生秀》、美国有线电视新闻网和微软全国广播公司的客座专家，李博士还被《今日美国》《时代周刊》《华尔街日报》《大西洋月刊》《O》《葡萄酒观察家》，以及美国国家公共电台等媒体做了特别报道。李博士毕业于哈佛大学和匹兹堡大学医学院，在麻省总医院完成了住院实习。

　　李博士不写作或不与疾病做斗争时喜欢旅行、烹饪、听各种各样的音乐。

请扫码阅览本书详细注释

英文版

中文版

EAT TO BEAT DISEASE by William Li
Copyright © 2019 by William W. Li, MD
This edition published by arrangement with Grand Central Publishing, New York, New York,USA. All rights reserved.

© 中南博集天卷文化传媒有限公司。本书版权受法律保护。未经权利人许可，任何人不得以任何方式使用本书包括正文、插图、封面、版式等任何部分内容，违者将受到法律制裁。

著作权合同登记号：图字 18-2021-4

图书在版编目（CIP）数据

吃出自愈力 /（美）威廉·李（William Li）著；路旦俊，蔡志强译 . -- 长沙：湖南科学技术出版社，2021.4（2023.9 重印）
ISBN 978-7-5710-0099-8

Ⅰ . ①吃… Ⅱ . ①威… ②路… ③蔡… Ⅲ . ①西医疗法－食物疗法 Ⅳ . ① R459.3

中国版本图书馆 CIP 数据核字（2021）第 021440 号

上架建议：健康·生活

CHICHU ZIYULI
吃出自愈力

作　　者：［美］威廉·李
译　　者：路旦俊　蔡志强
出 版 人：张旭东
责任编辑：刘　竞
监　　制：吴文娟
策划编辑：董　卉
特约编辑：吕晓如
版权支持：张雪珂
营销编辑：闵　婕　李金鹏
封面设计：潘雪琴
版式设计：李　洁
出　　版：湖南科学技术出版社
　　　　　（长沙市湘雅路 276 号　邮编：410008）
网　　址：www.hnstp.com
印　　刷：三河市天润建兴印务有限公司
经　　销：新华书店
开　　本：680mm×955mm　1/16
字　　数：366 千字
印　　张：27.5
版　　次：2021 年 4 月第 1 版
印　　次：2023 年 9 月第 5 次印刷
书　　号：ISBN 978-7-5710-0099-8
定　　价：78.00 元

若有质量问题，请致电质量监督电话：010-59096394
团购电话：010-59320018